U0359306

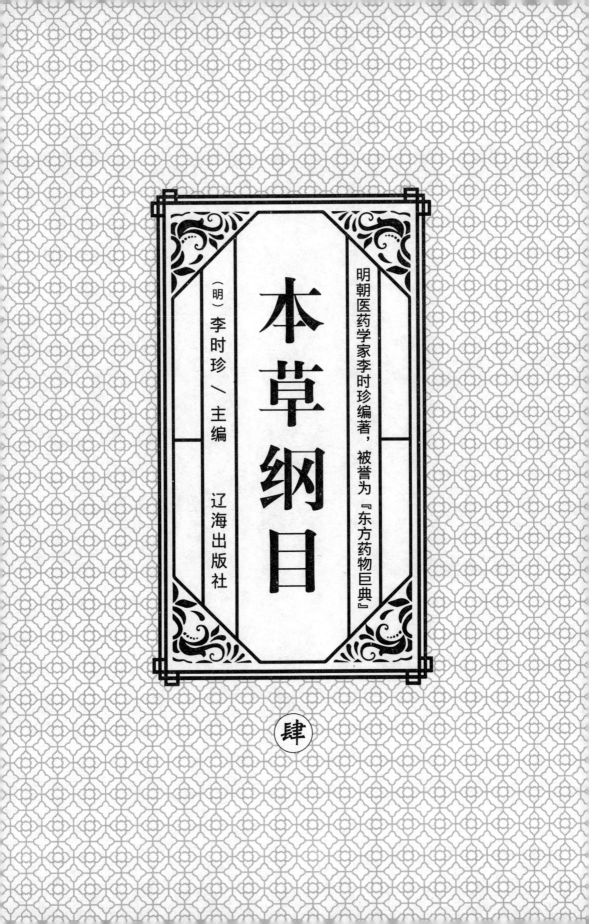

（明）李时珍／主编

本草纲目

明朝医药学家李时珍编著，被誉为『东方药物巨典』

辽海出版社

第三十卷果部二（续）

柰 （别录下品）

【释名】**频婆**音波。〔时珍曰〕篆文柰字，象子缀于木之形。梵言谓之频婆，今北人亦呼之，犹云端好也。

【集解】〔弘景曰〕柰，江南虽有，而北国最丰。作脯食之，不宜人。林檎相似而小，俱不益人。〔士良曰〕此有三种：大而长者为柰，圆者为林檎，皆夏熟；小者味涩为楟，秋熟，一名楸子。〔时珍曰〕柰与林檎，一类二种也。树、实皆似林檎而大，西土最多，可栽可压。有白、赤、青三色。白者为素柰，赤者为丹柰，亦曰朱柰，青者为绿柰、皆夏熟。凉州有冬柰，冬熟，子带碧色。孔氏六帖言：凉州白柰，大如兔头。西京杂记言：上林苑紫柰，大如升，核紫花青。其汁如漆，著衣不可浣，名脂衣柰。此皆异种也。郭义恭广志云：西方例多柰，家家收切，暴干为脯，数十百斛，以为蓄积，谓之频婆粮。亦取柰汁为豉用。其法：取熟柰纳瓮

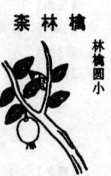

柰林檎

林檎圆小

中，勿令蝇入。六七日待烂，以酒腌，痛拌令如粥状，下水更拌，滤去皮子。良久去清汁，倾布上，以灰在下引汁尽，划开日干为末，调物甘酸得所也。刘熙释名载：柰油，以柰捣汁涂缯上，暴燥取下，色如油也。今关西人以赤柰、楸子取汁涂器中，暴干名果单是矣。味甘酸，可以馈远。杜恕笃论云：日给之花似柰，柰实而日给零落，虚伪与真实相似也。则日给乃柰之不实者。而王羲之帖云：来禽、日给，皆囊盛为佳果。则又似指柰为日给矣。木槿花亦名曰及，或同名耳。

实

【气味】**苦，寒，有小毒。多食令人肺壅胪胀，有病人尤甚。**别录。〔思邈曰〕酸、苦，寒，涩，无毒。〔时珍曰〕案正要云：频婆：甘，无毒。

【主治】**补中焦诸不足气，和脾。治卒食饱气壅不通者，捣汁服。**孟诜，**益心气，耐饥。**千金。**生津止渴。**正要。

林檎 （宋开宝）

【校正】并入拾遗文林郎果。

【释名】**来禽**法帖、**文林郎果。**〔藏器曰〕文林郎生渤海间。云其树从河中浮来，有文林郎拾得种之，因以为名。〔珣曰〕文林郎，南人呼为楟楟是矣。〔时珍曰〕案洪玉父云：此果味

甘，能来众禽于林，故有林禽、来禽之名。又唐高宗时，纪王李谨得五色林檎似朱柰以贡。帝大悦，赐谨为文林郎。人因呼林檎为文林郎果。又述征记云：林檎实佳美。其榲桲微大而状丑，有毛而香，关辅乃有，江南甚希。据此，则林檎是文林郎，非榲桲矣。

【集解】〔志曰〕林檎在处有之。树似柰，皆二月开粉红花。子亦如柰而差圆，六月、七月熟。〔颂曰〕亦有甘、酢二种：甘者早熟而味脆美；酢者差晚，须烂熟乃堪啖。今医家干之入治伤寒药，谓之林檎散。〔时珍曰〕林檎即柰之小而圆者。其味酢者，即楸子也。其类有金林檎、红林檎、水林檎、蜜林檎、黑林檎，皆以色味立名。黑者色似紫柰。有冬月再实者。林檎熟时，晒干研末点汤服甚美，谓之林檎粆。僧赞宁物类相感志云：林檎树生毛虫，埋蚕蛾于下，或以洗鱼水浇之即止。皆物性之妙也。

【气味】酸、甘，温，无毒。〔思邈曰〕酸、苦，平，涩，无毒。多食令人百脉弱。〔志曰〕多食发热及冷痰涩气，令人好睡，或生疮疖，闭百脉。其子食之，令人烦心。

【主治】下气消痰，治霍乱肚痛。大明。

消渴者，宜食之。苏颂。**疗水谷痢、泄精**。孟诜。**小儿闪癖**。时珍。

东行根

【主治】白虫、蛔虫，消渴好睡。孟诜。

柿（音士别录中品）

【释名】〔时珍曰〕柿从柹（音滓），谐声也。俗作杮非矣。杮（音肺），削木片也。胡名镇头迦。

【集解】〔颂曰〕柿南北皆有之，其种亦多。红柿所在皆有。黄柿生汴、洛诸州。朱柿出华出，似红柿而圆小，皮薄可爱，味更甘珍。椑柿色青，可生啖。诸柿食之皆美而益人。又有一种小柿，谓之软枣，俗呼为牛奶柿。世传柿有七绝：一多寿，二多阴，三无鸟巢，四无虫蠹，五霜叶可玩，六嘉实，七落叶肥滑，可以临书也。〔宗奭曰〕柿有数种：着盖柿，于蒂下别有一重。又有牛心柿，状如牛心。蒸饼柿，状如市卖蒸饼。华州朱柿，小而深红。塔柿，大于诸柿。去皮挂木①上，风日干之佳。火干者味不甚佳。其生者可以温水养去涩味也。〔时珍曰〕柿高树大叶，圆而光泽。四月开小花，黄白色。结实青绿色，八九月乃熟。生柿置器中自红者谓之烘柿，日干者谓之白柿，火干者谓之乌柿，水浸藏者谓之醂柿。其核形扁，状如木鳖子仁而硬坚。其根甚固，谓之柿盘。案事类合璧云：柿，朱果也。大者如碟，八棱稍扁；其次如拳；小或如鸡子、鸭子、牛心、鹿心之状。一种小而如拆二钱者，谓之猴枣。皆以核少者为佳。

烘柿〔时珍曰〕烘柿，非谓火烘也。即青绿之柿，收置器中，自然红熟如烘成，涩味尽去，其甘如蜜。欧阳修归田录言襄、邓人以榠楂或榲桲或橘叶于中则熟，亦不必。

---

① 木：原作"本"，今据本草衍义卷十八及政和本草卷二十三柿条改。

柿

【气味】甘，寒，涩，无毒。〔弘景曰〕生柿性冷，鹿心柿尤不可食，令人腹痛。〔宗奭曰〕凡柿皆凉，不至大寒。食之引痰，为其味甘也。日干者食多动风。凡柿同蟹食，令人腹痛作泻，二物惧寒也。〔时珍曰〕按王璆百一选方云：一人食蟹，多食红柿，至夜大吐，继之以血，昏不省人。一道者云：惟木香可解。乃磨汁灌之，即渐苏醒而愈也。

【主治】通耳鼻气，治肠澼不足。解酒毒，压胃间热，止口干。别录。续经脉气。诜。

【发明】〔藏器曰〕饮酒食红柿，令人易醉或心痛欲死。别录言解酒毒，失之矣。

白柿柿霜

【修治】〔时珍曰〕白柿即干柿生霜者。其法用大柿去皮捻扁，日晒夜露至干，内瓮中，待生白霜乃取出。今人谓之柿饼，亦曰柿花。其霜谓之柿霜。

【气味】甘，平，涩，无毒。〔弘景曰〕日干者性冷，生柿弥冷，火熏者性热。

【主治】补虚劳不足，消腹中宿血，涩中厚肠，健脾胃气。诜。开胃涩肠，消痰止渴，治吐血，润心肺，疗肺痿心热咳嗽，润声喉，杀虫。大明。温补。多食，去面黚。藏器。治反胃咯血，血淋肠澼，痔漏下血。时珍。霜，清上焦心肺热，生津止渴，化痰宁嗽，治咽喉口舌疮痛。时珍。

【发明】〔震亨曰〕干柿属金而有土，属阴而有收意。故止血治咳，亦可为助也。〔时珍曰〕柿乃脾、肺血分之果也。其味甘而气平，性涩而能收，故有健脾涩肠、治嗽止血之功。盖大肠者，肺之合而胃之子也。真正柿霜，乃其精液，入肺病上焦药尤佳。按方勺泊宅编云：外兄刘掾云：病脏毒下血，凡半月，自分必死。得一方，只以干柿烧灰，饮服二钱，遂愈。又王璆百一方云：曾通判子病下血十年，亦用此方一服而愈，为散、为丸皆可，与本草治肠游、消宿血、解热毒之义相合。则柿为太阴血分之药，益可征矣。又经验方云：有人三世死于反胃病，至孙得一方：用干柿饼同干饭日日食之，绝不用水饮。如法食之，其病遂愈。此又一征也。

乌柿火熏干者。

【气味】甘，温，无毒。

【主治】杀虫，疗金疮、火疮，生肉止痛。别录。治狗啮疮，断下痢。弘景。服药口苦及呕逆者，食少许即止。藏器。

醂柿音览

【修治】〔瑞曰〕水藏者性冷，盐藏者有毒。〔时珍曰〕醂，藏柿也。水收、盐浸之外，又有以熟柿用灰汁澡三四度，令汁尽着器中，经十余日即可食，治病非宜。

【主治】涩下焦，健脾胃，消宿血。诜。

柿糕

【修治】〔时珍曰〕案李氏食经云：用糯米（洗净）一斗，大干柿五十个，同捣粉蒸食。如干，入煮枣泥和拌之。

【主治】作饼及糕与小儿食，治秋痢。诜。黄柿和米粉作糕蒸，与小儿食，止下痢、下血有效。藏器。

柿蒂

【气味】涩，平，无毒。

【主治】咳逆哕气，煮汁服。诜。

【发明】〔震亨曰〕人之阴气，依胃为养。土伤则木挟相火，直冲清道而上作咳逆。古人以为胃寒，既用丁香、柿蒂，不知其孰为补虚，孰为降火？不能清气利痰，惟有助火而已。〔时珍曰〕咳逆者，气自脐下冲脉直上至咽膈，作呃忒塞逆之声也。朱肱南阳书以哕为咳逆，王履溯洄集以咳嗽为咳逆，皆误矣。哕者干呕有声也。咳逆有伤寒吐下后，及久病产后，老人虚人，阴气大亏，阳气暴逆，自下焦逆至上焦而不能出者。有伤寒失下，及平人痰气抑遏而然者。当视其虚实阴阳，或温或补，或泄热，或降气，或吐或下可也。古方单用柿蒂煮汁饮之，取其苦温能降逆气也。济生柿蒂散，加以丁香、生姜之辛热，以开痰散郁，盖从治之法，而昔人亦常用之收效矣。至易水张氏又益以人参，治病厄虚人咳逆，亦有功绩。丹溪朱氏但执以寒治热之理，而不及从治之法，矫枉之过矣。若陈氏三因又加以良姜之类，是真以为胃寒而助其邪火者也。

木皮

【主治】下血。晒焙研末，米饮服二钱，两服可止。颂。汤火疮，烧灰，油调傅。时珍。

根

【主治】血崩，血痢，下血。时珍。

椑柿（音卑上宋开宝）

【释名】漆柿日华、绿柿日用、青椑广志、乌椑开宝、花椑日用、赤棠〔时珍曰〕椑乃柿之小而卑者，故谓之椑。他柿至熟则黄赤，惟此虽熟亦青黑色。捣碎浸汁谓之柿漆，可以染罾、扇诸物，故有漆柿之名。

【集解】〔志曰〕椑柿生江淮以南，似柿而青黄。潘岳闲居赋所谓梁侯乌椑之柿是也。〔颂曰〕椑柿出宣歙、荆襄、闽广诸州。柿大如杏，惟堪生啖，不可为干也。

【气味】甘，寒，涩，无毒。〔弘景曰〕椑生啖性冷，服石家宜之，不入药用。不可与蟹同食。

【主治】压丹石药发热，利水，解酒毒，去胃中热。久食，令人寒中。开宝。止烦渴，润心肺，除腹脏冷热。日华。

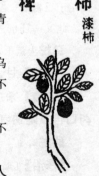

椑 柿
漆柿

君迁子（拾遗）

【释名】㮕枣千金作软枣。樗枣广志音逞。牛奶柿名苑、丁香柿日用、红蓝枣齐民要术。〔时珍曰〕君迁之名，始见于左思吴都赋，而著其状于刘欣期交州记，名义莫详。㮕枣，其形似枣而软也。司马光名苑云：君迁子似马奶，即今牛奶柿也，以形得名。崔豹古今注云：牛奶柿即榄枣，叶如柿，子亦如柿而小。唐宋诸家，不知君迁、榄枣、牛奶柿皆一物，故详证之。

【集解】〔藏器曰〕君迁子生海南。树高丈余。子中有汁，如乳汁甜美。吴都赋"平仲君迁"是也。〔时珍曰〕君迁即榄枣，其木类柿而叶长。但结实小而长，状如牛奶，干熟则紫黑色。一种小圆如指顶大者，名丁香柿，味尤美。救荒本草以为羊矢枣，误矣。其树接大柿最佳。广志云：榄枣，小柿也。肌细而厚，少核，可以供御。即此。

【气味】甘，涩，平，无毒。

【主治】止消渴，去烦热，令人润泽。藏器。镇心。久服，悦人颜色，令人轻健。珣。

安石榴（别录下品）

【释名】若榴广雅、丹若古今注、金罂。〔时珍曰〕榴者瘤也，丹实垂垂如赘瘤也。博物志云：汉张骞出使西域，得涂林安石国榴种以归，故名安石榴。又按齐民要术云：凡植榴者须安僵石枯骨于根下，即花实繁茂。则安石之名义或取此也。若木乃扶桑之名，榴花丹颇似之，故亦有丹若之称。傅玄榴赋所谓"灼若旭日栖扶桑"者是矣，笔衡云：五代吴越王钱镠改榴为金罂。酉阳杂俎言榴甜者名天浆。道家书谓榴为三尸酒，言三尸虫得此果则醉也。故范成大诗云：玉池咽清肥，三彭迹如扫。

【集解】〔弘景曰〕石榴花赤可爱，故人多植之，尤为外国所重。有甜、酢二种，医家惟用酢者之根、壳。榴子乃服食者所忌。〔颂曰〕安石榴本生西域，今处处有之。木不甚高大，枝柯附干，自地便生作丛。种极易息，折其条盘土中便生也。花有黄、赤二色。实有甘、酢二种，首者可食，酢者入药。又一种山石榴，形颇相类而绝小，不作房生，青斑间甚多，不入药，但蜜渍以当果甚美。〔宗奭曰〕石榴有酸、淡二种。旋开单叶花，旋结实，实中子①红，孙枝甚多。秋后经霜，则自坼裂。一种子白，莹澈如水晶者，味亦甘，谓之水晶石榴。惟酸石榴入药，须老木所结，收留陈久者乃佳。〔时珍曰〕榴五月开花，有红、黄、白三色。单叶者结实。千叶者不结实，或结亦无子也。实有甜、酸、苦三种。抱朴子言苦者出积石山，或云即山石榴也。酉阳杂俎言南诏石榴皮薄如纸。琐碎录言河阴石榴名三十八者，其中只有三十八子也。又南中有四季榴，四时开花，秋月结实，实方绽，随复开花。有火石榴赤色如火。海石榴高一二尺即结实。皆异种也。案事类合璧云：榴大如杯，赤色有黑斑点，皮中如蜂窠，有黄膜隔之，子形如人齿，淡红色，亦有洁白如雪者。又潘岳赋云：榴者，天下之奇树，九州之名果。千房同膜，千子如一。御饥疗渴，解醒止醉。

---

① 子：原脱，今据本草衍义卷十八及政和本草卷二十三安石榴条补。

甘石榴

【气味】甘、酸，温，涩，无毒。多食损人肺。别录。〔诜曰〕多食损齿令黑。凡服食药物人忌食之。〔震亨曰〕榴者留也。其汁酸性滞，恋膈①成痰。

【主治】咽喉燥渴。别录。能理乳石毒。孟诜。制三尸虫。时珍。

酸石榴

【气味】酸，温，涩，无毒。

【主治】赤白痢腹痛，连子捣汁，顿服一枚。孟诜。止泻痢崩中带下。时珍。

【发明】〔时珍曰〕榴受少阳之气，而荣于四月，盛于五月，实于盛夏，熟于深秋。丹花赤实，其味甘酸，其气温涩，具木火之象。故多食损肺、齿而生痰涎。酸者则兼收敛之气，故入断下、崩中之药。或云白榴皮治白痢，红榴皮治红痢，亦通。

酸榴皮

【修治】〔敩曰〕凡使榴皮、叶、根勿犯铁，并不计干湿，皆以浆水浸一夜，取出用，其水如墨汁也。

【气味】同实。

【主治】止下痢漏精。别录。治筋骨风，腰脚不遂，行步挛急疼痛，涩肠。取汁点目，止泪下。权。煎服，下蛔虫。藏器。止泻痢，下血脱肛，崩中带下。时珍。

酸榴东行根

【气味】同皮。

【主治】蛔虫、寸白。别录。青者，入染须用。权。治口齿病。颂。止涩泻痢、带下，功与皮同。时珍。

榴花

【主治】阴干为末，和铁丹服，一年变白发如漆。藏器。铁丹，飞铁为丹也，亦铁粉之属。千叶者，治心热吐血。又研末吹鼻，止衄血立效。亦傅金疮出血。苏颂。

橘（本经上品）

【校正】〔志曰〕自木部移入此。

【释名】〔时珍曰〕橘从矞（音鹬），谐声也。又云，五色为庆，二色为以矞。矞云外赤内黄，非烟非雾，郁郁纷纷之象。橘实外赤内黄，剖之香雾纷郁，有似乎矞云。橘之从矞，又取此意也。

【集解】〔别录曰〕橘柚生江南及山南山谷，十月采。〔恭曰〕柚之皮厚味甘，不似橘皮味辛苦。其肉亦如橘，有甘有酸。酸者名胡柑。今俗谓橙为柚，非矣。案郭璞云：柚似橙而实酢，大于橘。孔安国云：小曰橘，大曰柚，皆为柑也。〔颂曰〕橘柚今江浙、荆襄、湖岭皆有之。木高一

---

① 膈：原脱，今据本草衍义补遗石榴条补。

二丈，叶①与枳无辨，刺出茎间。夏初生白花，六七月成实，至冬黄熟。旧说小为橘，大为柚。今医家乃用黄橘、青橘，不言柚。岂青橘是柚之类乎？〔宗奭曰〕橘、柚自是两种。本草云：一名橘皮。后人误加柚字，妄生分别。且青橘、黄橘治疗尚殊，况柚为别种乎？惟郭璞所言，乃真识橘、柚者。若不如此分别，误以柚皮为橘皮，是贻无穷之患矣。〔时珍曰〕橘、柚苏恭所说甚是。苏颂不知青橘即橘之未黄者，乃以为柚，误矣。夫橘、柚、柑三者相类而不同。橘实小，其瓣味微酢，其皮薄而红，味辛而苦。柑大于橘，其瓣味甘，其皮稍厚而黄，味辛而甘。柚大小皆如橙，其瓣味酢，其皮最厚而黄，味甘而不甚辛。如此分之，即不

橘

误矣。按事类合璧云：橘树高丈许，枝多生刺。其叶两头尖，绿色光面，大寸余，长二寸许。四月着小白花，甚香，结实至冬黄熟，大者如杯，包中有瓣，瓣中有核也。宋韩彦直著橘谱三卷甚详，其略云：柑橘出苏州、台州，西出荆州，南出闽、广、抚州，皆不如温州者为上也。柑品有八，橘品十有四，多是接成。惟种成者，气味尤胜。黄橘扁小而多香雾，乃橘之上品也。朱橘小而色赤如火。绿色绀碧可爱，不待霜后，色味已佳。隆冬采之，生意如新。乳橘状似乳柑，皮坚瓣多，味绝酸芳。塌橘状大而扁，外绿心红，瓣巨多液，经春乃甘美。包橘外薄内盈，其脉瓣隔皮可数。绵橘微小，极软美可爱，而不多结。沙橘细小甘美。油橘皮似油饰，中坚外黑，乃橘之下品也。早黄橘秋半已丹。冻橘八月开花，冬结春采。穿心橘实大皮光，而心虚可穿。荔枝橘出横阳，肤理皱密如荔子也。俗传橘下埋鼠，则结实加倍。故物类相感志云：橘见尸而实繁。涅经云：如橘见鼠，其果实多。周礼言橘逾淮而北②，变为枳，地气然也。余见柑下。

橘实

【气味】甘、酸、温，无毒。〔弘景曰〕食之多痰，恐非益也。〔原曰〕多食恋膈生痰，滞肺气。〔瑞曰〕同螃蟹食，令人患软痈。

【主治】甘者润肺，酸者聚痰。藏器。止消渴，开胃，除胸中膈气。大明。

【发明】〔时珍曰〕橘皮下气消痰，其肉生痰聚饮，表里之异如此，凡物皆然。今人以蜜煎橘充果食甚佳，亦可酱菹也。

黄橘皮

【释名】红皮汤液陈皮食疗。〔弘景曰〕橘皮疗气大胜。以东橘为好，西江者不如。须陈久者为良。〔好古曰〕橘皮以色红日久者为佳，故曰红皮、陈皮。去白者曰橘红也。

【修治】〔敩曰〕凡使勿用柚皮、皱子皮，二件用不得。凡修事，须去白膜一重，锉细，以鲤鱼皮裹一宿，至明取用。〔宗奭曰〕本草橘柚作一条，盖传误也。后世不知，以柚皮为橘皮，是贻无穷之患矣。此乃六陈之一，天下日用所须。今人又多以乳柑皮乱之，不可不择也。柑皮不甚苦，橘皮极苦，至熟亦苦。或以皮之紧慢分别，又因方土不同。亦互有紧慢也。〔时珍曰〕橘皮纹细色红而薄，内多筋脉，其味苦辛。柑皮纹粗色黄而厚，内多白膜，其味辛甘。柚皮最厚而虚，纹更粗，色黄，内多膜无筋，其味甘多辛少。但以此别之，即不差矣。橘皮性温，柑、柚皮性冷，不可不知。今天下多以广中来者为胜，江西者次之。然亦多以柑皮杂之。柑皮犹可用，柚

---

① 叶：原脱，据大观、政和本草卷二十三橘柚条补。

② 北：原作"白"，今据周礼考工记改。

种则悬绝矣。凡橘皮人和中理胃药则留白，入下气消痰药则去白，其说出于圣济经。去白者，以白汤入盐洗润透，刮去筋膜，晒干用。亦有煮焙者，各随本方。

【气味】苦、辛，温，无毒。

【主治】胸中瘕热逆气，利水谷。久服去臭，下气通神。本经。下气，止呕咳，治气冲胸中，吐逆霍乱，疗脾不能消谷，止泄，除膀胱留热停水，五淋，利小便，去寸白虫。别录。清痰涎，治上气咳嗽，开胃，主气痢，破癥瘕痃癖。甄权。疗呕哕反胃嘈杂，时吐清水，痰痞阂疟，大肠闷塞，妇人乳痈。入食料，解鱼腥毒。时珍。

【发明】〔杲曰〕橘皮气薄味厚，阳中之阴也。可升可降，为脾、肺二经气分药。留白则补脾胃，去白则理肺气。同白术则补脾胃，同甘草则补肺。独用则泻肺损脾。其体轻浮，一能导胸中寒邪，二破滞气，三益脾胃。加青皮减半用之去滞气，推陈致新。但多用久服，能损元气也。〔原曰〕橘皮能散能泻，能温能补能和，化痰治嗽，顺气理中，调脾快膈，通五淋，疗酒病，其功当在诸药之上。〔时珍曰〕橘皮，苦能泄能燥，辛能散，温能和。其治百病，总是取其理气燥湿之功。同补药则补，同泻药则泻，同升药则升，同降药则降，脾乃元气之母，肺乃摄气之籥，故橘皮为二经气分之药，但随所配而补泻升降也。洁古张氏云，陈皮、枳壳利其气而痰自下，盖此义也。同杏仁治大肠气闭，同桃仁治大肠血闭，皆取其通滞也。详见杏仁下，按方勺泊宅编云：橘皮宽膈降气，消痰饮，极有殊功。他药贵新，惟此贵陈。外舅莫强中令丰城时得疾，凡食已辄胸满不下，百方不效。偶家人合橘红汤，因取尝之，似相宜，连日饮之。一日忽觉胸中有物坠下，大惊目瞪，自汗如雨。须臾腹痛，下数块如铁弹子，臭不可闻。自此胸饮廓然，其疾顿愈，盖脾之冷积也。其方：用橘皮去穰一斤，甘草、盐花各四两，水五碗，慢火煮干，焙研为末，白汤点服。名二贤散，治一切痰气特验。世医徒知半夏、南星之属，何足以语此哉？珍按：二贤散，丹溪变之为润下丸，用治痰气有效。惟气实人服之相宜，气不足者不宜用之也。

青橘皮

【修治】〔时珍曰〕青橘皮乃橘之未黄而青色者，薄而光，其气芳烈。今人多以小柑、小柚、小橙伪为之，不可不慎辨之。入药以汤浸去瓤，切片醋拌，瓦炒过用。

【气味】苦、辛，温，无毒。

【主治】气滞，下食，破积结及膈气。颂。破坚癖，散滞气，去下焦诸湿，治左胁肝经积气。元素。治胸膈气逆，胁痛，小腹疝痛，消乳肿，疏肝胆，泻肺气。时珍。

【发明】〔元素曰〕青橘皮气味俱厚，沉而降，阴也，入厥阴、少阳经，治肝胆之病。〔杲曰〕青皮乃足厥阴引经之药，能引食入太阴之仓。破滞削坚，皆治在下之病。有滞气则破滞气，无滞气则损真气。〔好古曰〕陈皮治高，青皮治低，与枳壳治胸膈，枳实治心下同意。〔震亨曰〕青皮乃肝胆二经气分药，故人多怒有滞气，胁下有郁积，或小腹疝疼，用之以疏通二经，行其气也。若二经实者，当先补而后用之。又云：疏肝气加青皮，炒黑则入血分也。〔时珍曰〕青橘皮古无用者，至宋时医家始用之。其色青气烈，味苦而辛，治之以醋，所谓肝欲散，急食辛以散之，以酸泄之，以苦降之也。陈皮浮而升，入脾、肺气分。青皮沉而降，入肝、胆气分。一体二用，物理自然也。小儿消积多用青皮，最能发汗，有汗者不可用此。说出杨仁斋直指方，人罕知之。〔嘉谟曰〕久疟热甚，必结癖块，宜多服清脾汤。内有青皮疏利肝邪，则癖自不结也。

橘瓤上筋膜

【主治】口渴、吐酒，炒熟煎汤饮，甚效。大明。

橘核

【修治】〔时珍曰〕凡用须以新瓦焙香，去壳取仁，研碎入药。

【气味】苦，平，无毒。

【主治】肾疰腰痛，膀胱气痛，肾冷。炒研，每温酒服一钱，或酒煎服之。大明。治酒齇风鼻赤。炒研，每服一钱，胡桃肉一个，擂酒服，以知为度。宗奭。小肠疝气及阴核肿痛。炒研五钱，老酒煎服，或酒糊丸服。甚效。时珍。

【发明】〔时珍曰〕橘核入足厥阴，与青皮同功，故治腰痛疝在下之病，不独取象于核也。和剂局方治诸疝痛及内㿗，卵肿偏坠，或硬如石，或肿至溃，有橘核丸，用之有效。品味颇多，详见本方。

叶

【气味】苦，平，无毒。

【主治】导胸膈逆气，入厥阴，行肝气，消肿散毒，乳痈胁痛，用之行经。震亨。

柑（宋开宝）

【释名】木奴。〔志曰〕柑未经霜时犹酸，霜后甚甜，故名柑子。〔时珍曰〕汉李衡种柑于武陵洲上，号为木奴焉。

【集解】〔炳①曰〕乳柑出西戎者佳。〔志曰〕柑生岭南及江南。树似橘，实亦似橘而圆大，皮色生青，熟黄。惟乳柑皮入药，山柑疗咽痛，余皆不堪用。又有沙柑、青柑，体性相类。〔藏器曰〕柑有朱柑、黄柑、乳柑、石柑、沙柑。橘有朱橘、乳橘、塌橘、山橘、黄淡子。此辈皮皆去气调中，实俱堪食，就中以乳柑为上也。〔时珍曰〕柑，南方果也，而闽、广、温、台、苏、抚、荆州为盛，川蜀虽有不及之。其树无异于橘，但刺少耳。柑皮比橘色黄而稍厚，理稍粗而味不苦。橘可久留，柑易腐败。柑树畏冰雪，橘树略可。此柑、橘之异也。柑、橘皮今人多混用，不可不辨，详见橘下。案韩彦直橘谱云：乳柑，出温州诸邑，惟泥山者为最，以其味似乳酪故名。彼人呼为真柑，似以它柑为假矣。其木婆娑，其叶纤长，其花香韵，其实圆正，肤理如泽蜡，其大六七寸，其皮薄而味珍，脉不粘瓣，实不留滓，一颗仅二三核，亦有全无者，擘之香雾噀人，为柑中绝品也。生枝柑，形不圆，色青肤粗，味带微酸，留之枝间，可耐久也，俟味变甘，乃带叶折，故名。海红柑，树小而颗极大，有围及尺者，皮厚色红，可久藏，今狮头柑亦是其类也。洞庭柑，种出洞庭山，皮细味美，其熟最早也。甜柑，类洞庭而大，每颗必八瓣，不待霜而黄也。木柑，类洞庭，肤粗顽，瓣大而

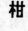

----

① 炳：原作"颂"，据大观、政和本草卷二十三乳柑子条改。

少液，故谓之木也。朱柑，类洞庭而大，色绝嫣红，其味酸，人不重之。馒头柑，近蒂起如馒头尖，味香美也。

【气味】甘，大寒，无毒。〔颂曰〕冷。〔志曰〕多食令人肺冷生痰，脾冷发瘤癖，大肠泻利，发阴汗。

【主治】利肠胃中热毒，解丹石，止暴渴，利小便。开宝。

皮

【气味】辛，甘，寒，无毒。〔时珍曰〕橘皮苦辛温，柑皮辛甘寒。外形虽似，而气味不同。〔诜曰〕多食令肺燥。

【主治】下气调中。藏器。解酒毒及酒渴，去白焙研末，点汤入盐饮之。大明。治产后肌浮，为末酒服。雷敩。伤寒饮食劳复者，浓煎汁服。时珍。山柑皮：治咽喉痛效。开宝。

核

【主治】作涂面药。苏颂。

叶

【主治】耳流水或脓血。取嫩头七个，入水数滴，杵取汁滴之，即愈。蔺氏。

橙（宋开宝）

【释名】金球　鹄壳〔时珍曰〕案陆佃埤雅云：橙，柚属也。可登而成之，故字从登。又谐声也。

【集解】〔志曰〕橙，树似橘而叶大，其形圆，大于橘而香，皮厚而皱，八月熟。〔时珍曰〕橙产南土，其实似柚而香，叶有两刻缺如两段，亦有一种气臭者。柚乃柑属之大者，早黄难留；橙乃橘属之大者，晚熟耐久。皆有大小二种。案事类合璧云：橙树高枝，叶不甚类橘，亦有刺。其实大者如碗，颇似朱栾，经霜早熟，色黄皮厚，皱衄如沸，香气馥郁。其皮可以熏衣，可以笔鲜，可以和齑醯，可以为酱齑，可以蜜煎，可以糖制为橙丁，可以蜜制为橙膏。嗅之则香，食之则美，诚佳果也。〔宗奭曰〕橙皮今止以为果，或合汤待宾，未见入药。宿酒未解者，食之速醒。

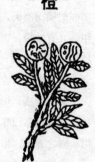

橙

【气味】酸，寒，无毒。〔士良曰〕暖。多食伤肝气，发虚热。与猴肉同食，发头旋恶心。〔时珍曰〕猴乃水獭之属也。诸家本草皆作槟榔，误矣。

【主治】洗去酸汁，切和盐、蜜，煎成贮食，止恶心，能去胃中浮风恶气。开宝。行风气，疗瘿气，发瘰疬，杀鱼、蟹毒。士良。

皮

【气味】苦、辛，温，无毒。

【主治】作酱、醋香美，散肠胃恶气，消食下气，去胃中浮风气。开宝。和盐贮

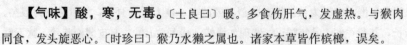

食，止恶心，解酒病。孟诜。糖作橙丁，甘美，消痰下气，利膈空中，解酒。时珍。

核

【主治】面䵟粉刺，湿研，夜夜涂之。时珍。

柚（音又　日华）

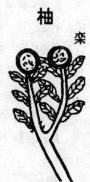

柚
栾

【释名】櫾与柚同。条尔雅、壶柑唐本、臭橙食性、朱栾。〔时珍曰〕柚色油然，其状如卣，故名。壶亦象形。今人呼其黄而小者为蜜筒，正此意也。其大者谓之朱栾，亦取团栾之象。最大者谓之香栾。尔雅谓之櫠（音废），又曰（椵音贾）。广雅谓之镭柚，镭亦壶也。桂海志谓之臭柚，皆一物。但以大小古今方言称呼不同耳。

【集解】〔恭曰〕柚皮厚味甘，不似橘皮薄味辛而苦。其肉亦如橘，有甘有酸，酸者名壶柑。今俗人谓橙为柚，非矣。案吕氏春秋云：果之美者，江浦之橘，云梦之柚。郭璞云：柚出江南，似橙而实酢，大如橘。禹贡云：扬州厥包橘、柚。孔安国云：小曰橘，大曰柚，皆为柑也。〔颂曰〕闽中、岭外、江南皆有柚，比橘黄白色而大。襄、唐间柚，色青黄而实小，其味皆酢，皮厚，不堪入药。〔时珍曰〕柚，树、叶皆似橙。其实有大、小二种：小者如柑如橙；大者如瓜如升，有围及尺余者，亦橙之类也。今人呼为朱栾，形色圆正，都类柑、橙。但皮厚而粗，其味甘，其气臭，其瓣坚而酸恶不可食，其花甚香，南人种其核，长成以接柑、橘，云甚良也。盖橙乃橘属，故其皮皱厚而香，味苦而辛，柚乃柑属，故其皮粗厚而臭，味甘而辛。如此分柚与橙、橘自明矣。郭璞云：櫠，大柚也。实大如盏，皮厚二三寸，子似枳，食之少味。范成大云：广南臭柚大如瓜，可食，其皮甚厚，染墨打碑，可代毡刷，且不损纸也。列子云：吴越之间有木焉，其名为櫾。碧树而冬青，实丹而味酸。食其皮汁，已愤厥之疾。渡淮而北，化而为枳。此言地气之不同如此。

【气味】酸，寒，无毒。

【主治】消食，解酒毒，治饮酒人口气，去肠胃中恶气，疗妊妇不思食口淡。大明。

皮

【气味】甘，辛，平，无毒。

【正误】〔时珍曰〕案沈括笔谈云：本草言橘皮苦，柚皮甘，误矣。柚皮极苦，不可入口，甘者乃橙也。此说似与今柚不同，乃沈氏自误也，不可为据。

【主治】下气。宜食，不入药。弘景。消食快膈，散愤懑之气，化痰。时珍。

叶

【主治】头风痛，同葱白捣，贴太阳穴。时珍。

花

【主治】蒸麻油作香泽面脂，长发润燥。时珍。

枸橼 （音矩员　宋图经）

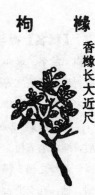

枸橼
香橼长大近尺

【校正】原附豆蔻下，今分出。

【释名】香橼俗作圆。佛手柑〔时珍曰〕义未详。佛手，取象也。

【集解】〔藏器曰〕枸橼生岭南，柑、橘之属也。其叶大，其实大如盏，味辛酸。〔颂曰〕今闽广、江南皆有之，彼人呼为香橼子。形长如小瓜状，其皮若橙而光泽可爱，肉甚厚，白如萝卜而松虚。虽味短而香芬大胜，置衣笥中，则数日香不歇。寄至北方，人甚贵重。古作五和糁用之。〔时珍曰〕枸橼产闽广间。木似朱栾而叶尖长，枝间有刺。植之近水乃生。其实状如人手，有指，俗呼为佛手柑。有长一尺四五寸者。皮如橙柚而厚，皱而光泽。其色如瓜，生绿熟黄。其核细。其味不甚佳而清香袭人。南人雕镂花鸟，作蜜煎果食。置之几案，可供玩赏。若安芋片于蒂而以湿纸围护，经久不瘪。或捣蒜罨其蒂上，则香更充溢。异物志云：浸汁浣葛纻，胜似酸浆也。

皮瓤

【气味】辛、酸、无毒。〔弘景曰〕性温。〔恭曰〕性冷，陶说误矣。〔藏器曰〕性温不冷。

【主治】下气，除心头痰水。藏器。煮酒饮，治痰气咳嗽。煎汤，治心下气痛。时珍。

根叶

【主治】同皮。橘谱。

金橘 （纲目）

金橘

【释名】金柑橘谱、卢橘汉书、夏橘广州志、山橘北户录、给客橙魏王花木志。〔时珍曰〕此橘生时青卢色，黄熟则如金，故有金橘、卢橘之名。卢，黑色也。或云卢，酒器之名，其形肖之故也。注文选者以枇杷为卢橘，误矣。案司马相如上林赋云：卢橘夏熟，枇把燃柿。以二物并列，则非一物明矣。此橘夏冬相继，故云夏熟，而裴渊广州志谓之夏橘。给客橙者，其芳香如橙，可供给客也。

【集解】〔时珍曰〕金橘生吴粤、汪浙、川广间。或言出营道者为冠，而江浙者皮甘肉酸，次之。其树似橘，不甚高大，五月开白花结实，秋冬黄熟，大者径寸，小者如指头，形长而皮坚，肌理细莹，生则深绿色，熟乃黄如金。其味酸甘，而芳香可爱，糖造、蜜煎皆佳。案魏王花木志云：蜀之成都、临邛、江源诸处，有给客橙，一名卢橘。似橘而非，若柚而香。夏冬花实常相继，或如弹丸，或如樱桃，通岁食之。又刘询岭表录云：山橘子大如土瓜，次如弹丸，小树绿叶，夏结冬熟，金色薄皮而味酸，偏能破气。容、广人连枝藏之，入脍醋尤加香美。韩彦直橘谱云：金柑出江西，北人不识。景祐中始至汴都，因温成皇后嗜之，价遂贵重。藏绿豆中可经时不变，盖橘性热、豆性凉也。又有山金柑，一名山金橘，俗名金豆。木高尺许，实如樱桃，内止一核。俱可蜜渍，香味清美。已上诸说，皆指今之金橘，但有一类数种之异耳。

【气味】酸、甘，温，无毒。

【主治】下气快膈，止渴解酲，辟臭。皮尤佳。时珍。

枇杷（别录中品）

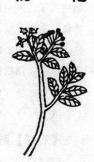

枇杷

【释名】〔宗奭曰〕其叶形似琵琶，故名。

【集解】〔颂曰〕枇杷旧不著所出州土，今襄、汉、吴、蜀、闽、岭、江西南、湖南北皆有之。木高丈余，肥枝长叶，大如驴耳，背有黄毛，阴密婆娑可爱，四时不凋。盛冬开白花，至三四月成实作梂，生大如弹丸，熟时色如黄杏，微有毛，皮肉甚薄，核大如茅栗，黄褐色。四月采叶，暴干用。〔时珍曰〕案郭义恭广志云：枇杷易种，叶微似栗，冬花春实。其子簇结有毛，四月熟，大者如鸡子，小者如龙眼，白者为上，黄者次之。无核者名焦子，出广州。又杨万里诗云：大叶耸长耳，一枝堪满盘。荔支分与核，金橘却无酸。颇尽其状。注文选者以枇杷为卢橘，误矣。详金橘。

实

【气味】甘、酸，平，无毒。〔志曰〕寒。〔诜曰〕温。多食发痰热，伤脾。同炙肉及热面食，令人患热黄疾。

【主治】止渴下气，利肺气，止吐逆，主上焦热，润五脏。大明。

叶

【修治】〔恭曰〕凡用须火炙，以布拭去毛。不尔射人肺，令咳不已。或以粟秆作刷刷之，尤易洁净。〔敩曰〕凡采得秤，湿叶重一两，干者三叶重一两，乃为气足，堪用。粗布拭去毛，以甘草汤洗一遍，用绵再拭干。每一两以酥二钱半涂上，炙过用。〔时珍曰〕治胃病以姜汁涂炙，治肺病以蜜水涂炙，乃良。

【气味】苦，平，无毒。〔权曰〕甘、微辛，〔弘景曰〕煮汁饮之，则小冷。

【主治】卒畹不止，下气，煮汁服。别录。〔弘景曰〕若不暇煮，但嚼汁咽，亦瘥。治呕哕不止，妇人产后口干。大明。煮汁饮，主渴疾，治肺气热嗽，及肺风疮，胸面上疮。诜。和胃降气，清热解暑毒，疗脚气。时珍。

【发明】〔时珍曰〕枇杷叶气薄味厚，阳中之阴。治肺胃之病，大部取其下气之功耳。气下则火降痰顺，而逆者不逆，呕者不呕，渴者不渴，咳者不咳矣。〔宗奭曰〕治肺热嗽甚有功。一妇人患肺热久嗽，身如火炙，肌瘦将成劳。以枇杷叶、木通、款冬花、紫苑、杏仁、桑白皮各等分，大黄减半，如常治讫，为末，蜜丸樱桃大。食后、夜卧各含化一丸，未终剂而愈矣。

花

【主治】头风，鼻流清涕。辛夷等分，研末，酒服二钱，日二服。时珍。

木白皮

【主治】生嚼咽汁，止吐逆不下食，煮汁冷服尤佳。思邈。

杨梅（宋开宝）

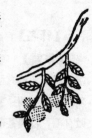

杨　梅

【释名】杭子音求。〔时珍曰〕其形如水杨子而味似梅，故名。段氏北户录名杭子。扬州人呼白杨梅为圣僧。

【集解】〔志曰〕杨梅生江南、岭南山谷。树若荔枝树，而叶细阴青。子形状水杨子，而生青熟红，肉在核上，无皮壳。四月、五月采之。南人腌藏为果，寄至北方。〔时珍曰〕杨梅树叶如龙眼及紫瑞香，冬月不凋。二月开花结实，形如楮实子，五月熟，有红、白、紫三种，红胜于白，紫胜于红，颗大而核细，盐藏、蜜渍、糖收皆佳。东方朔林邑记云：邑有杨梅，其大如杯碗，青时极酸，熟则如蜜。用以酿酒，号为梅香酎，甚珍重之。赞宁物类相感志云：桑上接杨梅则不酸。杨梅树生癞，以甘草钉钉之则无。皆物理之妙也。〔藏器曰〕张华博物志言地瘴处多生杨梅，验之信然。

实

【气味】酸、甘，温，无毒。〔诜曰〕热，微毒。久食令人发热，损齿及筋。忌生葱同食。〔瑞曰〕发疮致痰。

【主治】盐藏食，去痰止呕哕，消食下酒。干作屑，临饮酒时服方寸匕，止吐酒。开宝。止渴，和五脏，能涤肠胃，除烦愦恶气。烧灰服，断下痢甚验。盐者常含一枚，咽汁，利五脏下气。诜。

核仁

【主治】脚气。〔时珍曰〕案王性之挥尘录云：会稽杨梅为天下冠。童贯苦脚气，或云杨梅仁可治之。郡守王嶷馈五十石，贯用之而愈。取仁法：以柿漆拌核暴之，则自裂出也。

树皮及根

【主治】煎汤，洗恶疮疥癣。大明。煎水，漱牙痛。服之，解砒毒。烧灰油调，涂汤火伤。时珍。

樱桃（别录上品）

【释名】莺桃礼注、含桃月令、荆桃。〔宗奭曰〕孟诜本草言此乃樱，非桃也。虽非桃类，以其形肖桃，故曰樱桃，又何疑焉？如沐猴梨、胡桃之类，皆取其形相似耳。礼记仲春，天子以含桃荐宗庙即此。故王维诗云：才是寝园春荐后，非干御苑鸟衔残。药中不甚用。〔时珍曰〕其颗如缨珠，故谓之樱。而许慎作莺桃，云莺所含食，故又曰含桃，亦通。案尔雅云：楔（音戛），荆桃也。孙炎注云：即今樱桃。最大而甘者，谓之崖蜜。

本草纲目

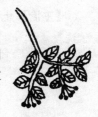

【集解】〔颂曰〕樱桃处处有之，而洛中者最胜。其木多阴，先百果熟，故古人多贵之。其实熟时深红色者，谓之朱樱。紫色，皮里有细黄点者，谓之紫樱，味最珍重。又有正黄明者，谓之蜡樱；小而红者，谓之樱珠，味皆不及。极大者，有若弹丸，核细而肉厚，尤难得。〔时珍曰〕樱桃树不甚高。春初开白花，繁英如雪。叶团，有尖及细齿。结子一枝数十颗，三月熟时须守护，否则鸟食无遗。盐藏、蜜煎皆可，或同蜜捣作糕食，唐人以酪荐食之。林洪山家清供云：樱桃经雨则虫自内生，人莫之见。用水浸良久，则虫皆出，乃可食也。试之果然。

【气味】甘，热，涩，无毒。〔大明曰〕平，微毒。多食令人吐。〔诜曰〕食多无损，但发虚热耳。有暗风人不可食，食之立发。〔李廷飞曰〕伤筋骨，败血气。有寒热病人不可食。

【主治】调中，益脾气，令人好颜色，美志。别录。止泄精、水谷痢。孟诜。

【发明】〔宗奭曰〕小儿食之过多，无不作热。此果三月末、四月初熟，得正阳之气，先诸果熟，故性热也。〔震亨曰〕樱桃属火性大热而发湿。旧有热病及喘嗽者，得之立病，且有死者也。〔时珍曰〕案张子和儒门事亲云：舞水一富家有二子，好食紫樱，每日啖一二升。半月后，长者发肺痿，幼者发肺痈，相继而死。呜呼！百果之生，所以养人，非欲害人。富贵之家，纵其嗜欲，取死是何？天耶命耶？邵尧夫诗云"爽口物多终作疾"，真格言哉。观此，则寇、朱二氏之言，益可证矣。王维诗云：饱食不须愁内热，大官还有蔗浆寒。盖谓寒物同食，犹可解其热也。

叶

【气味】甘，平，无毒。煮老鹅，易软熟。

【主治】蛇咬，捣汁饮，并傅之。颂。

东行根

【主治】煮汁服，立下寸白蛔虫，大明。

枝

【主治】雀卵斑黚，同紫萍、牙皂、白梅肉研和，日用洗面。时珍。

花

【主治】面黑粉滓。方见李花。

山婴桃（别录上品）

【校正】唐本退入有名未用，今移入此。

【释名】朱桃别录、麦樱吴普、英豆别录、李桃。〔诜曰〕此婴桃俗名李桃，又名奈桃。前樱桃名樱，非桃也。

【集解】〔别录曰〕婴桃实大如麦，多毛。四月采，阴干。〔弘景曰〕樱桃即今朱樱，可煮食者。婴桃形相似而实乘异，山间时有之，方药不用。〔时珍曰〕树如朱婴，但叶长尖不团。子小而尖，生青熟黄赤，亦不光泽，而味恶不堪食。

实

【气味】辛，平，无毒。

【主治】止泄、肠澼，除热，调中益脾气，令人好颜色，美志。别录。止泄精。孟诜

银杏（日用）

【释名】白果日用、鸭脚子。〔时珍曰〕原生江南，叶似鸭掌，因名鸭脚。宋初始入贡，改呼银杏，因其形似小杏而核色白也。今名白果。梅尧臣诗：鸭脚类绿李，其名因叶高。欧阳修诗：绛囊初入贡，银杏贵中州。是矣。

【集解】〔时珍曰〕银杏生江南，以宣城者为胜。树高二三丈。叶薄纵理，俨如鸭掌形，有刻缺，面绿背淡。二月开花成簇，青白色，二更开花，随即卸落，人罕见之。一枝结子百十，状如楝子，经霜乃熟烂，去肉取核为果。其核两头尖，三棱为雄，二棱为雌。其仁嫩时绿色，久则黄。须雌雄同种，其树相望，乃结实；或雌树临水亦可；或凿一孔，内雄木一块泥之亦结。阴阳相感之妙如此。其树耐久，肌理白腻。术家取刻符印，云能召使也。文选吴都赋注：平仲果，其实如银。未知即此果否？

银　杏

白果

核仁

【气味】甘、苦，平，涩，无毒。〔时珍曰〕熟食，小苦微甘，性温有小毒。多食令人胪胀。〔瑞曰〕多食壅气动风。小儿食多昏霍，发惊引疳。同鳗鲡鱼食，患软风。

【主治】生食引疳解酒，熟食益人。李廷飞。熟食温肺益气，定喘嗽，缩小便，止白浊。生食降痰，消毒杀虫。嚼浆涂鼻面手足，去齇疱黯黯皱皱，及疥癣疳蜃阴虱。时珍。

【发明】〔时珍曰〕银杏宋初始著名，而修本草者不收。近时方药亦时用之。其气薄味厚，性涩而收，色白属金。故能入肺经，益肺气，定喘嗽，缩小便。生捣能浣油腻，则其去痰浊之功，可类推矣。其花夜开，人不得见，盖阴毒之物，故又能杀虫消毒。然食多则收令太过，令人气壅胪胀昏顿。故物类相感志言银杏能醉人，而三元延寿书言白果食满千个者死。又云：昔有饥者，同以白果代饭食饱，次日皆死也。

胡桃（宋开宝）

【释名】羌桃名物志、核桃。〔颂曰〕此果本出羌胡，汉时张骞使西域始得种还，植之秦中，渐及东土，故名之。〔时珍曰〕此果外有青皮肉包之，其形如桃，胡桃乃其核也。羌①音呼核

---

① 羌：原作"尤"，今从张本改。

如胡，名或以此。或作核桃。梵书名播罗师。

胡　桃

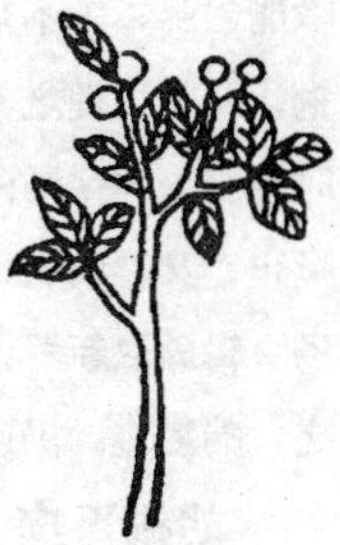

【集解】〔颂曰〕胡桃生北土，今陕、洛间甚多。大株厚叶多阴。实亦有房，秋冬熟时采之。出陈仓者薄厌多肌。出阴平者大而皮肥，急捉则碎。汴州虽有而实不佳。江表亦时有之，南方则无。〔时珍曰〕胡桃树高丈许。春初生叶，长四五寸，微似大青叶，两两相对，颇作恶气。三月开花如栗花，穗苍黄色。结实至秋如青桃状，熟时沤烂皮肉，取核为果。人多以榉柳接之。案刘恂岭表录异云：南方有山胡桃，底平如槟榔，皮厚而大坚，多肉少穰。其壳甚厚，须椎之方破。然则南方亦有，但不佳耳。

核仁

【气味】甘，平、温，无毒。〔颂曰〕性热，不可多食。〔思邈曰〕甘冷滑。多食动痰饮，令人恶心、吐水、吐食物。〔志曰〕多食动风，脱人眉。同酒食，多令人咯血。〔颖曰〕多食生痰，动肾火。

【发明】〔震亨曰〕胡桃属土而有火，性热。本草云甘平，是无热矣。然又云动风脱人眉，非热何以伤肺耶？〔时珍曰〕胡桃仁味甘气热，皮涩肉润。孙真人言其冷滑，误矣。近世医方用治痰气喘嗽醋心及厉风诸病，而酒家往往醉后嗜之。则食多吐水吐食脱眉，及酒同食咯血之说，亦未必尽然也。但胡桃性热，能入肾肺，惟虚寒者宜之。而痰火积热者，不宜多食耳。

【主治】食之令人肥健，润肌，黑须发，多食利小便，去五痔。捣和胡粉，拔白须发，内孔中，则生黑毛。烧存性，和松脂研，傅瘰疬疮。开宝。**食之令人能食，通润血脉，骨肉细腻。**诜。**方见下。治损伤、石淋。同破故纸蜜丸服，补下焦。**颂。**补气养血，润燥化痰，益命门，利三焦，温肺润肠，治虚寒喘嗽，腰脚重痛，心腹疝痛，血痢肠风，散肿毒，发痘疮，制铜毒。**时珍。

油胡桃

【气味】辛，热，有毒。

【主治】杀虫攻毒，治痈肿、疠风、疥癣、杨梅、白秃诸疮，润须发。时珍。

【发明】〔韩𢙣曰〕破故纸属火，能使心包与命门之火相通。胡桃属木，主润血养血，血属阴，阴恶燥，故油以润之。佐破故纸，有木火相生之妙。故古有云：黄柏无知母，破故纸无胡桃，犹水母之无虾也。〔时珍曰〕三焦者，元气之别使，命门者，三焦之本原。盖一原一委也。命门指所居之府而名，为藏精系胞之物。三焦指分治之部而名，为出纳腐熟之司。盖一以体名，一以用名。其体非脂非肉，白膜裹之，在七节之旁，两肾之间。二系著脊，下通二肾，上通心肺，贯属于脑。为生命之原，相火之主，精气之府。人物皆有之，生人生物，皆由此出。灵枢本脏论已著其厚薄缓急直[①]结之状。而扁鹊难经不知原委体用之分，以右肾为命门，谓三焦有名无状。而高阳生伪譔脉诀，承其谬说，以误后人。至朱肱南阳活人书、陈言三因方论、戴起宗脉诀刊误，始著说辟之，而知之者尚鲜。胡桃仁颇类其状，而外皮水汁皆青黑。故能入北方，通命门、利三焦，益气养血，与破故纸同为补下焦肾命之药。夫命门气与肾通，藏精血而恶燥。若

① 急直：原脱，今据灵枢本脏第四十七补。

肾、命不燥，精气内充，则饮食自健，肌肤光泽，肠腑润而血脉通。此胡桃佐补药，有令人肥健能食，润肌黑发固精，治燥调血之功也。命门既通则三焦利，故上通于肺而虚寒喘嗽者宜之，下通于肾而腰脚虚痛者宜之，内而心腹诸痛可止，外而疮肿之毒可散矣。洪氏夷坚志止言胡桃治痰嗽能敛肺，盖不知其为命门三焦之药也。油胡桃有毒，伤人咽肺，而疮科取之，用其毒也。胡桃制铜，此又物理之不可晓者。洪迈云：迈有痰疾，因晚对，上遣使谕令以胡桃肉三颗，生姜三片，卧时嚼服，即饮汤两三呷，又再嚼桃、姜如前数，即静卧，必愈。迈还玉堂，如旨服之，及旦而痰消嗽止。又溧阳洪辑幼子，病痰喘，凡五昼夜不乳食。医以危告。其妻夜梦观音授方，令服人参胡桃汤。辑急取新罗人参寸许，胡桃肉一枚，煎汤一蚬壳许，灌之，喘即定。明日以汤剥去胡桃皮用之，喘复作。仍连皮用，信宿而瘳。此方不载书册，盖人参定喘，胡桃连皮能敛肺故也。

胡桃青皮

【气味】苦，涩，无毒。

【主治】染髭及帛，皆黑。〔志曰〕仙方取青皮压油，和詹糖香，涂毛发，色如漆也。

皮

【主治】止水痢。春月斫皮汁，沐头至黑。煎水，可染褐。开宝。

壳

【主治】烧存性，入下血、崩中药。时珍。

榛（宋开宝）

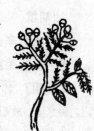

榛 子

【释名】亲古榛字。〔时珍曰〕案罗氏尔雅翼云：礼记郑玄注言：关中甚多此果。关中，秦地也。榛之从秦，盖取此意。左传云：女贽不过榛、栗、枣、修，以告虔也。则榛有臻至之义，以其名告己之虔也。古作亲，从辛，从木。俗作莘，误矣。亲音诜。

【集解】〔志曰〕榛生辽东山谷。树高丈许。子如小栗，军行食之当粮。中土亦有。郑玄云：关中鄜、坊甚多。〔颂曰〕桂阳有亲而①丛生，实大如杏子中仁，皮子形色与栗无异，但小耳。〔大明曰〕新罗榛子肥白，最良。〔时珍曰〕榛树低小如荆，丛生。冬末开花如栎花，成条下垂，长二三寸。二月生叶如初生樱桃叶，多皱文而有细齿及尖。其实作苞，三五相粘，一苞一实。实如栎实，下壮上锐，生青熟褐，其壳厚而坚，其仁白而圆，大如杏仁，亦有皮尖。然多空者，故谚云十榛九空。按陆玑诗疏云：榛有两种：一种大小枝叶皮树皆如栗，而子小，形如橡子，味亦如栗，枝茎可以为烛，诗所谓"树之榛、栗"者也；一种高丈余，枝叶如木蓼，子作胡桃味，辽、代、上党甚多，久留亦易油坏者也。

仁

【气味】甘，平，无毒。

---

① 而：原作"栗"，今据大观、政和本草卷二十三栗条改。

【主治】益气力，实肠胃，令人不饥健行，开宝。止饥，调中开胃，甚验。大明。

阿月浑子 (拾遗)

【校正】自木部移入此，并入海药无名木皮。

【释名】胡榛子拾遗、无名子海药。

【集解】〔藏器曰〕阿月浑子生西国诸番，与胡榛子同树，一岁胡榛子，二岁阿月浑子也。〔珣曰〕按徐表南州记云：无名木生岭南山谷，其实状若榛子，号无名子，波斯家呼为阿月浑子也。

仁

【气味】辛，温，涩，无毒。

【主治】诸痢，去冷气；令人肥健。藏器。治腰冷，阴肾虚痿弱，房中术多用之，得木香、山茱萸良。李珣。

无名木皮海药。

【气味】辛，大温，无毒。

【主治】阴肾萎弱，囊下湿痒，并煎汁小浴，极妙。珣。

楮子 (拾遗)

【校正】原附钩栗，今析出。

【集解】〔藏器曰〕楮子生江南。皮、树如栗，冬月不凋，子小于橡子。〔颖曰〕楮子有苦、甜二种，治作粉食、糕食，褐色甚佳。〔时珍曰〕楮子处处山谷有之。其木大者数抱，高二三丈。叶长大如栗，叶稍尖而厚坚光泽，锯齿峭利，凌冬不凋。三四月开白花成穗，如粟花。结实大如槲子，外有小苞，霜后苞裂子坠。子圆褐而有尖，大如菩提子。内仁如杏仁，生食苦涩，煮、炒乃带甘，亦可磨粉。甜楮子粒小，木文细白，俗名面楮。苦楮子粒大，木文粗赤，俗名血楮。其色黑者名铁楮。按山海经云：前山有木，其名曰楮。郭璞注曰：楮子似柞子可食，冬月采之。木作屋柱、棺材，难腐也。

楮子

仁

【气味】苦，涩，平，无毒。〔时珍曰〕案正要云：酸、甘、微寒。不可多食。

【主治】食之不饥，令人健行，止泄痢，破恶血，止渴。藏器。

皮叶

【主治】煮汁饮，止产妇血。藏器。嫩叶，贴臁疮，一日三换，良。吴瑞。

钩栗（拾遗）

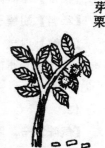

钩栗
芽栗

【释名】巢钩子拾遗、**甜槠子**。〔瑞曰〕钩栗即甜槠子。〔时珍曰〕钩、槠二字，方音相近。其状如栎，当作钩砾。

【集解】〔藏器曰〕钩栗生江南山谷。木大数围，冬月不凋，其子似栗而圆小。又有雀子，相似而圆黑，久食不饥。详槠子下。

仁

【气味】甘，平，无毒。

【主治】食之不饥，厚肠胃，令人肥健。藏器。

橡实（音象唐本草）

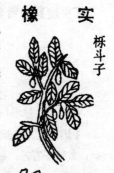

橡实
栎斗子

【校正】自木部移入。

【释名】橡斗说文、**皂斗**同、**栎梂**音历求。**柞子**音作。芧抒同。序、暑二音。**栩**音许。〔禹锡曰〕案尔雅云：栩，杼也。又曰：栎，其实梂。孙炎注云：栩，一名抒也。栎，似樗之木也。梂，盛实之房也。其实名橡，有梂猬自裹之。诗唐风云：集于苞栩。秦风云：山有苞栎。陆玑注云：即柞栎也。秦人谓之栎，徐人谓之杼，或谓之栩。其子谓之皂，亦曰皂斗。其壳煮汁可染皂也。今京洛、河内亦谓之杼。盖五方通语，皆一物也。〔时珍曰〕栎，柞木也。实名橡斗、皂斗，谓其斗刓剜象斗，可以染皂也。南人呼皂如柞，音相近也。

【集解】〔颂曰〕橡实，栎木子也。所在山谷皆有。木高二三丈。三四月开花黄色，八九月结实。其实为皂斗，槲、栎皆有斗，而以栎为胜。〔宗奭曰〕栎叶如栗叶，所在有之。木坚而不堪充材，亦木之性也。为炭则他木皆不及。其壳虽可染皂，若曾经雨水者，其色淡。槲亦有壳，但小而不及栎也。〔时珍曰〕栎有二种：一种不结实者，其名曰棫，其木心赤，诗云"瑟彼柞棫"是也；一种结实者，其名曰栩，其实为橡。二者树小则耸枝，大则偃蹇。其叶如槠叶，而文理皆斜勾。四五月开花如栗花，黄色。结实如荔枝核而有尖。其蒂有斗，包其半截。其仁如老莲肉，山人俭岁采以为饭，或捣浸取粉食，丰年可以肥猪。北人亦种之。其木高二三丈，坚实而重，有斑纹点点。大者可作柱栋，小者可为薪炭。周礼职方氏"山林宜皂物，柞、栗之属"即此也。其嫩叶可煎饮代茶。

实

【修治】〔雷曰〕霜后收采，去壳蒸之，从巳至未，锉作五片，日干用。〔周定王曰〕取子换水，浸十五次，淘去涩味，蒸极熟食之，可以济饥。

【气味】苦，微温，无毒。

【主治】下痢，厚肠胃，肥健人。苏恭。涩肠止泻。煮食，止饥，御歉岁。大明。

【发明】〔思邈曰〕橡子非果非谷而最益人，服食未能断谷，啖之尤佳。无气而受气，无味而受味，消食止痢，令人强健不极。〔时珍曰〕木实为果，像盖果也。俭岁，人皆取以御饥，昔挚虞入南山，饥甚拾遗橡实而食；唐杜甫客秦州，采橡、栗自给，是矣。

斗壳

【修治】〔大明曰〕入药并宜捣细，炒焦或烧存性研用。

【气味】涩，温，无毒。

【主治】为散及煮汁服，止下痢。并可染皂。恭。止肠风崩中带下、冷热泻痢。并染须发。大明。

木皮　根皮拾遗

【气味】苦，平，无毒。

【主治】恶疮，因风犯露致肿者，煎汁日洗，令脓血尽乃止。亦治痢。藏器。止水痢，消瘰疬。大明。

槲实（音斛　唐本草）

【校正】自木部移附此。

【释名】槲樕音速。朴樕并尔雅大叶栎俗栎橿子。〔时珍曰〕槲樕犹觳觫也。栗子绽悬，有颤栗之象，故谓之栗。槲叶摇动，有觳觫之态，故曰槲樕也。朴樕者，婆娑、蓬然之貌。其树偃蹇，其叶芃芃故也。俗称衣物不整者为朴樕，本此。其实木彊，故俗谓之栎橿子。史言武后挂敕书于槲树，人遂呼为金鸡树云。

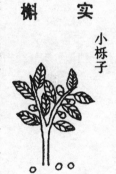

槲　实
小栎子

【集解】〔颂曰〕槲，处处山林有之。木高丈余，与栎相类。亦有斗，但小不中用耳。不拘时采。其皮、叶入药。〔宗奭曰〕槲亦有斗，木虽坚而不堪充材，止宜作柴，为炭不及栎木。〔时珍曰〕槲有二种：一种丛生小者名枹（音孚），见尔雅。一种高者名大叶栎。树、叶俱似栗，长大粗厚，冬月凋落。三四月开花亦如栗，八九月结实似橡子而稍短小，其蒂亦有斗。其实僵涩味恶，荒岁人亦食之。其木理粗不及橡木，所谓樗栎之材者指此。

仁

【气味】苦，涩，平，无毒。

【主治】蒸煮作粉，涩肠止痢，功同橡子。时珍。

槲若

【修治】〔颂曰〕若即叶之名也。入药须微炙令焦。

【气味】甘、苦，平，无毒。

【主治】疗痔，止血及血痢，止渴。恭。活血，利小便，除面上皯赤。时珍。

木皮俗名赤龙皮。

【气味】苦，涩，无毒。

【主治】煎服，除虫及漏，甚效。恭。煎汤，洗恶疮，良。权。能吐瘰疬，涩五脏。大明。止赤白痢，肠风下血。时珍。

第三十一卷果部三目录

果之三 （夷果类三十一种）

都念子拾遗

都咸子拾遗

摩厨子拾遗　齐墩果、德庆果附

韶子拾遗

马槟榔会编

枳椇唐本

上附方旧二十一，新四十一。

第三十一卷果部三

果之三 （夷果类三十一种，）

荔枝 （宋开宝）

【释名】离枝纲目、丹荔。〔颂曰〕按朱应扶南记云：此木结实时，枝弱而蒂牢，不可摘取，必以刀斧劙取其枝、故以为名。劙（音利）与刕同。〔时珍曰〕司马相如上林赋作离支。按白居易云：若离本枝，一日色变，三日味变。则离支之名，又或取此义也。

【集解】〔颂曰〕荔枝生岭南及巴中。今闽之泉、福、漳州、兴化军，蜀之嘉、蜀、渝、涪州，及二广州郡皆有之。其品以闽中为第一，蜀州次之。岭南为下。其木高二三丈，自径尺至于合抱，类桂木、冬青之属。绿叶蓬蓬然，四时荣茂不雕。其木性至坚劲，土人取其根，作阮咸槽及弹棋局。其花青白，状若冠之蕤绥。其子喜双实，状如初生松球。壳有皱纹如罗，初青渐红。肉色淡白如肪玉，味甘而多汁。夏至将中，则子翕然俱赤，乃可食也。大树下子至百斛，五六月盛熟时，彼方皆燕会其下以赏之，极量取啖，虽多亦不伤人，少过则饮蜜浆便解。荔枝始传于汉世，初惟出岭南，后出蜀中。故左思蜀都赋云：

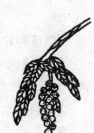

旁挺龙目，侧生荔枝。唐·白居易图序论之详矣。今闽中四郡所出特奇，蔡襄谱其种类至三十余品，肌肉甚厚，甘香莹白，非广、蜀之比也。福唐岁贡白曝荔枝、蜜煎荔枝肉，俱为上方珍果。白曝须嘉实乃堪，其市货者，多用杂色荔枝入盐、梅曝成，皮色深红。味亦少酸，殊失本真。经曝则可经岁，商贩流布，遍及华夏，味犹不歇，百果之盛，皆不及此。又有焦核荔枝，核如鸡舌香，味更甜美。或云是木生背阳，结实不完就者。又有绿色、蜡色，皆其品之奇者，本土亦自难得。其蜀、岭荔枝，初生小醉，肉薄核大，不堪白曝。花及根亦入药。〔藏器曰〕顾微广州记云：荔枝冬夏常青，其实大如鸡卵，壳朱肉白，核黄黑色，似半熟莲子，精者核如鸡舌香，甘美多汁，极益人也。〔时珍曰〕荔枝炎方之果，性最畏寒，易种而根浮。其木甚耐久，有经数百年犹结实者。其实生时肉白，干时肉红。日晒火烘，卤浸蜜煎，皆可致远。成朵晒干者谓之荔锦。按白居易荔枝图序云：荔枝生巴、峡间。树形团团如帷盖，叶如冬青。花如橘而春荣，实如丹而夏熟。朵如蒲桃，核如枇杷。壳如红缯，膜如紫绡。瓤肉洁白如冰雪，浆液甘酸如醴酪。大略如彼，其实过之。若离本枝，一日而色变，二日而香变，三日而味变，四五日外，色香味尽去矣。

又蔡襄荔枝谱云：广、蜀所出，早熟而肉薄，味甘酸，不及闽中下等者。闽中惟四郡有之，福州最多，兴化最奇，泉、漳次之。福州延亘原野，一家甚至万株，兴化上品，大径寸余，香气清远，色紫壳薄，瓤厚膜红，核如丁香母。剥之如水精，食之如绛雪。荔枝以甘为味。虽百千树莫有同者，过甘与淡，皆失于中。若夫厚皮尖刺[1]，肌理黄色、附核而赤，食之有渣，食已而涩，虽无酢味，亦自下等矣。最忌麝香，触之花、实尽落也。又洪迈夷坚志云：莆田荔枝名品，皆出天成，虽以其核种之，亦失本体，形状百出，不可以理求也。沈括笔谈谓焦核荔枝[2]，乃土人去其大根，燔焦种成者，大不然也。〔珣曰〕荔枝树似青木香。熟时人未采，则百虫不敢近。人才采之，乌鸟、蝙蝠之类，无不伤残之也。故采荔枝者，必日中而众采之。一日色变，二日味变，三日色味俱变。故古诗云，色味不逾三日变也。

实

【气味】甘，平，无毒，〔况曰〕甘、酸，热。多食令人发虚热。〔李廷飞曰〕生荔枝多食，发热烦渴，口干衄血。〔颂曰〕多食不伤人。如少过度，饮蜜浆一杯便解也。〔时珍曰〕荔枝气味纯阳，其性畏热。鲜者食多，即龈肿口痛，或衄血也。病齿及火病人尤忌之。开宝本草言其性平，苏氏谓多食无伤，皆谬说也。按物类相感志云：食荔枝多则醉，以壳浸水饮之即解。此即食物不消，还以本物消之之意。

【主治】止渴，益人颜色。开宝。食之止烦渴，头重心躁，背膊劳闷。珣。通神，益智，健气。孟诜。治瘰疬瘤赘，赤肿疔肿，发小儿痘疮。时珍。

【发明】〔震亨曰〕荔枝属阳，主散无形质之滞气，故瘤赘赤肿者用之。苟不明此，虽用之无应。

核

【气味】甘，温，涩，无毒。

【主治】心痛，小肠气痛，以一枚煨存性，研末，新酒调服。宗奭。治癫疝气痛，妇人血气刺痛。时珍。

【发明】〔时珍曰〕荔枝核入厥阴，行散滞气，其实双结而核肖睾丸，故其治癫疝卵肿，有述类象形之义。

壳

【主治】痘疮出不爽快，煎汤饮之。又解荔枝热，浸水饮。时珍。

花及皮根

【主治】喉痹肿痛，用水煮汁，细细含咽，取瘥止。苏颂，出崔元亮海上方。

龙眼 （别录中品）

【校正】自木部移入此。〔宗奭曰〕龙眼专为果，未见入药。本草编入木部，非矣。

---

① 刺：原作"斜"，据蔡襄荔枝谱第二改。
② 枝：原作"子"，今据梦溪笔谈卷二十四改。

【释名】龙目吴普、圆眼俗名、益智别录、亚荔枝开宝、荔枝奴　骊珠　燕卵　蜜脾　鲛泪川弹子南方草木状。〔时珍曰〕龙眼、龙目、象形也。吴普本草谓之龙目，又固比日。曹宪博雅谓之益智。〔弘景曰〕广州有龙眼，非益智也，恐彼人别名耳。〔志曰〕甘味归脾，能益人智，故名益智，非今之益智子也。〔颂曰〕荔枝才过，龙眼即熟，故南人目为荔枝奴。又名木弹。晒干寄远，北人以为佳果，目为亚荔枝。

【集解】〔别录曰〕龙眼生南海山谷。一名益智。其大者似槟榔。〔恭曰〕龙眼树似荔枝，叶若林檎，花白色。子如槟榔，有鳞甲，大如雀卵。〔颂曰〕今闽、广、蜀道出荔枝处皆有之。稽含南方草木状云：木高一二丈，似荔枝而枝叶微小，凌冬不凋。春末夏初，开细白花。七月实熟，壳青黄色，文作鳞甲，形圆，大如弹丸，核若木梳子而不坚，肉薄于荔枝，白而有浆，其甘如蜜。实极繁，每枝三二十颗，作穗如蒲桃。汉时南海常贡之，大为民害。临武长唐羌上书言状。和帝感其言，下诏止之。〔时珍曰〕龙眼正圆，别录、苏恭比之槟榔，殊不类也。其木性畏寒，白露后方可采摘，晒焙令干，成朵干者名龙眼锦。按范成大桂海志有山龙眼，出广中，色青，肉如龙眼，夏月实熟可啖，此亦龙眼之野生者欤？

实

【气味】甘，平，无毒。〔恭曰〕甘、酸，温。〔李廷飞曰〕生者沸汤瀹过食，不动脾。

【主治】五脏邪气，安志厌食。除蛊毒，去三虫。久服强魂聪明，轻身不老，通神明。别录。开胃益脾，补虚长智。时珍。

【发明】〔时珍曰〕食品以荔枝为贵，而资益则龙眼为良。盖荔枝性热，而龙眼性和平也。严用和济生方，治思虑劳伤心脾有归脾汤。取甘味归脾、能益人智之义。

核

【主治】胡臭。六枚，同胡椒二七枚研，遇汗出即擦之。时珍。

龙荔（纲目）

【释名】见下。

【集解】〔时珍曰〕按范成大桂海志云：龙荔出岭南。状如小荔枝，而肉味如龙眼，其木之身、叶亦似二果，故名曰龙荔。三月开小白花，与荔枝同时熟，不可生啖，但可蒸食。

实

【主治】甘，热，有小毒。生食令人发病，或见鬼物。时珍。出桂海志。

橄榄（宋开宝）

【释名】青果梅圣俞集、**忠果**记事珠、**谏果**出农书。〔时珍曰〕橄榄名
义未详。此果虽熟，其色亦青，故俗呼青果。其有色黄者不堪，病物也。王祯云：其味苦涩，久
之方回甘味。王元之作诗，比之忠言逆耳，世乱乃思之，做人名为谏果。

【集解】〔志曰〕橄榄生岭南。树似木槵子树而高，端直可爱。结子形如

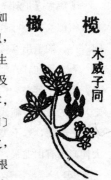

橄　榄

木威子同

生河子，无棱瓣，八月、九月采之。又有一种波斯橄榄，生邕州。色类相似，
但核作两瓣，蜜渍食之。〔诜曰〕其树大数围。实长寸许，先生者向下，后生
者渐高。熟时生食味鲜，蜜渍极甜。〔珣曰〕按南州异物志云：闽、广诸郡及
缘海浦屿间皆有之。树高丈余，叶似榉柳。二月开花，八月成实，状如长枣，
两头尖，青色。核亦两头尖而有棱，核内有三窍，窍中有仁，可食。〔颂曰〕
按刘恂岭表录异云：橄榄树枝皆高耸。其子深秋方熟，南人重之，生咀嚼之，
味虽苦涩，而芬香胜于含鸡舌香也。有野生者，子繁而树峻不可梯缘，但刻根
下方寸许，纳盐入内，一夕子皆自落，木亦无损。其枝节间有脂膏如桃胶，南
人采取和皮、叶煎汁，熬如黑锡，谓之榄糖，用泥船隙，牢如胶漆，着水益干也。〔时珍曰〕橄
榄树高，将熟时以木钉钉之，或纳盐少许于皮内，其实一夕自落，亦物理之妙也。其子生食甚
佳，蜜渍、盐藏皆可致远。其木枝状如黑胶者，土人采取，燕之清烈，谓之榄香。杂以牛皮胶
者，即不佳矣。又有绿榄，色绿。乌榄，色青黑，肉烂而甘。取肉捶碎干放，自有霜如白盐，谓
之榄酱。青榄核内仁干小。惟乌榄仁最肥大，有文层叠如海螵蛸状，而味甘美，谓之榄仁。又有
一种方榄，出广西两江峒中，似橄榄而有三角或四角，即是波斯橄榄之类也。

实

【气味】酸、甘，温，无毒。〔宗奭曰〕味涩，良久乃甘。〔震亨曰〕味涩而甘，醉饱宜
之。然性热，多食能致上壅。〔时珍曰〕橄榄盐过则不苦涩，同栗子食甚香。按延寿书云：凡食
橄榄必去两头，其性热也。过白露摘食，庶不病疟。

【主治】生食、煮饮，并消酒毒，解鲹鲌鱼毒。开宝。**嚼汁咽之，治鱼鲠。**宗奭。
生啖、煮汁，能解诸毒。苏颂。**开胃下气，止泻。**大明。**生津液，止烦渴，治咽喉
痛。咀嚼咽汁，能解一切鱼、鳖毒。**时珍。

【发明】〔志曰〕鲹鲌鱼，即河豚也。人误食其肝及子，必迷闷至死，惟橄榄及木煮汁能解
之。其木作舟楫，拨着鱼皆浮出，故知物有相畏如此者。〔时珍曰〕按名医录云：吴江一富人，
食鳜鱼被鲠，横在胸中，不上不下，痛声动邻里，半月余几死。忽遇渔人张九，令取橄榄与食。
时无此果，以核研末，急流水调服，骨遂下而愈。张九云：我父老相传，橄榄木作取鱼掉篙，鱼
触着即浮出，所以知鱼畏橄榄也。今人煮河豚、团鱼，皆用橄榄，乃知橄榄能治一切鱼、鳖之
毒也。

榄仁

【气味】甘，平，无毒。

【主治】唇吻燥痛，研烂傅之。开宝。

核

【气味】甘，涩，温，无毒。

【主治】磨汁服，治诸鱼骨鲠，及食鲙成积，又治小儿痘疮倒靥。烧研服之，治下血。时珍。

木威子 (拾遗)

【集解】〔藏器曰〕木威生岭南山谷。树高丈余，叶似楝叶。子如橄榄而坚，亦似枣，削去皮可为粽食。〔时珍曰〕木威子，橄榄之类也。陈氏说出顾微广州记中。而渠元帝金楼子云：橄榄树之南向者为橄榄，东向者为木威。此亦传闻谬说也。

实

【气味】酸、辛，无毒。〔时珍曰〕按广州记云：苦，涩。

【主治】心中恶水，水气。藏器。

庵摩勒 (唐附)

庵摩勒

【校正】自木部移入此。

【释名】余甘子唐本、庵摩落迦果。〔藏器曰〕梵书名庵摩勒，又名摩勒落迦果。其味初食苦涩，良久更甘，故曰余甘。

【集解】〔恭曰〕庵摩勒生岭南交、广、爱等州。树叶细似合昏。其花黄，实似李、柰，青黄色，核圆有棱，或六或七，其中仁亦入药用。〔珣曰〕生西国者，大小如枳橘子状〔颂曰〕余甘子，今二广诸郡及西川、戎、泸、蛮界山谷皆有之。木高一二丈，枝条甚软。叶青细密，朝开暮敛如夜合，而叶微小，春生冬雕。三月有花，着条而生，如粟粒，微黄。随即结实作荚，每条三两子，至冬而熟，如李子状，青白色，连核作五六瓣，干即并核皆裂，俗作果子啖之。〔时珍曰〕余甘，泉州山中亦有之。状如川楝子，味类橄榄，亦可蜜渍、盐藏。其木可制器物。按陈祈畅异物志云：余甘树叶如夜合及槐叶，其枝如柘，其花黄。其子圆，大如弹丸，色微黄，有文理如定陶瓜，核有五六棱，初入口苦涩，良久饮水更甘，盐而蒸之尤美。其说与两苏所言相合。而临海异物志云：余甘子如梭形，大如梅子，其核两头锐，与橄榄一物异名也。然橄榄形长尖，余甘形圆，稍有不同，叶形亦异，盖二物也。又苏恭言其仁可入药，而未见主治何病，岂亦与果同功耶？

实

【气味】甘寒，无毒。〔珣曰〕苦、酸、甘、微寒，涩。

【主治】风虚热气。唐本。补益强气。合铁粉一斤用，变白不老。取子压汁，和

第三十一卷果部三

九三五

油涂头，生发去风痒，令发生如漆黑也。藏器。主丹石伤肺，上气咳嗽。久服，轻身延年长生。服乳石人，宜常食之。李珣。为末点汤服，解金石毒。宗奭。解硫黄毒。时珍。出益部方物图。

【发明】〔宗奭曰〕黄金得余甘则体柔，亦物类相感相伏也，故能解金石之毒云。

毗梨勒（唐本草）

毗梨勒 三果

【校正】自木部移入此。

【释名】三果〔珣曰〕木似诃梨勒，而子亦相似，但圆而毗，故以名之。毗即脐也。

【集解】〔恭曰〕毗梨勒出西域及南海诸国、岭南交、爱等州，戎人谓之三果。树似胡桃，子形亦似胡桃。核似诃梨勒，而圆短无棱，用亦同法。番人以此作浆甚热。

实

【气味】苦，寒，无毒。〔珣曰〕味苦带涩，微温无毒。作浆性热。

【主治】风虚热气，功同庵摩勒。唐本。暖肠腹，去一切冷气。作浆染须发，变黑色。甄权。下气，止泻痢。大明。烧灰，干血有效。李珣。

【发明】〔时珍曰〕毗梨勒古方罕用，惟千金方补肾鹿角丸，用三果浆吞之，云无则以酒代之。则此果亦余甘之类，而性稍温涩也。

五敛子（纲目）

五敛子 羊桃

【择名】五棱子桂海志、阳桃。〔时珍曰〕按稽含草木状云：南人呼棱为敛，故以为名。

【集解】〔时珍曰〕五敛子出岭南及闽中，闽人呼为阳桃。其大如拳，其色青黄润绿，形甚诡异，状如田家碌碡，上有五棱如刻起，作剑脊形。皮肉脆软，其味初酸久甘，其核如柰。五月熟，一树可得数石，十月再熟。以蜜渍之，甘酢而美，俗亦晒干以充果食。又有三廉子，盖亦此类也。陈祈畅异物志云：三廉出熙安诸郡。南人呼棱为廉，虽名三廉，或有五六棱者。食之多汁，味甘且酸，尤宜与众果参食。

实

【气味】酸，甘，涩，平，无毒。

【主治】风热，生津止渴。时珍。

五子实 （纲目）

【集解】〔时珍曰〕五子树今潮州有之。按裴渊广州记云：五子实，大如梨而内有五核，故名。

实

【气味】甘，温，无毒。

【主治】霍乱金疮，宜食之。时珍。潮州志。

榧实 （别录中品）

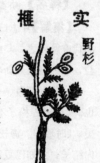

榧实 野杉

【校正】〔时珍曰〕别录木部有榧实，又有华。神农本草鱼虫部有被子，宋开宝本草退子入有名未用。今据苏恭之说，合并于二。

【释名】被子音彼。神农、**赤果**日用、**玉榧**日用、**玉山果**。〔时珍曰〕榧亦作排，其木名文木，斐然章采，故谓之榧。信州玉山县者为佳。故苏东坡诗云：彼美玉山果，粲为金盘实。被子见下。〔瑞曰〕土人呼为赤果，亦曰玉榧。

【集解】〔别录曰〕榧实生永昌。被子生永昌山谷。〔弘景曰〕被子亦名黑子，从来无用者，古今诸医不复识之。榧实出东阳诸郡。〔恭曰〕彼子当从木作被子，误入虫部也。尔雅被亦名粘。其叶似杉，木如柏而微软。子名榧子，宜入果部。又注榧实云：即虫部彼子也。其木大连抱，高数仞，其叶似杉，其木如柏，其理似松，肌细软，堪为器用。〔宗奭曰〕榧实大如橄榄，壳色紫褐而脆，其中子有一重黑粗衣，其仁黄白色，嚼久渐甘美也。〔藏器曰〕排华即榧子之华也。排与榧同。榧树似杉，子如长槟榔，食之肥美。本经虫部有彼子，陶氏复于木部出榧实、排华，皆一物也。〔颖曰〕榧有一种粗榧。其木与榧相似，但理粗色赤耳。其子稍肥大，仅圆不尖。神农本草被子即粗榧也。〔时珍曰〕榧生深山中，人呼为野杉。按罗愿尔雅翼云：枝似杉而异于杉。彼有美实而木有文采，其木似桐而叶似杉，绝难长。木有牝牡，牡者华而牝者实，冬月开黄圆花，结实大小如枣。其核长如橄榄核，有尖者、不尖者，无棱而壳薄，黄白色。其仁可生啖，亦可焙收。以小而心实者为佳，一树不下数十斛。陶氏不识被子，惟苏恭能辨为一物也。

榧实别录

【气味】甘，平，涩，无毒。〔瑞曰〕性热，同鹅肉食，生断节风，又上壅人，忌火气。〔时珍曰〕按物类相感志云：榧煮素羹，味更甜美。猪脂炒榧，黑皮自脱。榧子同甘蔗食，其渣自软。又云：榧子皮反绿豆，能杀人也。

【主治】常食，治五痔，去三虫蛊毒，鬼疰恶毒。别录。食之，疗寸白虫。弘景。消谷，助筋骨，行营卫，明目轻身，令人能食。多食一二升，亦不发病。孟诜。多食滑肠，五痔人宜之。宗奭。治咳嗽白浊，助阳道。生生编。

被子本经。旧作彼。

【气味】甘，温，有毒。

【主治】腹中邪气，去三虫，蛇螫蛊毒，鬼疰伏尸。本经。

【发明】〔震亨曰〕榧子，肺家果也。火炒食之，香酥甘美。但多食则引火入肺，大肠受伤尔。〔原曰〕榧子杀腹间大小虫，小儿黄瘦有虫积者直食之。苏东坡诗云"驱除三彭虫，已我心腹疾，是矣。〔时珍曰〕榧实、被子治疗相同，当为一物无疑。但本经被子有毒，似有不同，亦因其能杀虫蛊尔。汪颖以粗榧为被子，终是一类，不甚相远也。

排华别录。春月生采之。〔藏器曰〕即榧子华也。

【气味】苦。

【主治】水气，去赤虫，令人好色，不可久服。别录。

海松子（宋开宝）

【释名】新罗松子。

【集解】〔志曰〕海松子，状如小栗，三角。其中仁香美，东夷当果食之，亦代麻腐食之，与中国松子不同。〔炳曰〕五粒松一丛五叶如钗，道家服食绝粒，子如巴豆，新罗往往进之。〔颂曰〕五粒字当作五鬣，音传讹也。五鬣为一丛，或有两鬣、七鬣者。松岁久则实繁。中原虽有，小而不及塞上者佳好也。〔瑞曰〕松子有南松、北松。华阴松形小壳薄，有斑极香；新罗者肉甚香美。〔时珍曰〕海松子出辽东及云南，其树与中国松树同，惟五叶一丛者，球内结子，大如巴豆而有三棱，一头尖尔，久收亦油。马志谓似小栗，殊失本体。中国松子大如柏子，亦可入药，不堪果食，详见木部松下。按段成式酉阳杂俎云：予种五鬣松二株，根大如碗，结实与新罗、南诏者无别。其三鬣者，俗呼孔雀松。亦有七鬣者。或云：三针者为栝子松，五针者为松子松。

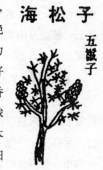

海松子
五鬣子

仁

【气味】甘，小温，无毒。〔珣曰〕新罗松子甘美大温，去皮食之甚香，与云南松子不同（云南松子似巴豆，其味不及），与卑占国偏桃仁相似。多食发热毒。〔时珍曰〕按医说云：食胡羊肉不可食松子；而物类相感志云：凡杂色羊肉入松子则无毒。其说不同，何哉？

【主治】骨节风，头眩，去死肌，变白，散水气，润五脏，不饥。开宝。逐风痹寒气，虚羸少气，补不足，润皮肤，肥五脏。别录。主诸风，温肠胃。久服，轻身延年不老。李珣。润肺，治燥结咳嗽。时珍。同柏子仁，治虚秘。宗奭。

【发明】〔时珍曰〕服食家用松子皆海松子。曰：中国仙子，肌细力薄，只可入药耳。按列仙传云：偓佺好食松实，体毛数寸，走及奔马。又犊子少在黑山食松子、茯苓，寿数百岁。又赤松子好食松实、天门冬、石脂，齿落更生，发落更出，莫知所终。皆指此松子也。

槟榔 <small>(别录中品)</small>

【校正】 自木部移入此。

【释名】 **宾门**李当之药对、**仁频**音宾。**洗瘴丹**〔时珍曰〕宾与郎皆贵客之称。稽含南方草木状言：交广人凡贵胜族客，必先呈此果。若邂逅不设，用相嫌恨。则槟榔名义，盖取于此。雷敩炮炙论谓尖者为槟，圆者为榔，亦似强说。又颜师古注上林赋云：仁频即槟榔也。〔诜曰〕闽中呼为橄榄子。

【集解】〔别录曰〕槟榔生南海。〔弘景曰〕此有三四种。出交州者，形小味甘。广州以南者，形大味涩。又有大者名猪槟榔。皆可作药。小者名蒳子，俗呼为槟榔孙，亦可食。〔恭曰〕生交州、爱州及昆仑。〔颂曰〕今岭外州郡皆有之。木大如桃榔，而高五七丈，正直无枝，皮似青桐，节似桂枝。叶生木颠，大如盾头，又似芭蕉叶。其实作房，从叶中出，旁有刺若棘针，重叠其下。一房数百实，如鸡子状，皆有皮壳。其实春生，至夏乃熟，肉满壳中，色正白。苏恭言其肉极易烂，不经数日，今入北者，皆先以灰煮熟，焙熏令干，始可留久也。小而味甘者，名山槟榔。大而味涩核亦大者，名猪槟榔。最小者名蒳子。雷氏言尖长

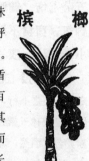

而有紫文者名槟，圆大而矮者名榔，榔力大而槟力小。今医家亦不细分，但以作鸡心状、正稳心不虚、破之作锦文者为佳尔。岭南人啖之以当果食，言南方地湿，不食此无以祛瘴疠也。生食其味苦涩，得扶留藤与瓦屋子灰同咀嚼之，则柔滑甘美也。刘恂岭表录异云：真槟榔来自舶上，今交广生者皆大腹子也，彼中悉呼为槟榔。或云：槟榔难得真者，今贾人所货者，皆是大腹槟榔也，与槟榔相似，但茎、叶、干小异尔，连皮收之。〔时珍曰〕槟榔树初生若笋竿积硬，引茎直上。茎干颇似桃榔、椰子而有节，旁元枝柯，条从心生。端顶有叶如甘蕉，条派开破，风至则如羽扇扫天之状。三月叶中肿起一房，因自拆裂，出穗凡数百颗，大如桃李。又生刺重累于下，以护卫其实。五月成熟，剥去其皮，煮其肉而干之。皮皆筋丝，与大腹皮同也。按汉喻益期与韩康伯笺云：槟榔，子既非常，木亦特异。大者三围，高者九丈。叶丛树端，房结叶下。华秀房中，子结房外。其擢穗似黍，其缀实似谷。其皮似桐而厚，其节似竹而概。其内空，其外劲。其屈如伏虹，其中如缒绳。本不大，末不小。上不倾，下不斜。调直亭亭，千百如一。步其林则寥朗，庇其阴则萧条。信可长吟远想。但性不耐霜，不得北植。必当遐树海南，辽然万里。弗遇长者之目，令人恨深也。又竺法真罗山疏云：山槟榔一名蒳子，生日南，树似栟桐而小，与槟榔同状。一丛十余干，一干十余房，一房数百。子长寸余，五月采之，味近苦甘。观此，则山槟榔即蒳子，猪槟榔即大腹子也。苏颂以味甘者为山槟榔，涩者为猪槟榔，似欠分明。

槟榔子

【修治】〔敩曰〕头圆矮毗者为榔，形尖紫文者为槟。槟力小，榔力大。凡使用白槟及存坐稳正、心坚有锦纹者为妙。半白半黑并心虚者，不入药用。以刀刮去底，细切之。勿令经火，恐无力。若熟使，不如不用。〔时珍曰〕近时方药亦有以火煨焙用者。然初生白槟榔，须本境可得。若他处者，必经煮熏，安得生者耶？又槟榔生食，必以扶留藤、古贲灰为使，相合嚼之，吐去红水一口，乃滑美不涩，下气消食。此三物相去甚远，为物各异，而相成相

合如此，亦为异矣。俗谓"槟榔为命赖扶留"以此。古贲灰即蛎蚌灰也。贲乃蚌字之讹。瓦屋子灰亦可用。

【气味】苦、辛、温，涩，无毒。〔甄权曰〕味甘，大寒。〔大明曰〕味涩。〔弘景曰〕交州者味甘，广州者味涩。〔珣曰〕白者味甘，赤者味苦。〔元素曰〕味辛而苦，纯阳也。无毒。〔诜曰〕多食亦发热。

【主治】消谷逐水，除痰澼，杀三虫、伏尸，寸白。别录。治腹胀，生捣末服，利水谷道。傅疮，生肌肉止痛。烧灰，傅口吻白疮。苏恭。宣利五脏六腑壅滞，破胸中气，下水肿，治心痛积聚。甄权。除一切风，下一切气，通关节，利九窍，补五劳七伤，健脾调中，除烦，破癥结。大明。主贲豚膀胱诸气，五隔气，风冷气，脚气，宿食不消。李珣。治冲脉为病，气逆里急。好古。治泻痢后重，心腹诸痛，大小便气秘，痰气喘急，疗诸疟，御瘴病。时珍。

【发明】〔元素曰〕槟榔味厚气轻，沉而降，阴中阳气。苦以破滞，辛以散邪，泄胸中至高之气，使之下行，性如铁石之沉重，能坠诸药至于下极，故治诸气、后重如神也。〔时珍曰〕按罗大经鹤林玉露云：岭南人以槟榔代茶御瘴，其功有四：一曰醒能使之醉，盖食之久，则熏然颊赤，若饮酒然，苏东坡所谓"红潮登颊醉槟榔"也。二曰醉能使之醒，盖酒后嚼之，则宽气下痰，余醒顿解，朱晦庵所谓"槟榔收得为祛痰"也。三曰饥能使之饱。四曰饱能使之饥。盖空腹食之，则充然气盛如饱；饱后食之，则饮食快然易消。又且赋性疏通而不泄气，禀味严正而更有余甘，有是德故有是功也。又按吴兴章杰瘴说云：岭表之俗，多食槟榔，日至十数。夫瘴疠之作，率因饮食过度，气痞积结，而槟榔最能下气消食去痰，故人狃于近利，而暗于远患也。夫峤南地热，四时出汗，人多黄瘴，食之则脏器疏泄，一旦病瘴，不敢发散攻下，岂尽气候所致，槟榔盖亦为患，殆未思尔。又东阳卢和云：闽广人常服槟榔，云能祛瘴。有瘴服之可也，无瘴而服之，宁不损正气而有开门延寇之祸乎？南人喜食此果，故备考诸说以见其功过焉。又朱晦庵槟榔诗云：忆昔南游日，初尝面发红。药囊知有用，茗碗讵能同？蠲疾收殊效，修真录异功。三彭如不避，糜烂七非中。亦与其治疾杀虫之功，而不满其代茶之俗也。

大腹子（宋开宝）

【校正】自木部移入此。

【释名】大腹槟榔图经、猪槟榔。〔时珍曰〕大腹以形名，所以别鸡心槟榔也。

【集解】〔志曰〕大腹生南海诸国，所出与槟榔相似，茎、叶、根、干小异耳。〔弘景曰〕向阳者为槟榔，向阴者为大腹。〔时珍曰〕大腹子出岭表、滇南，即槟榔中一种腹大形扁而味涩者，不似槟榔尖长味良耳，所谓猪槟榔者是矣。盖亦土产之异，今人不甚分别。陶氏分阴阳之说，亦是臆见。按刘恂岭表录云：交广生者，非舶上槟榔，皆大腹子也。彼中悉呼为槟榔。自嫩及老，采实啖之。以扶留藤、瓦屋灰同食之，以祛瘴疠。收其皮入药，皮外黑色，皮内皆筋丝如椰子皮。又云南记云：大腹槟榔每枝有三二百颗，青时剖之，以一片蒌叶及蛤粉卷和食之，即减涩味。观此二说，则大腹子与槟榔皆可通用，但力比槟榔稍劣耳。

大腹子

【气味】辛，涩，温，无毒。

【主治】与槟榔同功。时珍。

大腹皮

【修治】〔思邈曰〕鸩鸟多集槟榔树上。凡用槟榔皮，宜先用酒洗，后以大豆汁再洗过，晒干入灰火烧煨，切用。

【气味】辛，微温，无毒。

【主治】冷热气攻心腹，大肠蛊毒，痰膈醋心。并以姜、盐同煎，入疏气药用之，良。开宝。下一切气，止霍乱，通大小肠，健脾开胃调下。大明。降逆气，消肌肤中水气浮肿，脚气壅逆，瘴疟痞满，胎气恶阻胀闷。时珍。

椰子（宋开宝）

【校正】自木部移入此。

【释名】越王头纲目、胥余。〔时珍曰〕按嵇含南方草木状云：相传林邑王与越王有怨，使刺客乘其醉，取其首，悬于树，化为椰子，其核犹有两眼，故俗谓之越王头，而其浆犹如酒也。此说虽谬，而俗传以为口实。南人称其君长为爷，则椰名盖取于爷义也。相如上林赋作胥余，或作胥耶。

【集解】〔志曰〕椰子生安南，树如棕榈，子中有浆，饮之得醉。〔颂曰〕椰子岭南州郡皆有之。郭义恭广志云：木似桄榔无枝条，高余丈。叶在木末如束蒲。其实大如瓠，垂于枝间，如挂物然。实外有粗皮，如棕包。皮内有坚壳，圆而微长。壳内有肤，白如猪肤，厚半寸许，味如胡桃。肤内裹浆四五合如乳，饮之冷而动气醺人，壳可为器。肉可糖煎寄远，作果甚佳。〔珣曰〕按刘欣期交州记云：椰树状若海棕。实大如碗，外有粗皮，如大腹子、豆蔻之类。内有浆似酒，饮之不醉。生云南者亦好。〔宗奭曰〕椰子开之，有汁白色如乳，如酒极香，别是一种气味，强名为酒。中有白瓠，形圆如栝楼，上起细

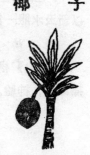

椰　子

垅，亦白色而微虚，其纹若妇人裙褶，味亦如汁。与着壳一重白肉，皆可糖煎为果。其壳可为酒器，如酒中有毒，则酒沸起或裂破。今人漆其里，即失用椰子之意。〔时珍曰〕椰子乃果中之大者。其树初栽时，用盐置根下则易发。木至斗大方结实，大者三四围，高五六丈，木似桄榔、槟榔之属，通身无枝。其叶在木顶，长四五尺，直耸指天，状如棕榈，势如凤尾。二月着花成穗，出于叶间，长二三尺，大如五斗器。仍连着实，一穗数枚，小者如栝楼，大者如寒瓜，长七八寸，径四五寸，悬着树端。六七月熟，有粗皮包之。皮内有核，圆而黑润，甚坚硬，厚二三分。壳内有白肉瓢如凝雪，味甘美如牛乳。瓢肉空处，有浆数合，钻蒂倾出，清美如酒。若久者，则混浊不佳矣。其壳磨光，有斑缬点纹，横破之可作壶爵，纵破之可作瓢杓也。又唐史言番人以其花造酒，饮之亦醉也。类书有青田核、树头酒，严树酒，皆椰酒、椰花之类，并附于下：

【附录】**青田核**崔豹古今注云：乌孙国有青田核，状如桃核，不知其树。核大如数斗，剖之盛水，则变酒味，甚醇美。饮尽随即注水，随尽随成。但不可久，久则苦涩尔。谓之青田酒，汉末蜀王刘璋曾得之。**树头酒**寰字志云：缅甸在滇南，有树头棕，高五六丈，结实如椰子。土人以罐盛酒曲悬于实下，划其实，汁流于罐中以成酒，名树头酒。或不用曲，惟取汁熬为白糖。其树即贝树也，缅人取其叶写书。**严树酒**一统志云：琼州有严树，捣其皮叶，浸以清水，和以粳酿（或入石榴花叶），数日成酒，能醉人。又梁书云：顿逊国有酒树，似安石榴，取花汁贮杯中，数成酒。盖此类也。又有文章草，可以成酒。

椰子瓤

【气味】甘，平，无毒。

【主治】益气。开宝。治风。汪颖。食之不饥，令人面泽。时珍。出异物志。

椰子浆

【气味】甘，温，无毒。〔珣曰〕多食，冷而动气。〔时珍曰〕其性热，故饮之者多昏如醉状。异物志云：食其肉则不饥，饮其浆则增渴。

【主治】止消渴。涂头，益发令黑。开宝。治吐血水肿，去风热。李珣。

【发明】〔震亨曰〕椰子生海南极热之地，土人赖此解夏月毒渴，天之生物，各因其材也。

椰子皮

【修治】〔颂曰〕不拘时月采其根皮，入药炙用。一云：其实皮亦可用。

【气味】苦，平，无毒。

【主治】止血，疗鼻衄，吐逆霍乱，煮汁饮之。开宝。治卒心痛，烧存性，研，以新汲水服一钱，极验。时珍。出龚氏方。

壳

【主治】杨梅疮筋骨痛。烧存性，临时炒热，以滚酒泡服二三钱，暖覆取汗，其痛即止，神验。时珍。

无漏子 (拾遗)

【释名】**千年枣**开宝、**万年枣**一统志、**海枣**草木状、**波斯枣**拾遗、**番枣**岭表录异、**金果**辍耕录、**木名海棕**岭表录、**凤尾蕉**。〔时珍曰〕无漏，名义未详。千年、万岁，言其树性耐久也。曰海，曰波斯，曰番，言其种自外国来也。金果，贵之也。曰棕、曰蕉，象其干、叶之形也。番人名其木曰窟莽，名其实曰苦鲁麻枣。苦麻、窟莽，皆番音相近也。

【集解】〔藏器曰〕无漏子即波斯枣，生波斯国，状如枣。〔珣曰〕树若栗木。其实若橡子，有三角。〔颂曰〕按刘恂岭表录云：广州有一种波斯枣，木无旁枝，直耸三四丈，至巅四向，共生十余枝，叶如棕榈，彼土人呼为海棕木。三五年一着子，每朵约三二十颗，都类北方青枣，但小尔。舶商亦有携本国者至中国，色类沙糖，皮肉软烂，味极甘，似北地天蒸枣，而其核全别，两头不尖，双卷而圆，如小块紫矿，种之不生，盖蒸熟者也。〔时珍曰〕千年枣虽有枣名，别是一物，南番诸国皆有之，即杜甫所赋海棕也。按段成式酉阳杂俎云：波斯枣生波斯国，彼人呼为窟莽。树长三四丈，围五六尺。叶似土藤，不凋。二月生花。状如蕉花。有两甲[①]渐渐开罅，中有十余房。子长二寸，黄白色，状如楝子，有核。六七月熟则子黑，状类于枣，食之味甘如饴也。又陶九成辍耕录云：四川成都有金果树六株，相传汉时物也。高五六十丈，围三四寻，挺直如矢，木无枝柯。顶上有叶如棕榈，皮如龙鳞，叶如凤尾，实如枣而大。每岁仲冬，有司具祭收采，令医工以刀剥去青皮，石灰汤瀹过，入冷熟蜜浸换四次，瓶封进献。不如此法，则生涩不可食。番人名为苦鲁麻枣，盖凤尾焦也。一名万岁枣，泉州有万年枣，即此物也。又嵇含草木状云，海枣大如杯碗，以比安期海上如瓜之枣，似未得其详也。巴旦杏亦名忽鹿麻，另是一物也。

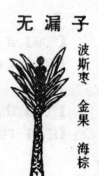

实

【气味】甘，温，无毒。

【主治】补中益气，除痰嗽，补虚损，好颜色，令人肥健。藏器。消食止咳，治虚羸，悦人，久服无损。李珣

桄榔子（宋开宝）

【校正】自木部移入此。

【释名】木名姑榔木临海异物志、面木伽蓝记、董棕杨慎卮言、铁木。〔时珍曰〕其木似槟榔而光利，故名桄榔。姑榔，其音讹也。面言其粉也，铁言其坚也。

【集解】〔颂曰〕桄榔木，岭南二广州郡皆有之，人家亦植之庭院间。其木似棕榈而坚硬，斫其内取面，大者至数石，食之不饥。其皮至柔，坚韧可以作縆。其子作穗生木端，不拘时月采之。按刘恂岭表录云：桄榔木枝叶并著茂，与槟榔小异。然叶下有须如粗马尾，广人采之以织巾子；得咸水浸，即粗胀而韧，彼人以缚海舶，不用钉线。木性如竹，紫黑色，有文理而坚，工人解之，以制博弈局。其树皮中有屑如面，可作饼食。〔藏器曰〕按临海异物志云：姑榔木生岩山谷。外皮有毛如棕榈而散生。其木刚利如铁，可作衫锄，中湿更利，惟中焦则易败尔，物之相伏如此。皮中有白粉，似稻米粉及麦面，可作饼饵食，名桄榔面。彼土少谷，常以牛酪食之。〔时珍曰〕桄榔，二广、交、蜀皆有。按郭义恭广志云：木大者四五围，高五六丈，拱直无旁枝。巅顶生叶数十，破似棕叶，其木肌坚，斫人数寸，得粉赤黄色，可食。又顾玠海槎录云：桄榔木身直如杉，又如棕榈、椰子、槟榔、波斯枣、古散诸树而稍异，有节似大竹。树杪挺出数枝，开花成穗，绿色。结子如青珠，每条不下百颗，一树近百余条，团团悬挂若伞，极可爱。其木最重，色类花梨而多纹，番舶用代铁枪，锋铓甚利。古散亦木名，可为杖，又名虎散。

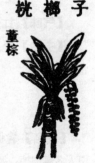

子

【气味】苦，平，无毒。

【主治】破宿血。开宝。

面

【气味】甘，平，无毒。

【注治】作饼炙食腴美，令人不饥，补益虚羸损乏，腰脚无力。久服轻身辟谷。李珣。

莎木面 （莎音梭　海药）

【校正】自木部移入此。

【释名】欀木音襄。〔时珍曰〕莎字韵书不载，惟孙愐唐韵莎字注云：树似桃榔。则莎字当作莎衣之莎。其叶离披如莎衣之状，故谓之莎也。张勃吴录·地理志言，交趾欀木，皮中有白粉如米屑，干之捣末，以水淋过似面，可作饼食者，即此木也。后人讹欀为莎，音相近尔。杨慎卮言乃谓欀木即桃榔，误矣。按左思吴都赋云：面有桃榔。又曰：文、欀、帧、櫃既是一物，不应两用矣。

【集解】〔珣曰〕按蜀记云：莎木生南中八郡。树高十许丈，阔四五围。峰头生叶，两边行列如飞鸟翼。皮中有白面石许，捣筛作饼，或磨屑作饭食之，彼人呼为莎面，轻滑美好，胜于桃榔面也。〔藏器曰〕莎木生岭南山谷。大者木皮内出面数斛，色黄白。〔时珍曰〕按刘欣期交州记云：都勾树似棕榈，木中出屑如桃榔面，可作饼饵。恐此即欀木也。

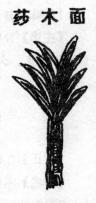

莎木面

面

【气味】甘，平、温，无毒。

【主治】补益虚冷，消食。李珣。温补。久食不饥，长生。藏器。

波罗蜜 （纲目）

【释名】曩伽结〔时珍曰〕波罗蜜，梵语也。因此果味甘，故借名之。安南人名曩伽结，波斯人名婆那裟，拂林人名阿萨摔，皆一物也。

【集解】〔时珍曰〕波罗蜜生交趾、南邦诸国，今岭南、滇南亦有之。树高五六丈，树类冬青而黑润倍之。叶极光净，冬夏不凋。树至斗大方结实，不花而实，出于枝间，多者十数枚，少者五六枚，大如冬瓜，外有厚皮裹之，若栗球，上有软刺礴砢。五六月熟时，颗重五六斤，剥去外皮壳，内肉层叠如橘囊，食之味至甜美如蜜，香气满室。一实凡数百核，核大如枣。其中仁如栗黄，煮炒食之甚佳。果中之大者，惟此与椰子而已。

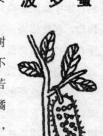

波罗蜜

瓤

【气味】甘、香、微酸，平，无毒。

【主治】止渴解烦，醒酒益气，令人悦泽。时珍。

核中仁

【气味】同瓤。

【主治】补中益气，令人不饥轻健。时珍。

无花果（食物）

【释名】**映日果**便民图纂、**优昙钵**广州志、**阿驵**音楚。〔时珍曰〕无花果凡数种，此乃映日果也。即广中所谓优昙钵，乃波斯所谓阿驵也。

【集解】〔时珍曰〕无花果出扬州及云南，今吴、楚、闽、越人家，亦或折枝插成。枝柯如枇杷树，三月发叶如花构叶。五月内不花而实，实出枝间，状如木馒头，其内虚软。采以盐渍，压实令扁，日干充果食。熟则紫色，软烂甘味如柿而无核也。按方舆志云：广西优昙钵不花而实，状如枇杷。又段成式酉阳杂俎云：阿驵出波斯，拂林人呼为底珍树。长丈余，枝叶繁茂，有丫如蓖麻，无花而实，色赤类柿，一月而熟，味亦如柿。二书所说，皆即此果也。又有文光果、天仙果、古度子，皆无花之果，并附于下：

【附录】**文光果**出景州。形如无花果，肉味如栗，五月成熟。**天仙果**出四川。树高八九尺，叶似荔枝而小，无花而实，子如樱桃，累累缀枝间，六七月熟，其味至甘。宋祁方物赞云：有子孙枝，不花而实。薄言采之，味埒蜂蜜。**古度子**出交广诸州。树叶如栗，不花而实，枝柯间生子，大如石榴及楂子而色赤，味醋，煮以为粽食之，若数日不煮，则化作飞蚁，穿皮飞去也。

实

【气味】甘，平，无毒。

【主治】开胃，止泄痢。汪颖。治五痔，咽喉痛。时珍。

叶

【气味】甘、微辛，平，有小毒。

【主治】五痔肿痛，煎汤频熏洗之，取效。震亨。

无花果

阿勃勒（拾遗）

【校正】自木部移入此。

【释名】**婆罗门皂荚**拾遗、**波斯皂荚**。〔时珍曰〕婆罗门，西域国名；波斯，西南国名也。

【集解】〔藏器曰〕阿勃勒生拂林国。状似皂荚而圆长，味甘好吃。〔时珍曰〕此即波斯皂荚也。按段成式酉阳杂俎云：波斯皂荚，彼人呼为忽野檐，拂林人呼为阿梨。树长三四丈，围四五尺。叶似枸橼而短小，经寒不凋。不花而实，荚长二尺，中有隔。隔内各有一子，大如指头，赤色至坚硬，中黑如墨，味甘如饴可食，亦入药也。

【附录】**罗望子**〔时珍曰〕按桂海志云：出广西。壳长数寸，如肥皂及刀豆，色正丹，内有二三子，煨食甘美。

　　子

【气味】苦，大寒，无毒。

【主治】心膈间热风，心黄，骨蒸寒热，杀三虫。藏器。炙黄入药，治热病，下痰，通经络，疗小儿疳气。李珣。

沙棠果 （纲目）

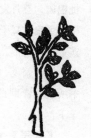

【集解】〔时珍曰〕按吕氏春秋云：果之美者，沙棠之实。今岭外宁乡、泷水、罗浮山中皆有之。木状如棠，黄花赤实，其味如李而无核。

　　实

【气味】甘，平，无毒。

【主治】食之，却水病。时珍。山海经。

椑子 （音鞞　拾遗）

【集解】〔藏器曰〕椑子似梨，生江南，左思吴都赋"椑、留御霜"是也。〔时珍曰〕椑、留，二果名。按薛莹荆阳异物志云：椑子树，南越、丹阳诸郡山中皆有之。其实如梨，冬熟味酢。刘子树生交广、武平、兴古诸郡山中。三月着花，结实如梨，七八月熟，色黄，味甘、酢，而核甚坚。

　　实

【气味】甘，涩，平，无毒。

【主治】生食之，止水痢。熟和蜜食之，去嗽。藏器。

麂目 （拾遗）

【校正】自木部移入此。

【释名】鬼目。〔藏器曰〕此出岭南，状如麂目，故名。陶氏注豆蔻引麂目小冷，即此也。后人讹为鬼目。

【集解】〔时珍曰〕鬼目有草木三种：此乃木生者，其草鬼目别见草部白英下，又羊蹄菜亦名鬼目，并物异名同也。按刘欣期交州记云：鬼目出交趾、九真、武平、兴古诸处。树高大似棠梨，叶似楮而皮白，二月生花，仍连着子，大者如木瓜，小者如梅李，而小斜不周正。七八月熟，色黄味酸，以蜜浸食之佳。

【气味】酸、甘，小冷，无毒。多食，发冷痰。藏器。

都桷子 _{（拾遗）}

【释名】构子。〔时珍曰〕桷音角。太平御览作桶子（音同上声），盖传写之讹也。亦与楮构之构，名同实异，陈祈畅异物志赞云：构子之树，枝叶四布。名同种异，实味甜酢。果而无核，里面如素。析酒止醒，更为遗略。

【集解】〔珣曰〕按徐表南州记云：都桷子生广南山谷。树高丈余，二月开花，连着实，大如鸡卵，七月熟。〔时珍曰〕按魏王花木志云：都桶树出九真、交趾，野生。二三月开花，赤色。子似木瓜，八九月熟，里民取食之，味酢，以盐、酸沤食，或蜜藏皆可。一云状如青梅。

实

【气味】酸，涩，平，无毒。

【主治】久食，益气止泄。藏器。安神温肠，治痔。久服无损。李珣。解酒，止烦渴。时珍。

都念子 _{（拾遗）}

【释名】倒捻子详下文。

【集解】〔藏器曰〕杜宝拾遗录异云：都念子生岭南。隋炀帝时进百株，植于西苑。树高丈余，叶如白杨，枝柯长细。花心金色，花赤如蜀葵而大。子如小枣，蜜渍食之，甘美益人。〔时珍曰〕按刘恂岭表录异云：倒捻子窠丛不大，叶如苦李。花似蜀葵，小而深紫，南中妇女多用染色。子如软柿，外紫内赤，无核，头上有四叶如柿蒂。食之必捻其蒂，故谓之倒捻子，讹而为都念子也。味甚甘软。

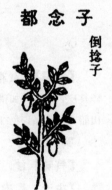

都 念 子

倒 捻 子

实

【气味】甘、酸，小温，无毒。

【主治】痰嗽哕气。藏器。暖腹脏，益肌肉。时珍。岭表录异。

都咸子 _{（拾遗）}

【校正】自木部移入此。

【集解】〔藏器曰〕都咸子生广南山谷。按徐表南州记云：其树如李，子大如指。取子及皮、叶曝干，作饮极香美也。〔时珍曰〕按嵇含南方草木状云：都咸树出日南。三月生花，仍连着实，大如指，长三寸，七八月熟，其色正黑。

子及皮、叶

【气味】甘，平，无毒。

【主治】火干作饮，止渴润肺，去烦除痰。藏器。**去伤寒清涕，咳逆上气，宜煎服之，李珣。**

摩厨子（拾遗）

【集解】〔藏器曰〕摩厨子生西域及南海并斯调国。子如瓜，可为茹。其汁香美，如中国用油。陈祈畅异物志赞云：木有摩厨，生自斯调。厥汁肥滑，其泽如膏。馨香馥郁，可以煎熬。彼州之人，以为嘉肴。〔珣曰〕摩厨二月开花，四五月结实，如瓜状。〔时珍曰〕又有齐墩果、德庆果，亦其类也。今附于下：

【附录】齐墩果西阳杂俎云：剂墩树生波斯及拂林国。高二三丈，皮青白，花似柚极香。子似杨桃，五月熟，西域人压为油以煎饼果，如中国之用巨胜也。**德庆果**一统志云：广之德庆州出之。其树冬荣，子大如杯，炙而食之，味如猪肉也。

实

【气味】甘，香，平，无毒。

【主治】益气，润五脏。久服令人肥健。藏器。**安神养血生肌，久服轻健。李珣。**

韶子（拾遗）

【集解】〔藏器曰〕韶子生岭南。按裴渊广州志云：韶叶如栗，赤色。子大如栗，有棘刺。破其皮，内有肉如猪肪，着核不离，味甘酢，核如荔枝。〔时珍曰〕按范成大虞衡志云：广南有山韶子，夏熟，色红，肉如荔枝。又有藤韶子，秋熟，大如凫卵柿也。

实

【气味】甘，温，无毒。

【主治】暴痢，心腹冷气。藏器。

马槟榔（会编）

【释名】马金囊云南志、马金南记事珠、紫槟榔纲目。

【集解】〔时珍曰〕马槟榔生滇南金齿、沅江诸夷地，蔓生。结实大如葡萄，紫色味甘。内有核，颇似大枫子而壳稍薄，团长斜扁不等。核内有仁，亦甜。

实

【气味】甘，寒，无毒。

核仁

【气味】苦、甘，寒，无毒。〔机曰〕凡嚼之者，以冷水一口送下，其甜如蜜，亦不伤人也。

【主治】产难，临时细嚼数枚，井华水送下。须臾立产。再以四枚去壳，两手各握二枚，恶水自下也。欲断产者，常嚼二枚，水下。久则子宫冷，自不孕矣。汪机。伤寒热病，食数枚，冷水下。又治恶疮肿毒，内食一枚，冷水下；外嚼涂之，即无所伤。时珍。

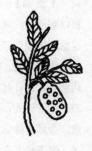

枳椇（音止矩　唐本草）

【校正】自木部移入此，并入拾遗木蜜。

【释名】蜜槟榔音止矩。蜜屈律广记、木蜜拾遗、木饧同上、木珊瑚广志、鸡距子苏文、鸡爪子俗名、木名白石木唐注、金钩木地志、枅栱音鸡拱。交加枝〔时珍曰〕枳椇，徐错注说文作槟榔，又作枳枸，皆屈曲不伸之意。此树多枝而曲，其子亦卷曲，故以名之。曰蜜、曰饧，因其味也。曰珊瑚、曰鸡距、曰鸡爪，象其形也。曰交加、曰枅栱，言其实之纽屈枅栱也。枋梁之名。按雷公炮炙序云：弊箄淡卤，如酒沾交。注云：交加枝，即蜜槟榔也。又诗话云：子生枝端，横折歧出。状若枅栱，故土人谓之枅栱也。珍谓枅栱及俗称鸡矩，蜀人之称桔枸、棘枸，滇人之称鸡橘子，巴人之称金钩，广人之称结留子，散见书记者，皆枳椇、鸡矩之字，方音转异尔。俗又讹鸡爪为曹公爪，或谓之梨枣树，或谓之癫汉指头，崔豹古今注一名树蜜，一名木石，皆一物也。

【集解】〔恭曰〕枳椇子其树径尺，木名白石，叶如桑柘。其子作房似珊瑚，核在其端，人皆食之。〔颂曰〕此诗小雅所谓南山有枸也。陆玑疏义云：枸树高大如白杨，所在皆有，枝柯不直。子着枝端，啖之甘美如饧，八九月熟，江南特美之，谓之木蜜。能败酒味，若以其木为柱，则屋中之酒皆薄也。〔铣曰〕昔有南人修舍用此木，误落一片入酒瓮中，酒化为水也。〔藏器曰〕木蜜树生南方，人呼白石木，枝、叶俱甜。嫩叶可生啖，味如蜜。老枝细破，煎汁成蜜，倍甜，止渴解烦也。〔时珍曰〕枳椇木高三四丈，叶圆大如桑柘，夏月开花。枝头结实，如鸡爪形，长寸许，纽曲，开作二三歧，俨若鸡之足距。嫩时青色，经霜乃黄，嚼之味甘如蜜。每开歧尽处，结一二小子，状如蔓荆子，内有扁核赤色，如酸枣仁形。飞鸟喜巢其上，故宋玉赋云：枳枸来巢。曲礼云：妇人之贽，椇、榛、脯脩。即此也。盐藏荷裹，可以备冬储。

实

【气味】甘，平，无毒。〔铣曰〕多食发蛔虫。

【主治】头风，小腹拘急。唐本。止渴除烦，去膈上热，润五脏，利大小便，功用同蜂蜜。枝、叶煎膏亦同。藏器。**止呕逆，解酒毒，辟虫毒。**时珍。

【发明】〔震亨曰〕一男子年三十余，因饮酒发热，又兼房劳虚乏。乃服补气血之药，加葛根以解酒毒。微汗出，人反懈怠，热如故。此乃气血虚，不禁葛根之散也。必须鸡距子解其毒，遂煎药中加而服之，乃愈。〔时珍曰〕枳椇，本草止言木能败酒，而丹溪朱氏治酒病往往用其实，其功当亦同也。按苏东坡集云：眉山揭颖臣病消渴，日饮水数斗，饭亦倍常，小便频数。服消渴药逾年，疾日甚，自度必死。予令延蜀医张肱诊之。笑曰：君几误死。乃取麝香当门子以酒濡湿，作十许丸，用棘枸子煎汤吞之，遂愈。问其故。肱曰：消渴消中皆脾弱肾败，土不制水而成疾。今颖臣脾脉极热而肾气不衰，当由果实、酒物过度，积热在脾，所以食多而饮水。水饮既多，溺不得多，非消非渴也。麝香能制酒果花木。棘枸亦胜酒，屋外有此木，屋内酿酒多不佳。故以此二物为药，以去其酒果之毒也，棘枸实如鸡距，故俗谓之鸡距，亦曰癞汉指头。食之如牛乳，本草名枳椇，小儿喜食之。吁！古人重格物，若肱盖得此理矣，医云乎哉。

木汁

【气味】同枳椇。

本皮

【气味】甘，温，无毒。

【主治】五痔，和五脏。唐本。

第三十二卷果部四目录

果之四 （味类一十三种）

第三十二卷果部四

果之四 (味类一十三种)

秦椒 (本经中品)

【校正】自木部移入此。

【释名】大椒尔雅、椒毁、花椒。

【集解】〔别录曰〕秦椒生泰山山谷及秦岭上，或琅琊。八月、九月采实。〔弘景曰〕今从西来。形似椒而大，色黄黑，味亦颇有椒气。或云即今樛树子。樛乃猪椒，恐谬。〔恭曰〕秦椒树、叶及茎、子都似蜀椒，但味短实细尔。蓝田、秦岭间大有之。〔颂曰〕今秦、凤、明、越、金、商州皆有之。初秋生花，秋末结实，九月、十月采之。尔雅云：椒，大椒。郭璞注云：椒丛生，实大者为椒也。诗唐风云：椒聊之实，繁衍盈升。陆玑疏义云：椒树似茱萸，有针刺。叶坚而滑泽，味亦辛香。蜀人作茶，吴人作茗，皆以其叶合煮为香。今成皋诸山有竹叶椒，其木亦如蜀椒，小毒热，不中合药也，可入饮食中及蒸鸡、豚用。东海诸岛上亦有椒，枝、叶皆相似。子长而不圆，甚香，其味似橘皮。岛上獐、鹿食其叶，其肉自然作椒、橘香。今南北所生一种椒，其实大于蜀椒，与陶氏及郭、陆之说正相合，当以实大者为秦椒也。〔宗奭曰〕此秦地所产者，故言秦椒。大率椒株皆相似，但秦椒叶差大，粒亦大而纹低，不若蜀椒皱纹为高异也。然秦地亦有蜀椒种。〔时珍曰〕秦椒，花椒也。始产于秦，今处处可种，最易蕃衍。其叶对生，尖而有刺。四月生细花。五月结实，生青熟红，大于蜀椒，其目亦不及蜀椒目光黑也。范子计然云：蜀椒出武都，赤色者善；秦椒出陇西天水，粒细者善。苏颂谓其秋初生花，盖不然也。

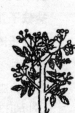

椒

【修治】同蜀椒。

椒红

【气味】辛，温，有毒。〔别录曰〕生温、熟寒，有毒。〔权曰〕苦、辛。〔之才曰〕恶栝楼、防葵，畏雌黄。

【主治】除风邪气，温中，去寒痹，坚齿发，明目。久服，轻身好颜色，耐老增年通神。本经。疗喉痹吐逆疝瘕，去老血，产后余疾腹痛，出汗，利五脏。别录。上气咳嗽，久风湿痹。孟诜。治恶风遍身，四肢瘰痹，日齿浮肿摇动，女人月闭不通，产后恶血痢，多年痢，疗腹中冷痛，生毛发，灭瘢。甄权。能下肿湿气。震亨。

蜀椒（本经下品）

【校正】自木部移入此。

【释名】巴椒别录、汉椒日华、川椒纲目、南椒炮炙论、蓎藙唐毅、点椒。〔时珍曰〕蜀，古国名。汉，水名。今川西成都、广汉、潼川诸处是矣。巴亦国名，又水名。今川东重庆、夔州、顺庆、阆中诸处是矣。川则巴蜀之总称，因岷、沱、黑、白四大水，分东、西、南、北为四川也。

【集解】〔别录曰〕蜀椒生武都山谷及巴郡。八月采实，阴干。〔弘景曰〕蜀郡北郡人家种之。皮肉厚，腹里白，气味浓。江阳、晋康及建平间亦有而细赤，辛而不香，力势不如巴郡者。〔恭曰〕今出金州西域者最佳。〔颂曰〕今归、峡及蜀川、陕洛间人家多作园圃种之。木高四五尺，似茱萸而小，有针刺。叶坚而滑，可煮饮食。四月结子元花，但生于枝叶间，颗如小豆而圆，皮紫赤色，八月采实，焙干。江淮、北上亦有之，茎叶都相类，但不及蜀中者良而皮厚、里白、味烈也。〔时珍曰〕蜀椒肉厚皮皱，其子光黑，如人之瞳人，故谓之椒目。他椒子虽光黑，亦不似之。若土椒，则子无光彩矣。

【修治】〔敩曰〕凡使南椒须去目及闭口者，以酒拌湿蒸，从巳至午，放冷密盖，无气后取出，便入瓷器中，勿令伤风也。〔宗奭曰〕凡用秦椒、蜀椒，并微炒使出汗，乘热入竹筒中，以梗捣去里面黄壳，取红用，未尽再捣。或只炒热，隔纸铺地上，以碗覆，待冷碾取红用。

椒红

【气味】辛，温，有毒。〔别录曰〕大热。多食，令人乏气喘促。口闭者杀人。〔诜曰〕五月食椒，损气伤心，令人多忘。〔李廷飞曰〕久食，令人失明，伤血脉。〔之才曰〕杏仁为之使，得盐味佳，畏款冬花、防风、附子、雄黄。可收水银。中其毒者，凉水、麻仁浆解之。

【主治】邪气咳逆，温中，逐骨节皮肤死肌，寒热痹痛，下气。久服头不白，轻身增年。本经。除六腑寒冷，伤寒温疟大风汗不出，心腹留饮宿食，肠澼下痢，泄精，女子字乳余疾，散风邪瘕结，水肿黄疸，鬼疰蛊毒，杀虫、鱼毒。久服开腠理，通血脉，坚齿发，明目，调关节，耐寒暑，可作膏药。别录。治头风下泪，腰脚不遂，虚损留结，破血，下诸石水，治咳嗽，腹内冷痛，除齿痛。甄权。破瘕结开胸，治天行时气，产后宿血，壮阳，疗阴汗，暖腰膝，缩小便，止呕逆。大明。通神去老，益血，利五脏，下乳汁，灭瘢，生毛发。孟诜。散寒除湿，解郁结，消宿食，通三焦，温脾胃，补右肾命门，杀蛔虫，止泄泻。时珍。

【发明】〔颂曰〕服食方。单服椒红补下，宜用蜀椒乃佳。段成式言椒气下达，饵之益下，不上冲也。〔时珍曰〕椒纯阳之物，乃手足太阴、右肾命门气分之药。其味辛而麻，其气温以热。禀南方之阳，受西方之阴。故能入肺散寒，治咳嗽；入脾除湿，治风寒湿痹，水肿泻痢；入右肾补火，治阳衰溲数，足弱久痢诸证。一妇年七十余，病泻五年，百药不效。予以感应丸五十丸投之，大便二日不行。再以平胃散加椒红、茴香，枣肉为丸与服，遂瘳。每因怒食举发，服之即止。此除湿消食，温脾补肾之验也。按岁时记言：岁旦饮椒柏酒以辟疫疠。椒乃玉衡星精，服之令人体健耐老；柏乃百木之精，为仙药，能伏邪鬼故也。吴猛真人服椒诀云：椒禀五行之气而生，叶青、皮红、花黄、膜白、子黑。其气馨香，其性下行，能使火热下达，不致上薰，芳草之中，功皆不及（其方见下）。时珍窃谓椒红丸虽云补肾，不分水火，未免误人。大抵此方惟脾胃及命门虚寒有湿郁者相宜。若肺胃素热者，大宜远之。故丹溪朱氏云：椒属火，有下达之能。服之既久，则火自水中生。故世人服椒者，无不被其毒也。又上清诀云：凡人吃饭伤饱，觉气上冲，心胸痞闷者，以水吞生椒一二十颗即散。取其能通三焦，引正气，下恶气，消宿食也。又戴原礼云：凡人呕吐，服药不纳者，必有蛔在隔间。蛔闻药则动，动则药出而蛔不出。但于呕吐药中，加炒川椒十粒良，盖蛔见椒则头伏也。观此，则张仲景治蛔厥乌梅丸电用蜀椒，亦此义也。许叔微云：大凡肾气上逆，须以川椒引之归经则安。

椒目

【气味】苦，寒，无毒。〔权曰〕苦，辛，有小毒。

【主治】水腹胀满，利小便。苏恭。**治十二种水气，及肾虚耳卒鸣聋，膀胱急。**甄权。**止气喘。**震亨。

【发明】〔权曰〕椒气下达，故椒目能治肾虚耳鸣。用巴豆、菖蒲同碾细，以松脂、黄蜡溶和为挺，纳耳中抽之。治肾气虚，耳中如风水鸣，或如打钟磬之声，卒暴聋者。一日一易，神验。〔宗奭曰〕椒目治盗汗有功。将目微炒碾细，用半钱，以生猪上唇煎汤一合，睡时调服，无不效。盖椒目能行水，又治水蛊也。〔震亨曰〕诸喘不止，用椒目炒碾二钱，白汤调服二三服以上劫之，后乃随痰、火用药。〔时珍曰〕椒目下达，能行渗道，不行谷道，所以能下水燥湿、定喘消蛊也。

叶

【气味】辛，热，无毒。

【主治】奔豚、伏梁气，及内外肾钓，并霍乱转筋，和艾及葱碾，以醋拌罨之。大明。杀虫，洗脚气及漆疮。时珍。

根

【气味】辛，热，微毒。

【主治】肾与膀胱虚冷，血淋色瘀者，煎汤细饮。色鲜者勿服。时珍。出证治要诀。

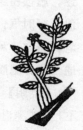

崖椒（宋图经）

【释名】野椒。

【集解】〔颂曰〕施州一种崖椒。叶大于蜀椒，彼土人四季采皮入药。〔时珍曰〕此即俗名野椒也。不甚香，而子灰色不黑，无光。野人用炒鸡、鸭食。

椒红

【气味】辛，热，无毒。忌盐。〔时珍曰〕有毒。

【主治】肺气上喘，兼咳嗽。并野姜为末，酒服一钱匕。苏颂。

蔓椒 （本经下品）

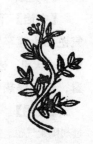

蔓　椒

【校正】自木部移入此。

【释名】猪椒别录、琢椒别录、彘椒别录、豨椒弘景、狗椒别录、金椒图经。〔时珍曰〕此椒蔓生，气臭如狗、彘，故得诸名。

【集解】〔别录曰〕蔓椒生云中山谷及丘冢间。采茎根，煮酿酒。〔弘景曰〕山野处处有之，俗呼为樛子。榄似椒、而小不香，一名豨椒，可以蒸病出汗。〔时珍曰〕蔓椒野生林箐间，枝软如蔓，子、叶皆似椒，山人亦食之。尔雅云，椒、榝丑梾，谓其子丛生也。陶氏所谓樛子，当作梾子，诸椒之通称，非独蔓椒也。

实、根、茎

【气味】苦，温，无毒。

【主治】风寒湿痹，历节疼，除四肢厥气，膝痛，煎汤蒸浴，取汗。本经。根主痔，烧末服，并煮汁浸之。藏器。贼风挛急。孟诜。通身水肿，用枝叶煎汁，熬如饧状，每空心服一匙，日三服。时珍。出千金。

地椒 （宋嘉祐）

地　椒

【校正】自草部移入此。

【集解】〔禹锡曰〕地椒出上党郡。其苗覆地蔓生，茎、叶甚细，花作小朵，色紫白，因旧茎而生。〔时珍曰〕地椒出北地，即蔓椒之小者。贴地生叶，形小，味微辛。土人以煮羊肉食，香美。

实

【气味】辛，温，有小毒。

【主治】淋渫肿痛。可作杀蛀虫药。嘉祐。

胡椒 （唐本草）

胡　椒

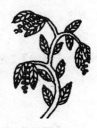

【校正】自木部移入此。

【释名】味履支〔时珍曰〕胡椒，因其辛辣似椒，故得椒名，实非椒也。

【集解】〔恭曰〕胡椒生西戎。形如鼠李子，调食用之，味甚辛辣。〔慎微曰〕按段成式西阳杂俎云：胡椒出摩伽陀国，呼为味履支。其苗蔓生，茎极柔弱，叶长寸半。有细条与叶齐，条条结子，两两相对。其叶晨开暮合，合则裹其子于叶中。形似汉椒，至辛辣，六月采，今食料用之。〔时珍曰〕胡椒，今南番诸国及交趾、滇南、海南诸地皆有之。蔓生附树及作棚引之。叶如扁豆、山药辈。正月开黄白花，结椒累累，缠藤而生，状如梧桐子，亦无核，生青熟红，青者更辣。四月熟，五月采收，曝干乃皱。今遍中国食品，为日用之物也。

实

【气味】辛，大温，无毒。〔时珍曰〕辛热纯阳，走气助火，昏目发疮。〔珣曰〕多食损肺，令人吐血。

【主治】下气温中去痰，除脏腑中风冷。唐本。**去胃口虚冷气，宿食不消，霍乱气逆，心腹卒痛，冷气上冲。**李珣。**调五脏，壮肾气，治冷痢，杀一切鱼、肉、鳖、蕈毒。**大明。**去胃寒吐水，大肠寒滑。**宗奭。**暖肠胃，除寒湿，反胃虚胀，冷积阴毒，牙齿浮热作痛。**时珍。

【发明】〔宗奭曰〕胡椒去胃中寒痰，食已则吐水甚验。大肠寒滑亦可用，须以他药佐之，过剂则走气也。〔震亨曰〕胡椒属火而性燥，食之快膈，喜之者众，积久则脾胃肺气大伤。凡病气疾人，益大其祸也。牙齿痛必用胡椒、荜茇者，散其中浮热也。〔时珍曰〕胡椒大辛热，纯阳之物，肠胃寒湿者宜之。热病人食之，动火伤气，阴受其害。时珍自少嗜之，岁岁病目，而不疑及也。后渐知其弊，遂痛绝之，目病亦止。才食一二粒，即便昏涩。此乃昔人所未试者。盖辛走气，热助火，此物气味俱厚故也。病咽喉口齿者，亦宜忌之。近医每以绿豆同用，治病有效。盖豆寒椒热，阴阳配合得宜，且以豆制椒毒也。按张从正儒门事亲云：噎膈之病，或因酒得，或因气得，或因胃火。医氏不察，火里烧姜，汤中煮桂；丁香未已，豆蔻继之；荜茇未已，胡椒继之。虽曰和胃，胃本不寒；虽曰补胃，胃本不虚。况三阳既结，食必上潮，止宜汤丸小小润之可也。时珍窃谓此说虽是，然亦有食入反出、无火之证，又有痰气郁结、得辛热暂开之证，不可执一也。

毕澄茄 (宋开宝)

【校正】自草部移入此。

【释名】毗陵茄子〔时珍曰〕皆番语也。

【集解】〔藏器曰〕毕澄茄生佛誓国。状似梧桐子及蔓荆子而微大。〔珣曰〕胡椒生南海诸国。向阴者为澄茄，向阳者为胡椒。按顾微广州志云：澄茄生诸海国，乃嫩胡椒也。青时就树采摘，柄粗而蒂圆。〔颂曰〕今广州亦有之。春夏生叶，青滑可爱。结实似梧桐子，微大，八月、九月采之。〔时珍曰〕海南诸番皆有之，蔓生，春开白花，夏结黑实，与胡椒一类二种，正如大腹之与槟榔相近耳。

【修治】〔敩曰〕凡采得，去柄及皱皮了，用酒浸蒸之，从巳至酉，杵细晒干，入药用。

实

【气味】辛，温，无毒。〔珣曰〕辛、苦，微温。

毕澄茄

【主治】下气消食，去皮肤风，心腹间气胀，令人能食，疗鬼气。能染发乃香身。藏器。治一切冷气痰澼，并霍乱吐泻，肚腹痛，肾气膀胱冷。大明。暖脾胃，止呕吐哕逆。时珍。

【附录】山胡椒唐本草。〔恭曰〕所在有之。似胡椒，色黑，颗粒大如黑豆。味辛，大热，无毒。主心腹冷痛，破滞气，俗用有效。

吴茱萸 （本经中品）

【校正】自木部移入此。

【释名】〔藏器曰〕茱萸南北总有，入药以吴地者为好，所以有吴之名也。〔时珍曰〕茱萸二字义未详。萸有俞、由二音。

【集解】〔别录曰〕吴茱萸生上谷及冤句。九月九日采，阴干。陈久者良。〔颂曰〕今处处有之，江淮蜀汉尤多。木高丈余，皮青绿色，叶似椿而阔厚，紫色。三月开红紫细花，七月、八月结实似椒子，嫩时微黄，至熟则深紫。或云：颗粒紧小，经久色青绿者，是吴茱萸；颗粒大，经久色黄黑者，是食茱萸。恐亦不然。按周处风土记云：俗尚九月九日谓之上九，茱萸到此日气烈熟色赤，可折其房以插头，云辟恶气御冬。又续齐谐记云：汝南桓景随费长房学道。长房谓曰：九月九日汝家有灾厄，宜令急去，各作绛囊盛茱萸以系臂上，登高饮菊花酒，此祸可消。景如其言，举家登高山，夕还见鸡、犬、牛、羊一时暴死。长房闻之曰：此代之矣。故人至此日登高饮酒，戴茱萸囊，由此尔。〔时珍曰〕茱萸枝柔而肥，叶长而皱，其实结于梢头，累累成簇而无核，与椒不同。一种粒大，一种粒小，小者入药为胜。淮南万毕术云：井上宜种茱萸，叶落井中，人饮其水，无瘟疫。悬其子于屋，辟鬼魅。五行志云：舍东种白杨、茱萸，增年除害。

吴茱萸

【修治】〔敩曰〕凡使去叶梗，每十两以盐二两投东流水四斗中，分作一百度洗之，自然无涎，日干入丸散用之。若用醋煮者，每十两用醋一锰，煮三十沸后，入茱萸熬干用。〔宗奭曰〕凡用吴茱萸，须深汤中浸去苦烈汁七次，始可焙用。

【气味】辛，温，有小毒。〔权曰〕辛、苦，大热，有毒。〔好古曰〕辛、苦，热。气味俱厚，阳中阴也。半浮半沉，入足太阴经血分，少阴、厥阴经气分。〔思邈曰〕陈久者良，闭口者有毒。多食伤神，令人起伏气，咽喉不通。〔时珍曰〕辛热，走气动火，昏目发疮。〔之才曰〕蓼实为之使。恶丹参、消石、白垩，畏紫石英。

【主治】温中下气，止痛，除湿血痹，逐风邪，开腠理，咳逆寒热。本经。利五脏，去痰冷逆气，饮食不消，心腹诸冷绞痛，中恶心腹痛。别录。霍乱转筋，胃冷吐泻腹痛，产后心痛，治遍身㿉痹刺痛，腰脚软弱，利大肠壅气，肠风痔疾，杀三虫。甄权。杀恶虫毒，牙齿虫䘌，鬼魅疰气。藏器。下产后余血，治肾气、脚气水肿，通关节，起阳健脾。大明。主痢，止泻，厚肠胃，肥健人。孟诜。治痞满塞胸，咽膈不通，润肝燥脾。好古。开郁化滞，治吞酸，厥阴痰涎头痛，阴毒腹痛，疝气血痢，喉舌口疮。时珍。

【发明】〔颂曰〕段成式言椒气好下，茱萸气好上。言其冲膈，不可为服食之药，故多食冲眼又脱发也。〔宗奭曰〕此物下气最速，肠虚人服之愈甚。〔元素曰〕气味俱厚，浮而降，阳中阴也。其用有三：去胸中逆气满塞，止心腹感寒疠痛，消宿酒，为白豆蔻之使也。〔杲曰〕浊阴不降，厥气上逆，咽膈不通，食则令人口开目瞪，阴寒隔塞，气不得上下。此病不已，令人寒中，腹满膨胀下利。宜以吴茱萸之苦热，泄其逆气，用之如神，诸药不可代也。不宜多用，恐损元气。〔好古曰〕冲脉为病，逆气里急，宜此主之。震、坤合见，其色绿。故仲景吴茱萸汤、当归四逆汤方，治厥阴病及温脾胃，皆用此也。〔时珍曰〕茱萸辛热，能散能温；苦热，能燥能坚。故其所治之症，皆取其散寒温中、燥湿解郁之功而已。案朱氏集验方云：中丞常子正苦痰饮，每食饱或阴晴节变率同，十日一发，头疼背寒，呕吐酸汁，即数日伏枕不食，服药罔效。宣和初为顺昌司禄，于太守蔡达道席上，得吴仙丹方服之，遂不再作。每遇饮食过多腹满，服五七十丸便已。少顷小便作茱萸气，酒饮皆随小水而去。前后痰药甚众，无及此者。用吴茱萸（汤泡七次）、茯苓等分，为末，炼蜜丸梧子大。每熟水下五十丸。梅杨卿方：只用茱萸酒浸三宿，以茯苓末拌之，日干。每吞百粒，温酒下。又咽喉口舌生疮者，以茱萸末醋调贴两足心，移夜便愈。其性虽热，而能引热下行，盖亦从治之义；而谓茱萸之性上行不下者，似不然也。有人治小儿痘疮口噤者，嗑茱萸一二粒，抹之即开，亦取其辛散耳。

叶

【气味】辛、苦，热，无毒。

【主治】霍乱下气，止心腹痛冷气。内外肾钓痛，盐碾罨之，神验，干即易。转筋者同艾捣，以醋和罨之。大明。治大寒犯脑，头痛，以酒拌叶，袋盛蒸熟，更互枕熨之，痛止为度。时珍。

枝

【主治】大小便卒关格不通，取南行枝，如手第二指中节，含之立下。苏颂出姚僧坦集验方。

根及白皮

【气味】同叶。

【主治】杀三虫。本经。烧虫。治喉痹咳逆，止泄注，食不消，女子经产余血，疗白癣。别录。杀牙齿虫，止痛。藏器。治中恶腹中刺痛，下痢不禁，疗漆疮。甄权。

食茱萸 (唐本草)

【校正】自木部移入此，并入拾遗橄子。

【释名】棁音杀。薮音毅。艾子图经、越椒博雅、橄子拾遗、辣子。〔弘景曰〕礼记名薮，而俗中呼为榝子，当是不识薮字也。〔恭曰〕尔雅云：椒榝丑梂。陆玑诗疏云：椒，榝属也。并有榝名，陶说误矣。〔时珍曰〕此即橄子也。蜀人呼为艾子，楚人呼为辣子，古人谓之薮及榝子。因其辛辣，蜇口惨腹，使人有杀党然之状，故有诸名。苏恭谓茱萸之开口者为食茱萸。孟诜谓茱萸之闭口者为樤子。马志谓粒大、色黄黑者为食茱萸，粒紧小、色青绿者为吴茱萸。陈藏器谓吴、食二茱萸是一物，入药以吴地者为良，不当重出此条，只可言汉与吴，不可言食与不食。时珍窃谓数说皆因茱萸二字相混致误耳。不知吴茱、食茱乃一类二种。茱萸取吴地者入药，故名吴茱萸。樤子则形味似茱萸，惟可食用，故名食茱萸也。陈藏器不知食茱萸即樤子，重出樤子一条，正自误矣。按曹宪博雅云：樤子、越椒，茱萸也。郑樵通志云：子一名食茱萸，以别吴茱萸。礼记三牲用藙，是食茱萸也。二说足正诸人之谬。

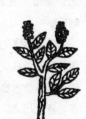

食茱萸

【集解】〔藏器曰〕樤子出闽中、江东。其木高大似樗，茎间有刺。其子辛辣如椒，南人淹藏作果品，或以寄远。吴越春秋云，越以甘蜜丸樤报吴增封之礼，则 B049 之相赠尚矣。〔颂曰〕食茱萸南北皆有之。其木亦甚高大，有长及百尺者。枝茎青黄，上有小白点。叶类油麻，其花黄色，蜀人呼为艾子，礼记所谓藙者是也。藙、艾，声相近也。直入食羹中，能发辛香。〔时珍曰〕食茱萸、樤子、辣子，一物也。高木长叶，黄花绿子，丛簇枝上。味辛而苦，土人八月采，捣滤取汁，入石灰搅成，名曰艾油，亦曰辣米油，始辛辣蜇口，入食物中用。周处风土记以椒、樤、姜为三香，则自古尚之矣，而今贵人罕用之。

实

【气味】辛、苦，大热，无毒。〔时珍曰〕有小毒，动脾火，病目者忌之。〔颖曰〕发疮痔、浮肿、虚恚。〔之才曰〕畏紫石英。

【主治】功同吴茱萸，力少劣尔。疗水气用之佳。苏恭。心腹冷气痛，中恶，除咳逆，去脏腑冷，温中，甚良。孟诜。疗蛊毒飞尸着喉口者，刺破，以子揩之，令血出，当下涎沫。煮汁服之，去暴冷腹痛，食不消，杀腥物。藏器。治冷痢带下，暖胃燥湿。时珍。

盐麸子 （开宝）

【校正】自木部移入此。

【释名】五㛤音倍。盐肤子纲目、盐梅子同、盐梾子同、木盐通志、天盐灵草篇、叛奴盐拾遗、酸桶拾遗。〔藏器曰〕蜀人谓之酸桶，亦曰酢桶。吴人谓之盐麸。戎人谓之木盐。〔时珍曰〕其味酸、咸，故有诸名。山海经云：橐山多㛤木，郭璞注云：㛤木出蜀中，七八月吐穗，成时如有盐粉、可以酢羹。即此也。后人讹为五倍矣。

【集解】〔藏器曰〕盐麸子生吴、蜀山谷。树状如椿。七月子成穗，粒如小豆。上有盐似雪，可为羹用。岭南人取子为末食之，酸咸止渴，将以防瘴。〔时珍曰〕肤木即㛤木，东南山原甚多。木状如椿。其叶两两对生，长而有齿，面青背白，有细毛，味酸。正叶之下，节节两边，有直叶贴茎，如箭羽状。五六月开花，青黄色成穗，一枝累累。七月结子，大如细豆而扁，生青，熟微紫色。其核淡绿，状如肾形。核外薄皮上有薄盐，小儿食之，滇、蜀人采为木盐。叶上有虫，结成五倍子，八月取之。详见虫部。后魏书云：勿吉国，水气咸凝，盐生树上。即此物也。别有咸平树、咸草、酸角，皆其类也。附见于下：

盐麸子
五倍子

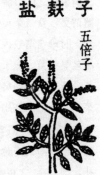

【附录】**咸平树**真腊国人，不能为酸，但用咸平树叶及荚与子为之。**酸角**云南·临安诸处有之。状如猪牙皂荚，浸水和羹，酸美如醋。**咸草**扶桑东有女国，产咸草。叶似邪蒿，而气香味咸，彼人食之。

子

【气味】酸、咸、微寒，无毒。盐霜制汞、硫。

【主治】除痰饮瘴疟，喉中热结喉痹，止渴，解酒毒黄疸，飞尸蛊毒，天行寒热，咳嗽，变白，生毛发，去头上白屑，捣末服之。藏器。生津降火化痰，润肺滋肾，消毒止痢收汗，治风湿眼病。时珍。

【发明】〔时珍曰〕盐麸子气寒味酸而咸，阴中之阴也。咸能软而润，故降火化痰消毒，酸能收而涩，故生津润肺止痢。肾主五液：入肺为痰，入脾为涎，入心为汗，入肝为泪，自入为唾，其本皆水也。盐麸、五倍先走肾、肝，有救水之功。所以痰涎、盗汗、风湿、下泪、涕唾之证，皆宜用之。

树白皮

【主治】破血止血，蛊毒血痢，杀蛔虫，并煎服之。开宝。

根白皮

【主治】酒疸，捣碎，米泔浸一宿，平旦空腹温服一二升。开宝诸骨鲠，以醋煎浓汁，时呷之。时珍。

【发明】〔时珍曰〕按本草集议云：盐麸子根能软鸡骨。岑公云：有人被鸡骨哽，项肿可畏。用此根煎醋，啜至三碗，便吐出也。又彭医官治骨哽，以此根捣烂，入盐少许，绵裹，以线系定吞之，牵引上下，亦钓出骨也。

醋林子（图经）

醋林子

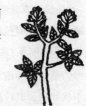

【校正】自外类移入此。

【释名】〔时珍曰〕以味得名。

【集解】〔颂曰〕醋林子，生四川邛州山野林箐中。木高丈余，枝叶繁茂。三月开白花，四出。九月、十月子熟，累累数十枚成朵，生青熟赤，略类樱桃而蒂短。熟时采之阴干，连核用。土人以盐、醋收藏充果食。其叶味酸，夷獠人采得，入盐和鱼脍①食，云胜用醋也。

实

【气味】酸，温，无毒。

【主治】久痢不瘥，及痔漏下血，蛔咬心痛，小儿疳蛔，心痛胀满黄瘦，下寸白

---

① 脍：原作"", 今据大观本草卷三十一及政和本草卷三十醋林子条改。

虫，单捣为末，酒服一钱匕甚效。盐、醋藏者，食之生津液，醒酒止渴。多食，令人口舌粗拆也。苏颂。

茗（唐本草）

【校正】自木部移入此。

【释名】苦荼搽、途二音。唐本檟尔雅、蔎音设。荈音舛。〔颂曰〕郭璞云：早采为茶，晚采为茗，一名荈，蜀人谓之苦茶。陆羽云：其名有五：一槚，二檟，三蔎，四茗，五荈。〔时珍曰〕杨慎丹铅录云：荼即古茶字（音途），诗云"谁谓荼苦，其甘如荠"是也。颜师古云：汉时荼陵，始转途音为宅加切，或言六经无茶字，未深考耳。

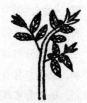

【集解】〔神农食经曰〕荼茗生益州及山陵道旁。凌冬不死，三月三日采干。〔恭曰〕茗生山南·泽中山谷。尔雅云：檟，苦荼。郭璞注云：树小似栀子。冬生叶，可煮作羹饮。〔颂曰〕今闽浙、蜀、江湖、淮南山中皆有之，通谓之茶。春中始生嫩叶，蒸焙去苦水，末之乃可饮。与古所食，殊不同也。陆羽茶经云，茶者，南方嘉木。自一尺二尺至数十尺，其巴川峡山有两人合抱者，伐而掇之。木如瓜芦，叶如栀子，花如白蔷薇，实如拼榈，茎如丁香，根如胡桃。其上者生烂石，中者生栋壤，下者生黄生。艺法如种瓜，三岁可采。阳崖阴林：紫者上，绿者次；笋者上，芽者次；叶卷者上，舒者次。在二月、三月、四月之间，茶之笋者，生于烂石之间，长四五寸，若蕨之始抽，凌露采之。茶之芽者，发于丛薄之上，有三枝、四枝、五枝，于枝颠来之。采得蒸焙封干，有千类万状也。略而言之：如胡人靴者蹙缩然，如犎牛臆者廉沾然，浮云①出山者轮囷然，飙风②拂水者涵澹然，皆茶之精好者也。如竹箨，如霜荷，皆茶之瘠老者也。其别者，有石楠芽、枸杞芽、枇杷芽，皆治风疾。又有皂荚芽、槐芽、柳芽，乃上春摘其芽和茶作之。故今南人输官茶，往往杂以众叶。惟茅芦竹笋之类不可入，自余山中草木芽叶，皆可和合，椿、柿尤奇。真茶性冷，惟雅州蒙山出者温而主疾。毛文锡茶谱：蒙山有五顶，上有茶园，其中顶曰上清峰。昔有僧人病冷且久，遇一老父谓曰：蒙之中顶茶，当以春分之先后，多构人力，俟雷发声，并手采择，三日而止。若获一两，以本处水煎服，即能祛宿疾，二两当眼前无疾，三两能固肌骨，四两即为地仙矣。其僧如说，获一两余服之，未尽而疾瘳。其四顶茶园，采摘不废。惟中峰草木繁密，云雾蔽亏，鸷兽时出，故人迹不到矣。近岁稍贵此品，制作亦精于他处。〔陈承曰〕近世蔡襄述闽茶极备。惟建州北苑数处产者，性味与诸方略不同。今亦独名蜡茶，上供御用。碾治作饼，日晒得火愈良。其他者或为芽，或为末收贮，若微见火便硬，不可久收，色味俱败。惟鼎州一种芽茶，性味略类建茶，今汴中及河北、京西等处磨为末，亦冒腊茶者，是也。〔宗奭曰〕苦荼即今茶也。陆羽有茶经，丁谓有北苑茶录，毛文锡有茶谱，蔡宗颜有茶对，皆甚详。然古人谓茶为雀舌、麦颗，言其至嫩也。又有新芽一发，便长寸余，其粗如针，最为上品，其根干、水土力皆有余故也。雀舌、麦颗又在下品，

---

① 浮云：原脱，今据茶经卷上三之造补。

② 飙风：同上。

茗 茶

前人未知尔。〔时珍曰〕茶有野生、种生，种者用子。其子大如指顶，正圆黑色。其仁入口，初甘后苦，最戟人喉，而闽人以榨油食用。二月下种，一坎须百颗乃生一株，盖空壳者多故也。畏水与日，最宜坡地荫处。清明前采者上，谷雨前者次之，此后皆老茗尔。采、蒸、揉、焙、修造皆有法，详见茶谱。茶之税始于唐德宗，盛于宋、元，及于我朝，乃与西番互市易马。夫茶一木尔，下为民生日用之资，上为朝廷赋税之助，其利博哉。昔贤所称，大约谓唐人尚茶，茶品益众。有雅州之蒙顶、石花、露芽、谷芽为第一，建宁之北苑龙凤团为上供。蜀之茶，则有东川之神泉兽目，硖州之碧涧明月，夔州之真香，邛州之火井，思安黔阳之都濡，嘉定之峨眉，沪洲之纳溪，玉垒之沙坪。楚之茶，则有荆州之仙人掌，湖南之白露，长沙之铁色，蕲州蕲门之团面，寿州霍山之黄芽，庐州之六安英山，武昌之樊山，岳州之巴陵，辰州之溆浦，湖南之宝庆、茶陵。吴越之茶，则有湖州顾渚之紫笋，福州方山之生芽，洪州之白露，双井之白毛，庐山之云雾，常州之阳羡，池州之九华，丫山之阳坡，袁州之界桥，睦州之鸠坑，宣州之阳坑，金华之举岩，会稽之日铸。皆产茶有名者。其他犹多，而猥杂更甚。按陶隐居注苦茶云。酉阳、武昌、庐江、晋陵皆有好茗，饮之宜人。凡所饮物，有茗及木叶、天门冬苗、菝葜叶，皆益人。余物并冷利。又巴东县有真茶，火熼作卷结为饮，亦令人不眠。俗中多煮檀叶及大皂李叶作茶饮，并冷利。南方有瓜芦木，亦似茗也。今人采楮、栎、山矾、南烛、乌药诸叶，皆可为饮，以乱茶云。

叶

【气味】苦、甘，微寒，无毒。〔藏器曰〕苦寒，久食，令人瘦，去人脂，使人不睡。饮之宜热，冷则聚痰。〔胡洽曰〕与榧同食，令人身重。〔李廷飞曰〕大渴及酒后饮茶，水入肾经，令人腰、脚、膀胱冷痛，兼患水肿、挛痹诸疾。大抵饮茶宜热宜少，不饮尤佳，空腹最忌之。〔时珍曰〕服威灵仙、土茯苓者，忌饮茶。

【主治】瘘疮，利小便，去痰热，止渴，令人少睡，有力悦志。神农食经。下气消食。作饮，加茱萸、葱、姜良。苏恭。破热气，除瘴气，利大小肠。藏器。清头目，治中风昏愦，多睡不醒。好古。治伤暑。合醋，治泄痢，甚效。陈承。炒煎饮，治热毒赤白痢。同芎藭、葱白煎饮，止头痛。吴瑞。浓煎，吐风热痰涎。时珍。

【发明】〔好古曰〕茗茶气寒味苦，入手足厥阴经。治阴证汤药内入此，去格拒之寒，及治伏阳，大意相似。经云：苦以泄之。其体下行，何以能清头目？〔机曰〕头目不清，热熏上也。以苦泄其热，则上清矣。且茶体轻浮，采摘之时，芽蘖初萌，正得春升之气，味虽苦而气则薄，乃阴中之阳，可升可降。利头目，盖本诸此。〔汪颖曰〕一人好烧鹅炙煿，日常不缺。人咸防其生痈疽，后卒不病。访知其人每夜必啜凉茶一碗，乃知茶能解炙煿之毒也。〔杨士瀛曰〕姜茶治痢。姜助阳，茶助阴，并能消暑、解酒食毒。且一寒一热，调平阴阳，不问赤、白、冷、热，用之皆良。生姜细切，与真茶等分，新水浓煎服。苏东坡以此治文潞公有效。〔时珍曰〕茶苦而寒，阴中之阴，沉也降也，最能降火。火为百病，火降则上清矣。然火有五火，有虚实。若少壮胃健之人，心肺脾胃之火多盛，故与茶相宜。温饮则火因寒气而下降，热饮则茶借火气而升散，又兼解酒食之毒，使人神思闿爽，不昏不睡，此茶之功也。若虚寒及血弱之人，饮之既久，则脾胃恶寒，元气暗损，土不制水，精血潜虚；成痰饮，成痞胀，成痿痹，成黄瘦，成呕逆，成洞泻，成腹痛，成疝瘕，种种内伤，此茶之害也。民生日用，蹈其弊者，往往皆是，而妇妪受害更多，习俗移人，自不觉尔。况真茶既少，杂茶更多，其为患也，又可胜言哉？人有嗜茶成癖者，时时咀啜不止，久而伤营伤精，血不华色，黄瘁痿弱，抱病不悔，尤可叹惋。晋干宝搜神记载：武官周时病后，啜茗一斛二升乃止。才减升合，便为不足。有客令更进五升，忽吐一物，状如牛脾而有口。浇之以茗，尽一斛二升。再浇五升，即溢出矣。人遂谓之斛茗瘕。嗜茶者观此可以戒矣。陶隐民杂录言丹丘子、黄山君服茶轻身换骨，壶公食忌言苦茶久食化者，皆方士谬言误世者也。按唐补阙毋炅茶序云：释滞消拥，一日之利暂佳；瘠气侵精，终身之累斯大。获益则功归茶力，贻患则不谓茶灾。岂非福近易知，祸远难见乎？又宋学士苏轼茶说云：除烦去腻，世故不可无茶，然暗中损人不少。空心饮茶入盐，直入肾经，且冷脾胃，乃引贼入室也。惟饮食后浓茶漱口，既去烦腻，而脾胃不知，且苦能坚齿消蠹，深得饮茶之妙。古人呼茗为酪奴，亦贱之也。时珍早年气盛，每饮新茗必至数碗，轻汗发而肌骨清，颇觉痛快。中年胃气稍损，饮之即觉为害，不痞闷呕恶，即腹冷洞泄。故备述诸说，以警同好焉。又浓茶能令人吐，乃酸苦涌泄为阴之义，非其性能升也。

茶子
【气味】苦，寒，有毒。

【主治】喘急咳嗽，去痰垢。捣仁洗衣，除油腻。时珍。

皋芦（拾遗）

【校正】自木部移入此。

【释名】瓜芦弘景、苦蕩〔藏器曰〕南越志云：龙川县有皋芦，一名瓜芦，叶似茗。土人谓之过罗，或曰物罗，皆夷语也。

【集解】〔弘景苦菜注曰〕南方有瓜芦，亦似茗。若摘取其叶，作屑煮饮，即通夜不睡。煮盐人惟资此饮，而交、广最所重，客来先设，乃加以香茝之物。〔李珣曰〕按此木即皋芦也。生南海诸山中，叶似茗而大，味苦涩，出新平县。南人取作茗饮，极重之，如蜀人饮茶也。〔时珍曰〕皋芦叶状如茗，而大如手掌。接碎泡饮，最苦而色浊，风味比茶不及远矣。今广人用之，名曰苦蕩。

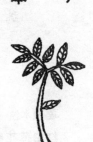

皋　芦

叶
【气味】苦，平，无毒。〔时珍曰〕寒。胃冷者不可用。

【主治】煮饮；止渴明目除烦，令人不睡，消痰利水。藏器。通小肠，治淋，止头痛烦热。李珣。噎咽，清上膈，利咽喉。时珍。

第三十三卷果部五、六目录

果之五 （蓏类九种）

果之六 （水果类六种附录二十三种）

杨摇子

海梧子

木竹子

橹罟子

罗晃子

柠子

夫编子

白缘子

系弥子

人面子

黄皮果

四味果

千岁子

侯骚子

酒杯藤子

蔺子

山枣

隈支

灵床上果子

诸果有毒拾遗

上附方旧十五，新六十三。

互考

楮实　梧桐子　枸杞子　金樱子　山茱萸　桑椹　木半夏　胡颓子　松花　桂花　栎实　以上果部

黄精　葳蕤　蒲黄　菰首　蒟酱　豆蔻　益智子　使君子　燕覆子　蓬蘽　覆盆子　以上草部

第三十三卷果部五、六

果之五 <small>(蓏类九种)</small>

甜瓜 <small>(宋嘉祐)</small>

【校正】自菜部移入此。并入本经瓜蒂。

【释名】甘瓜唐本、果瓜〔时珍曰〕瓜字篆文，象瓜在须蔓间之形。甜瓜之味甜于诸瓜，故独得甘、甜之称。旧列菜部，误矣。按王祯云：瓜类不同，其用有二：供果者为果瓜，甜瓜、西瓜是也；供菜者为菜瓜，胡瓜、越瓜是也。在木曰果，在地曰蓏。大曰瓜，小曰瓞。其子𤬝，其肉曰瓤。其附曰环，谓脱花处也；其蒂曰𤬜，谓系蔓处也。礼记为天子削瓜及瓜祭，皆指果瓜也。本草瓜蒂，亦此瓜之蒂也。

【集解】〔别录曰〕瓜蒂生嵩高平泽，七月七日采，阴干。〔颂曰〕瓜蒂即甜瓜蒂也，处处有之。园圃所莳，有青、白二种，子色皆黄。入药当用早青瓜蒂为良。〔时珍曰〕甜瓜，北土、中州种莳甚多。二三月下种，延蔓而生，叶大数寸，五六月花开黄色，六七月瓜熟。其类甚繁：有团有长，有尖有扁。大或径尺，小或一捻。其棱或有或无，其色或青或绿，或黄斑、糁斑，或白路、黄路。其瓤或白或红，其子或黄或赤，或白或黑。按王祯农书云：瓜品甚多，不可枚举。以状得名，则有龙肝、虎掌、兔头、狸首、羊髓、蜜筒之称；以色得名，则有乌瓜、白团、黄𤓰、白𤓰、小青、大斑之别。然其味，不出乎甘香而已。广志惟以辽东、敦煌、庐江之瓜为胜。然瓜州之大瓜，阳城之御瓜，西蜀之温瓜，永嘉之寒瓜，未可以优劣论也。甘肃甜瓜，皮、瓤皆甘胜糖蜜，其皮暴甘①犹美。浙中一种阴瓜，种于阴处，熟则色黄如金，肤皮稍厚，藏之至春，食之如新。此皆种艺之功，不必拘于土地也。甜瓜子曝裂取仁，可充果食。凡瓜最畏麝气，触之甚至一蒂不收。

瓜瓤

【气味】甘，寒，滑，有小毒。〔大明曰〕无毒。〔思邈曰〕多食，发黄疸，令人虚羸多忘，解药力。病后食多，或反胃。脚气人食之，患永不除也。〔诜曰〕多食，令人阴下湿痒生疮

---

① 甘：《农书、谷谱》集之三甜瓜条作"干"。

动宿冷癥癖病，破腹，发虚热，令人惙惙气弱，脚手无力。少食则可。龙鱼河图云：凡瓜有两鼻、两蒂者，杀人。五月瓜沉水者，食之得冷病，终身不瘥。九月被霜者，食之冬病寒热。与油饼同食，发病。多食瓜作胀者，食盐花即化。〔弘景曰〕食瓜多，即入水自渍，便消。〔时珍曰〕张华博物志言：人以冷水渍至膝，可顿啖瓜至数十枚；渍至项，其啖转多，水皆作瓜气也。则水浸消瓜，亦物性也。瓜最忌麝与酒，凡食瓜过多，但饮酒及水服麝香，尤胜于食盐、渍水也。

【主治】**止渴，除烦热，利小便，通三焦间壅塞气，治口鼻疮**。嘉祐。**暑月食之，永不中暑**。宗奭。

【发明】〔宗奭曰〕甜瓜虽解暑气，而性冷，消损阳气，多食未有不下利者。贫下多食，深秋作痢，最为难治。惟以皮蜜浸收之良，皮亦可作羹食。〔弘景曰〕凡瓜皆冷利，早青者尤甚。熟瓜除瓤食之，不害人。〔时珍曰〕瓜性最寒，曝而食之尤冷。故稽圣赋云：瓜寒干曝，油冷于煎，此物性之异也。王冀洛都赋云：瓜则消暑荡悁，解渴疗饥。又奇效良方云：昔有男子病脓血恶痢，痛不可忍。以水浸甜瓜食数枚，即愈。此亦消暑之验也。

瓜子仁

【修治】〔敩曰〕凡收得曝干杵细，马尾筛筛过成粉，以纸三重裹压去油用。不去油，其力短也。西瓜子仁同。

【气味】甘，寒，无毒。

【主治】**腹内结聚，破溃脓血，最为肠胃脾内壅要药**。别录。**止月经不过，研末去油，水调服**。藏器。**炮炙论序曰：血泛经过，饮调瓜子。炒食，补中宜人**。孟诜。**清肺润肠，和中止渴**。时珍。

瓜蒂本经上品

【释名】瓜丁千金、苦丁香象形。

【修治】〔敩曰〕凡使勿用白瓜蒂，要取青绿色，瓜气足时，其蒂自然落在蔓上。采得，系屋东有风处，吹干用。〔宗奭曰〕此甜瓜蒂也。去瓜皮用蒂，约半寸许，曝极干，临时研用。〔时珍曰〕按唐瑶云：甜瓜蒂以团而短瓜、团瓜者良。若香甜瓜及长如瓠子者，皆供菜之瓜，其蒂不可用也。

【气味】苦，寒，有毒。〔大明曰〕无毒。

【主治】**大水，身面四肢浮肿，下水杀蛊毒，咳逆上气，及食诸果，病在胸腹中，皆吐下之**。本经。**去鼻中息肉，疗黄疸**。别录。**脑塞热齆，眼昏吐痰**。大明。**吐风热痰涎，治风眩头痛，癫痫喉痹，头目有湿气**。时珍。**得麝香、细辛，治鼻不闻香臭**。好古。

【发明】〔张机曰〕病如桂枝证，头不痛，项不强，寸脉微浮，胸中痞硬①气上冲咽喉，不得息者，此为胸中有寒也，当吐之；太阳中喝，身②热疼重而脉微弱，此夏月伤冷水，水行皮中也，宜吐之；少阳病，头痛发寒热，脉紧不大，是膈上有痰也，宜吐之；病胸上诸实，郁郁而

---

① 哽：《伤寒论》太阳篇作"硬"。

② 身：原作"神"，《伤寒论》痓湿暍篇及《金匮要略》卷上第二均作"身"，据改。

痛，不能食，欲人按之，而反有浊唾，下利日十余行，寸口脉微弦者，当吐之；懊侬烦躁不得眠，未经汗下者，谓之实烦，当吐之；宿食在上管者，当吐之，并宜以瓜蒂散主之。惟诸亡血虚家，不可与瓜蒂散也。〔成无己曰〕高者越之，在上者涌之。故越以瓜蒂、香豉之苦，涌人赤小豆之酸，酸苦涌泄为阴也。〔杲曰〕难经云：上部有脉，下部无脉，其人当吐不吐者，死。此饮食内伤，填塞胸中，食伤太阴，风木生发之气伏于下，宜瓜蒂散吐之，素问所谓木郁则达之也。吐去上焦有形之物，则木得舒畅，天地交而万物通矣。若尺脉绝者，不宜用此，恐损真元，令人胃气不复也。〔宗奭曰〕此物吐涎，甚不损人，全胜石绿、硇砂辈也。〔震亨曰〕瓜蒂性急，能损胃气，胃弱者宜以他药代之。病后、产后，尤宜深戒。〔时珍曰〕瓜蒂乃阳明经除湿热之药，故能引去胸脘痰涎，头目湿气，皮肤水气，黄疸湿热诸证，凡胃弱人及病后、产后用吐药，皆宜加慎，何独瓜蒂为然哉。

蔓阴干

【主治】女人月经断绝，同使君子各半两，甘草六钱，为末，每酒服二钱。

花

【主治】心痛咳逆。别录。

叶

【主治】人无发，捣汁涂之即生。嘉祐。补中，治小儿疳，及打伤损折，为末酒服，去瘀血。孟诜。

西瓜 (日用)

【释名】寒瓜见下。

【集解】〔瑞曰〕契丹破回纥，始得此种，以牛粪覆而种之。结实如斗大，而圆如匏，色如青玉，子如金色，或黑麻色。北地多有之。〔时珍曰〕按胡峤陷虏记言：峤征回纥，得此种归，名曰西瓜。则西瓜自五代时始入中国，今则南北皆有，而南方者味稍不及，亦甜瓜之类也。二月下种，蔓生，花、叶皆如甜瓜。七八月实熟，有围及径尺者，长至二尺者。其棱或有或无，其色或青或绿，其瓤或白或红，红者味尤胜。其子或黄或红，或黑或白，白者味更劣。其味有甘、有淡、有酸，酸者为下。陶弘景注瓜蒂言，永嘉有寒瓜甚大，可藏至春者，即此也。盖五代之先，瓜种已入浙东，但无西瓜之名，未遍中国尔。其瓜子曝裂取仁，生食、炒熟俱佳。皮不堪啖，亦可蜜煎、酱藏。〔颖曰〕一种杨溪瓜，秋生冬熟，形略长扁而大，瓤色如胭脂，味胜。可留至次年，云是异人所遗之种也。

瓜瓤

【气味】甘、淡，寒，无毒。〔瑞曰〕有小毒。多食作吐利，胃弱者不可食。同油饼食，损脾。〔时珍曰〕按延寿书云：北人禀厚，食之犹惯；南人禀薄，多食易至霍乱，冷病终身也。又按相感志云：食西瓜后食其子，即不噫瓜气。以瓜划破，曝日中，少顷食，即冷如水也。得酒气，近糯米，即易烂。猫踏之，即易沙。

【主治】消烦止渴，解暑热。吴瑞。疗喉痹。汪颖。宽中下气，利小水，治血痢，解酒毒。宁原。含汁，治口疮。震亨。

【发明】〔颖曰〕西瓜性寒解热，有天生白虎汤之号。然亦不宜多食。〔时珍曰〕西瓜、甜瓜皆属生冷。世俗以为醍醐灌顶，甘露洒心，取其一时之快，不知其伤脾助湿之害也。真西山卫生歌云："瓜桃生冷宜少飡，免致秋来成疟痢。"是矣。又李廷飞延寿书云：防州太守陈逢原，避暑食瓜过多，至秋忽腰腿痛，不能举动。遇商助教疗之，乃愈。此皆食瓜之患也，故集书于此，以为鉴戒云。又洪忠宣松漠纪闻言：有人苦目病。或令以西瓜切片暴干，日日服之，遂愈。由其性冷降火故也。

皮

【气味】甘，凉，无毒。

【主治】日、舌、唇内生疮，烧研噙之。震亨。

瓜子仁

【气味】甘，寒，无毒。

【主治】与甜瓜仁同。时珍。

葡萄（本经上品）

【释名】蒲桃古字、草龙珠〔时珍曰〕葡萄汉书作蒲桃，可以造酒，人酿饮之，则醄然而醉，故有是名。其圆者名草龙珠，长者名马乳葡萄，白者名水晶葡萄，黑者名紫葡萄。汉书言张骞使西域还，始得此种，而神农本草已有葡萄，则汉前陇西旧有，但未入关耳。

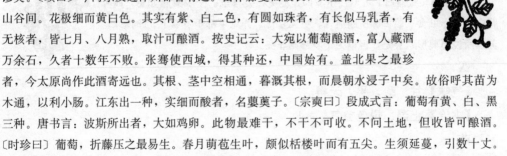

葡萄

【集解】〔别录曰〕葡萄生陇西、五原、敦煌山谷。〔弘景曰〕魏国使人多赍来南方。状如五味子而甘美，可作酒，云用藤汁殊美。北人多肥健耐寒，盖食斯乎？不植淮南，亦如橘之变于河北也。人说即是此间蘡薁，恐亦如枳之与橘耶？〔恭曰〕蘡薁即山葡萄，苗、叶相似，亦堪作酒。葡萄取子汁酿酒，陶云用藤汁，谬矣。〔颂曰〕今河东及近汴州郡皆有之。苗作藤蔓而极长，太盛者一二本绵被山谷间。花极细而黄白色。其实有紫、白二色，有圆如珠者，有长似马乳者，有无核者，皆七月、八月熟，取汁可酿酒。按史记云：大宛以葡萄酿酒，富人藏酒万余石，久者十数年不败。张骞使西域，得其种还，中国始有。盖北果之最珍者，今太原尚作此酒寄远也。其根、茎中空相通，暮溉其根，而晨朝水浸于中矣。故俗呼其苗为木通，以利小肠。江东出一种，实细而酸者，名蘡薁子。〔宗奭曰〕段成式言：葡萄有黄、白、黑三种。唐书言：波斯所出者，大如鸡卵。此物最难干，不干不可收。不问土地，但收皆可酿酒。〔时珍曰〕葡萄，折藤压之最易生。春月萌苞生叶，颇似栝楼叶而有五尖。生须延蔓，引数十丈。三月开小花成穗，黄白色。仍连着实，星编珠聚，七八月熟，有紫、白二色。西人及太原、平阳皆作葡萄干，货之四方。蜀中有绿葡萄，熟时色绿。云南所出者，大如枣，味尤长。西边有琐琐葡萄，大如五味子而无核。按物类相感志云：甘草作钉，针葡萄，立死。以麝香入葡萄皮内，则葡萄尽作香气。其爱憎异于他草如此。又言：其藤穿过枣树，则实味更美也。三元延寿书言：葡萄架下不可饮酒，恐虫屎伤人。

实

【气味】甘，平，涩，无毒。〔诜曰〕甘、酸，温。多食，令人卒烦闷，眼暗。

【主治】筋骨湿痹，益气倍力强志，令人肥健，耐饥忍风寒。久食，轻身不老延年。可作酒。本经。逐水，利小便。别录。除肠间水，调中治淋。甄权。时气痘疮不出，食之，或研酒饮，甚效。苏颂。

【发明】〔颂曰〕按魏文帝诏群臣曰：蒲桃当夏末涉秋，尚有余暑，醉酒宿醒，掩露而食。甘而不饴，酸而不酢，冷而不寒，味长汁多，除烦解悁。又酿为酒，甘于曲蘖，善醉而易醒。他方之果，宁有匹之者乎？〔震亨曰〕葡萄属土，有水与木火。东南人食之多病热，西北人食之无恙。盖能下走渗道，西北人禀气厚故耳。

根及藤、叶

【气味】同实。

【主治】煮浓汁细饮，止呕哕及霍乱后恶心，孕妇子上冲心，饮之即下，胎安。孟诜。治腰脚肢腿痛，煎汤淋洗之良。又饮其汁，利小便，通小肠，消肿满。时珍。

蘡薁（音婴郁　纲目）

【校正】原附葡萄下，今分出。

【释名】燕薁毛诗、婴舌广雅、山葡萄唐注、野葡萄俗名、藤名木龙〔时珍曰〕名义未详。

【集解】〔恭曰〕蘡薁蔓生。苗、叶与葡萄相似而小，亦有茎大如碗者。冬月惟叶调而藤不死。藤汁味甘，子味甘酸，即千岁蘽也。〔颂曰〕蘡薁子生江东，实似葡萄，细而味酸，亦堪为酒。〔时珍曰〕蘡薁野生林墅间，亦可插植。蔓、叶、花、实，与葡萄无异。其实小而圆，色不甚紫也。诗云"六月食薁"即此。其茎吹之，气出有汁，如通草也。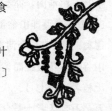

【正误】〔藏器曰〕苏恭注千岁即是蘡薁，妄言也。千岁蘽藤如葛，而叶背白，子赤可食。蘡薁藤所断通气，更无甘汁。详见草部千岁蘽下。〔时珍曰〕苏恭所说蘡薁形状甚是，但以为千岁蘽则非矣。

实

【气味】甘、酸，平，无毒。

【主治】止渴，悦色益气。苏恭。

藤

【气味】甘，平，无毒。

【主治】哕逆，伤寒后呕哕，捣汁饮之良。苏恭。止渴，利小便。时珍。

根

【气味】同藤。

【主治】下焦热痛淋秘，消肿毒。时珍。

猕猴桃（宋开宝）

【释名】猕猴梨开宝藤梨同上阳桃日用木子〔时珍曰〕其形如梨，其色如桃，而猕猴喜食，故有诸名。闽人呼为阳桃。

【集解】〔志曰〕生山谷中。藤着树生，叶圆有毛。其实形似鸡卵大，其皮褐色，经霜始甘美可食。皮堪作纸。〔宗奭曰〕今陕西永兴军南山甚多。枝条柔弱，高二三丈，多附木而生，其子十月烂熟，色淡绿，生则极酸。子繁细，其色如芥子。浅山傍道则有子者，深山则多为猴所食矣。

实

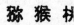
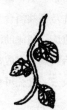

【气味】酸、甘，寒，无薄。〔藏器曰〕咸、酸，无毒。多食冷脾胃，动泄僻。〔宗奭曰〕有实热者宜食之，太过，则令人脏寒作泄。

【主治】止暴渴，解烦热，压丹石，下淋石热雍。开宝。〔诜曰〕并宜取瓤和蜜作煎食。调中下气，主骨节风，瘫缓不随，长年白发，野鸡内痔病。藏器。

藤中汁

【气味】甘，滑，寒，无毒。

【主治】反胃，和生。姜汁服之。又下石淋。藏器。

枝、叶

【主治】杀虫。煮汁饲狗，疗病疥。开宝。

甘蔗（音拓 别录中品）

【释名】竿蔗草木状薯、音遮。〔时珍曰〕按野史云：吕惠卿言：凡草皆正生嫡出，惟蔗侧种，根上庶出，故字从庶也。穗含作竿蔗，谓其茎如竹竿也。离骚、汉书皆作柘，字通用也。薯字出许慎说文，盖蔗音之转也。

【集解】〔弘景曰〕蔗出江东为胜，庐陵亦有好者。广州一种，数年生皆大如竹，长丈余，取汁为沙糖，甚益人。又有荻蔗，节疏而细，亦可啖也。〔颂曰〕今江浙、闽广、湖南、蜀川所生，大者亦高丈许，其叶似荻。有二种：荻蔗，茎细短而节疏，但堪生啖，亦可煎稀糖；竹蔗，茎粗而长，可窄汁为沙糖，泉、吉、广诸州多作之。炼沙糖和牛乳为乳糖，惟蜀川作之。南人贩至北地者，荻蔗多而竹蔗少也。〔诜曰〕蔗有赤色者名昆仑蔗，白色者名荻蔗。竹蔗以蜀及岭南者为胜，江东虽有而劣于蜀产。会稽所作乳糖，殆胜于蜀。〔时珍曰〕蔗皆畦种，丛生，最困地力。茎似竹而内实，大者围数寸，长六七尺，根下节密，以渐而

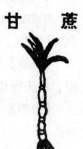

疏。抽叶如芦叶而大，长三四尺，扶疏四垂。八九月收茎，可留过春充果食。按王的糖霜谱云：蔗有四色：曰杜蔗，即竹蔗也，绿嫩薄皮，味极醇厚，专用作霜；曰西蔗，作霜色浅；曰芳蔗，亦名蜡蔗，即荻蔗也，亦可作沙糖；曰红蔗，亦名紫蔗；即昆仑蔗也，止可生啖，不堪作糖。凡蔗榨浆饮固佳，又不若咀嚼之，味隽永也。

蔗

【气味】甘，平，涩，无毒。〔大明曰〕冷。〔诜曰〕共酒食，发痰。〔瑞曰〕多食，发虚热，动衄血。相感志云：同榧子食，则渣软。

【主治】下气和中，助脾气，利大肠。别录。利大小肠，消痰止渴，除心胸烦热，解酒事。大明。止呕哕反胃，宽胸膈。时珍。

【发明】〔时珍曰〕蔗，脾之果也。其浆甘寒，能泻火热，素问所谓甘温除大热之意。煎炼成糖，则甘温而助湿热，所谓积温成热也。蔗浆消渴解酒，自古称之。故汉书郊祀歌云：百味旨酒布兰生，泰尊拓浆拆朝醒。唐王维樱桃诗云：饱食不须愁内热，大官还有蔗浆寒。是矣。而孟诜乃谓共酒食发痰者，岂不知其有解酒除热之功耶？日华子大明又谓沙糖能解酒毒，则不知既经煎炼，便能助酒为热，与生浆之性异矣。按晁氏客话云：甘草遇火则热，麻油遇火则冷，甘蔗煎治则热，水成汤则冷。此物性之异，医者可不知乎？又野史云：卢绛中病痁疾疲瘵，忽梦白衣妇人云：食蔗可愈。及旦头蔗数挺食之，翌日疾愈。此亦助脾和中之验欤？

滓

【主治】烧存性，研末，乌桕油调，涂小儿头疮白秃，频涂取瘥。烧烟勿令入人目，能使暗明。时珍。

沙糖（唐本草）

【集解】〔恭曰〕沙糖出蜀地，西戎、江东并有之。窄甘蔗汁煎成，紫色。〔瑞曰〕稀者为蔗糖，干者为沙糖，球者为球糖，饼者为糖饼。沙糖中凝结如石，破之如沙，透明白者，为糖霜。〔时珍曰〕此紫沙糖也。法出西域，唐太宗始遣人传其法入中国。以蔗汁过樟木槽，取而煎成。清者为蔗饧，凝结有沙者为沙糖。漆瓮造成，如石、如霜、如冰者，为石蜜、为糖霜、为冰糖也。紫糖亦可煎化，印成鸟兽果物之状，以充席献。今之货者，又多杂以米饧诸物，不可不知。

【气味】甘，寒，无毒。〔恭曰〕冷利过于石蜜。〔诜曰〕性温不冷。多食令人心痛，生长虫，消肌肉，损齿，发疳䘌。与鲫鱼同食，成疳虫；与葵同食，生流僻；与笋同食，不消成癥，身重不能行。

【主治】心腹热胀，口干渴。唐本。润心肺大小肠热，解酒毒。腊月瓶封窖粪坑中，患天行热狂者，绞汁服，甚良。大明。和中助脾，缓肝气。时珍。

【发明】〔宗奭曰〕蔗汁清，故费煎炼致紫黑色。今医家治暴热，多用为先导；兼啖驼、马，解热。小儿多食则损齿生虫者，土制水，俾虫属土，得甘即生也。〔震亨曰〕糖生胃火，乃湿土生热，故能损齿生虫，与食枣病齲同意，非土制水也。〔时珍曰〕沙糖性温，殊于蔗浆，故不宜多食。与鱼、笋之类同食，皆不益人。今人每用为调和，徒取其适口，而不知阴受其害也。但其性能和脾缓肝，故治脾胃及泻肝药用为先导。本草言其性寒，苏恭谓其冷利，皆味此理。

石蜜 （唐本草）

【释名】白沙糖〔恭曰〕石蜜即乳糖也，与虫部石蜜同名。〔时珍曰〕按万震凉州异物志云：石蜜非石类，假石之名也。实乃甘蔗汁煎而曝之，则凝如石而体甚轻，故谓之石蜜也。

【集解】〔志约曰〕石蜜出益州及西戎，煎炼沙糖为之，可作饼块，黄白色。〔恭曰〕石蜜用水、牛乳、米粉和煎成块，作饼坚重。西戎来者佳，江左亦有，殆胜于蜀。〔诜曰〕自蜀中、波斯来者良。东吴亦有，不及两处者。皆煎蔗汁、牛乳，则易细白耳。〔宗奭曰〕石蜜，川、浙者最佳，其味厚，他处皆次之，煎炼以铜象物，达京师。至夏月及久阴雨，多自消化。土人先以竹叶及纸裹包，外用石灰埋之，不得见风，遂可免。今人谓之乳糖。其作饼黄白色者，谓之捻糖，易消化，入药至少。〔时珍曰〕石蜜，即白沙糖也。凝结作饼块如石者为石蜜，轻白如霜者为糖霜，坚白如冰者为冰糖，皆一物有精粗之异也。以白糖煎化，模印成人物狮象之形者为飨糖，后汉书注所谓猊糖是也。以石蜜和诸果仁，及橙橘皮、缩砂、薄荷之类，作成饼块者，为糖缠。以石蜜和牛乳、酥酪作成饼块者，为乳糖。皆一物数变也。唐本草明言石蜜煎沙糖为之，而诸注皆以乳糖即为石蜜，殊欠分明。按王灼糖霜谱云：古者惟饮蔗浆，其后煎为蔗饧，又曝为石蜜，唐初以蔗为酒。而糖霜则自大历间有邹和尚者，来住蜀之遂宁伞山，始传造法。故甘蔗所在植之，独有福唐、四明、番禺、广汉、遂宁有冰糖，他处皆颗碎、色浅、味薄。惟竹蔗绿嫩味厚，作霜最佳，西蔗次之。凡霜一瓮，其中品色亦自不同。惟叠如假山者为上，团枝次之，瓮鉴次之，小颗块又次之，沙脚为下；紫色及如水晶色者为上，深琥珀又次之，浅黄色次之，浅白为下。

【气味】甘，寒，冷利，无毒。

【主治】心腹热胀，口干渴。唐本。治目中热膜，明目。和枣肉、巨胜末为丸噙之，润肺气，助五脏，生津。孟诜。润心肺燥热，治嗽消痰，解酒和中，助脾气，缓肝气。时珍。

【发明】〔震亨曰〕石蜜甘喜入脾，食多则害必生于脾。西北地高多燥，得之有益；东北地下多湿，得之未有不病者，亦兼气之厚薄不同耳。〔时珍曰〕石蜜、糖霜、冰糖，比之紫沙糖性稍平，功用相同，入药胜之。然不冷利，若久食则助热，损齿、生虫之害同也。

刺蜜 （拾遗）

【校正】自草部移入此。

【释名】草蜜拾遗、给敥罗。

【集解】〔藏器曰〕交河沙中有草，头上有毛，毛中生蜜。胡人名为给敥罗。〔时珍曰〕按李延寿北史云：高昌有草名羊刺，其上生蜜，味甚甘美。又梁四公子记云：高昌贡刺蜜。杰公云：南平城羊刺无叶，其蜜色白而味甘；盐城羊刺叶大，其蜜色青而味薄也。高昌即交河，在西番，今为火州。又段成式酉阳杂俎云：北天竺国有蜜草，蔓生大叶，秋冬不死，因受霜露，遂成蜜也。又大明一统志云：西番撒马儿罕地，有小草丛生，叶细如蓝，秋露凝其上，味甘如蜜，可熬为饧，土人呼为达即古宾，盖甘露也。按此二说，皆草蜜也，但不知其草即羊刺否也？又有酏齐树，亦出蜜，云可入药而不得其详，今附于下：

【附录】酏齐音别。按段成式云：酏齐出波斯国，拂林国亦有之，名顸勃梨佗（顸音夺）。树长丈余，皮色青薄光净。叶似阿魏，生于枝端，一枝三叶。八月伐之，蜡月更抽新条。七月断其枝，有黄汁如蜜，微香，可以入药疗病也。

【气味】甘，平，无毒。

【主治】骨蒸发热痰嗽，暴痢下血，开胃止渴除烦。藏器。

果之六 （水果类六种）

莲藕 （本经上品）

【释名】其根藕尔雅、**其实莲**同上、**其茎叶荷**〔韩保升曰〕藕生水中，其叶名荷。按尔雅云：荷，芙蕖。其茎茄，其叶蕸，其本密，其华菡萏，其实莲，其根藕，其中菂，药中薏。邢昺注云：芙蕖，总名也，别名芙蓉，江东人呼为荷。菡萏，莲花也。菂，莲实也。薏，菂中青心也。郭璞注云：密乃茎下白蒻在泥中者。莲乃房也。菂乃子也。薏乃中心苦薏也。江东人呼荷花为芙蓉，北人以藕为荷，亦以莲为荷，蜀人以藕为茄，此皆习俗传误也。陆玑诗疏云：其茎为荷。其花未发为菡萏，已发为芙蕖。其实莲，莲之皮青里白。其子菂，菂之壳青肉白。菂内青心二三分，为苦薏也。〔时珍曰〕尔雅以荷为根名，韩氏以荷为叶名，陆玑以荷为茎名。按茎乃负叶者也，有负荷之义，当从陆说。密乃嫩蒻，如竹之行鞭者。节生二茎，一为叶，一为花，尽处乃生藕，为花、叶、根、实之本。显仁藏用，功成不居，可谓退藏于密矣，故谓之密。花叶常偶生，不偶不生，故根曰藕。或云藕善耕泥，故字从耦，耦者耕也。茄音加，加于密上也。蕸音遐，远于密也。菡萏，函合未发之意。芙蓉，敷布容艳之意。莲者连也，花实相连而出也。菂者的也，子在房中点点如的也。的乃凡物点注之名。薏犹意也，含苦在内也。古诗云：食子心无弃 苦心生意存。是矣。

【集解】〔别录曰〕藕实茎生汝南池泽。八月采。〔当之曰〕所在池泽皆有，豫音、汝南者良。苗高五六尺，叶团青大如扇，其花赤，子黑如羊矢。〔时珍曰〕莲藕，荆、扬、豫、益诸处湖泽陂池皆有之。以莲子种者生迟，藕芽种者最易发。其芽穿泥成白蒻，即密也。长者至丈余，五六月嫩时，没水取之，可作蔬茹，俗呼藕丝菜。节生二茎：一为芰荷，其叶出水，其旁茎生花。其叶清明后生。六七月开花，花有红、白、粉红三色。花心有黄须，蕊长寸余，须内即莲也。花褪莲房成菂，药在房如蜂子在窠之状。六七月采嫩者，生食脆美。至秋房枯子黑，其坚如石，谓之石莲子。八九月收之，研去黑壳，货之四方，谓之莲肉。冬月至春掘藕食之，藕白有孔有丝，

莲藕荷

大者如肱臂，长六七尺，凡五六节。大抵野生及红花者，莲多藕劣；种植及白花者，莲少藕佳也。其花白者香，红者艳，千叶者。不结实。别有合欢（并头者），有夜舒荷（夜布昼卷）、睡莲（花夜入水）、金莲（花黄）、碧莲（花碧）、绣莲（花如绣），皆是异种，故不述。相感志云：荷梗塞穴鼠自去，煎汤洗鑞垢自新。物性然也。

莲实

【释名】**藕实**本经、**菂**尔雅、**薂**音吸。同上、**石莲子**别录、**水芝**本经、**泽芝**古今注。

【修治】〔弘景曰〕藕实即莲子，八九月采黑坚如石者，干捣破之。〔颂曰〕其药至秋黑而沉水，为石莲子，可磨为饭食。〔时珍曰〕石莲剁去黑壳，谓之莲肉。以水浸去赤皮、青心，生食甚佳。入药须蒸熟去心，或晒或焙干用。亦有每一斤，用獖猪肚一个盛贮，煮熟捣焙用者。今药肆一种石莲子，状如土石而味苦，不知何物也？

【气味】**甘，平，涩，无毒。**〔别录曰〕寒。〔大明曰〕莲子、石莲性俱温。〔时珍曰〕嫩药性平，石莲性温。得茯苓、山药、白术、枸杞子良。〔诜曰〕生食过多，微动冷气胀人。蒸食甚良。大便燥涩者，不可食。

【主治】**补中养神，益气力，除百疾。久服，轻身耐老，不饥延年。**本经。主五脏不足，伤中，益十二经脉血气。孟诜。**止渴去热，安心止痢，治腰痛及泄精。多食令人欢喜。**大明。**交心肾，厚肠胃，固精气，强筋骨，补虚损，利耳目，除寒湿，止脾泄久痢，赤白浊，女人带下崩中诸血病。**时珍。**捣碎和米作粥饭食，轻身益气，令人强健。**苏颂。出诗疏。**安靖上下君相火邪。**嘉谟。

【发明】〔时珍曰〕莲产于淤泥，而不为泥染；居于水中，而不为水没。根茎花头，凡品难同；清净济用，群美兼得。自蔤蕵而节节生茎，生叶，生花，生藕；由菡萏而生蕊，生莲，生药，生薏。其莲药则始而黄，黄而青，青而绿，绿而黑，中含白肉，内隐青心。石莲坚刚，可历永久。慧藏生意，藕伏萌芽，展转生生，造化不息。故释氏用为引譬，妙理具存；医家取为服食，百病可却。盖莲之味甘气温而性啬，禀清芳之气，得稼穑之味，乃盖莲之味甘气温而性啬，禀清芳之气，得稼穑之味，乃脾之果也。脾者黄宫，所以交媾水、火，会合木、金者也。土为元气之母，母气既和，津液相成，神乃自生，久视耐老，此其权舆也。昔人治心肾不交，劳伤白浊，有清心莲子饮；补心肾，益精血，有瑞莲丸，皆得此理。〔藏器曰〕经秋正黑，石莲子入水必沉，惟煎盐卤能浮之。此物居山海间，经百年不坏，人得食之，令发黑不老。〔诜曰〕诸鸟、猿猴取得不食，藏之石室内，人得三百年者，食之永不老也。又雁食之，粪于田野山岩之中，不逢阴雨，经久不坏。人得之，每旦空腹食十枚，身轻能登高涉远也。

藕

【气味】**甘，平，无毒。**〔大明曰〕温。〔时珍曰〕相感志云：藕以盐水共食，则不损口；同油炒面米果食，则无渣。煮忌铁器。

【主治】**热渴，散留血、生肌。久服令人心欢。**别录。**止怒止泄，消食解酒毒，及病后干渴。**藏器。**捣汁服，止闷除烦开胃，治霍乱，破产后血闷。捣膏，罨金疮并伤折，止暴痛。蒸煮食之，大能开胃。**大明。**生食，治霍乱后虚渴。蒸食，甚补五脏，实下焦。同蜜食，令人腹脏肥，不生诸虫，亦可休粮。**孟诜。**汁：解射罔毒、**

蟹毒。徐之才。**捣浸澄粉服食，轻身益年。**朦仙。

【发明】〔弘景曰〕根入神仙家。宋时太官作血臛（音勘），疱入削藕皮误落血中，遂散涣不凝。故医家用以破血多效也。臛者，血羹也。〔诜曰〕产后忌生冷物，独藕不同生冷者，为能破血也。〔时珍曰〕白花藕大而孔扁者，生食味甘，煮食不美；红花及野藕，生食味涩，煮蒸则佳。夫藕生于卑污，而洁白自若。质柔而穿坚，居下而有节。孔窍玲拢，丝纶内隐。生于嫩蒻，而发为茎、叶、花、实，又复生芽，以续生生之脉。四时可食，令人心欢，可谓灵根矣。故其所主者，皆心脾血分之疾，与莲之功稍不同云。

藕蔤
【释名】藕丝菜五六月嫩时，采为蔬茹，老则为藕稍，味不堪矣。
【气味】甘，平，无毒。
【主治】生食，主霍乱后虚渴烦闷不能食，解酒食毒。苏颂。**功与藕同。**时珍。**解烦毒，下瘀血。**汪颖。

藕节
【气味】涩，平，无毒。〔大明曰〕冷。伏硫黄。
【主治】捣汁饮，主吐血不止，及口鼻出血。甄权。**消瘀血，解热毒。产后血闷，和地黄研汁，人热酒、小便饮。**大明。**能止咳血唾血，血淋溺血，下血血痢血崩。**时珍。

【发明】〔时珍曰〕一男子病血淋，痛胀祈死。予以藕汁调发灰，每服二钱，服三日而血止痛除。按赵潜养疴漫笔云：宋孝宗患痢，众医不效。高宗偶见一小药肆，召而问之。其人问得病之由，乃食湖蟹所致。遂诊脉，曰：此冷痢也。乃用新采藕节捣烂，热酒调下，数服即愈。高宗大喜，就以捣药金杵臼赐之，人遂称为金杵白严防御家，司谓不世之遇也。大抵藕能消瘀血，热开胃，而又解蟹毒故也。

莲薏　即莲子中青心也。
【释名】苦薏
【气味】苦，寒，无毒。〔藏器曰〕食莲子不去心，令人作吐。
【主治】血渴，产后渴，生研末，米饮服二钱，立愈。士良。**止霍乱。**大明。**清心去热。**时珍。出统旨。

莲蕊须
【释名】佛座须花开时采取，阴干。亦可充果食。
【气味】甘，涩，温，无毒。〔大明曰〕忌地黄、葱、蒜。
【主治】清心通肾，固精气，乌须发，悦颜色，益血，止血崩、吐血。时珍。

【发明】〔时珍曰〕莲须本草不收，而三因诸方固真丸、巨胜子丸各补益方中，往往用之。其功大抵与莲子同也。

莲花
【释名】芙蓉古今注、芙蕖同上、水华。
【气味】苦、甘，温，无毒。忌地黄、葱、蒜。

【主治】镇心益色。驻颜身轻。大明。〔弘景曰〕花入神仙家用，入香尤妙。

莲房

【释名】莲蓬壳陈久者良。

【气味】苦，涩，温，无毒。

【主治】破血。孟诜。治血胀腹痛，及产后胎衣不下，酒煮服之。水煮服之，解野菌毒。藏器。止血崩、下血、溺血。时珍。

【发明】〔时珍曰〕莲房入厥阴血分，消瘀散血，与荷叶同功，亦急则治标之意也。

荷叶

【释名】嫩者荷钱象形。贴水者藕荷生藕者。出水者芰荷生花者。蒂名荷鼻。

【修治】〔大明曰〕入药并多用。

【气味】苦，平，无毒。〔时珍曰〕畏桐油。伏白银，伏硫黄。

【主治】止渴，落胞破血，治产后口干，心肺躁烦。大明。治血胀腹痛，产后胎衣不下，酒煮服之。荷鼻：安胎，去恶血，留好血，止血痢，杀菌蕈毒，并煮水服。藏器。生发元气，裨助脾胃，涩精滑，散瘀血，消水肿痛肿，发痘疮，治吐血咯血衄血，下血溺血血淋，崩中，产后恶血，损伤败血。时珍。

【发明】〔杲曰〕洁古张先生口授枳术丸方，用荷叶烧饭为丸。当时未悟其理，老年味之始得。夫震者动也，人感之生足少阳甲胆，是属风木，为生化万物之根蒂。人之饮食入胃，营气上行，即少阳甲胆之气，与手少阳三焦元气，同为生发之气。素问云：履端于始，序则不愆。荷叶生于水土之下，污秽之中，挺然独立。其色青，其形仰，其中空，象震卦之体。食药感此气之化，胃气何由不升乎？用此为引，可谓远识合道矣。更以烧饭和药，与白术协力滋养，补令胃厚，不致内伤，其利广矣大矣。世之用巴豆、牵牛者，岂足语此？〔时珍曰〕烧饭见谷部饭下。按东垣试效。方云：雷头风证，头面疙瘩肿痛，憎寒发热，状如伤寒，病在三阳，不可过用寒药重剂，诛伐无过。一人病此，诸药不效，余处清震汤治之而愈。用荷叶一枚，升麻五钱，苍术五钱，水煎温服。盖震为雷，而荷叶之形象震体，其色又青，乃涉类象形之义也。又案闻人规痘疹八十一论云：痘疮已出，复为风寒外袭，则窍闭血凝，其点不长，或变黑色，此为倒黡，必身痛，四肢微厥。但温肌散邪，则热气复行，而斑自出也。宜紫背荷叶散治之。盖荷叶能升发阳气，散瘀血，留好血，僵蚕能解结滞之气故也。此药易得，而活人甚多，胜于人牙、龙脑也。又戴原礼证治要诀云：荷叶服之，令人瘦劣，故单服可以消阳水浮肿之气。

红白莲花（拾遗）

【校正】自草部移入此。

【集解】〔藏器曰〕红莲花、白莲花，生西国，胡人将来也。〔时珍曰〕此不知即莲花否？而功与莲同，以类相从，姑移入此。

【气味】甘，平，无毒。

【主治】久服，令人好颜色，变白却老。藏器。

芰实（音妓　别录上品）

【释名】菱别录、水栗风俗通、沙角。〔时珍曰〕其叶支散，故字从支。其角棱峭，故谓之菱，而俗呼为菱角也。昔人多不分别，惟王安贫武陵记，以三角、四角者为芰，两角者为菱。左传屈到嗜芰，即此物也。尔雅谓之厥攗（音眉）。又许慎说文云：菱，楚谓之芰，秦谓之薢茩。杨氏丹铅录以芰为鸡头，引离骚缉芰以为衣，言菱叶不可缉衣，皆误矣。案尔雅薢茩乃决明之名，非厥攗也。又埤雅芰荷乃藕上出水花之茎，非鸡头也。与菱同名异物。许、杨二氏失于详考，故正之。

芰
菱

【集解】〔弘景曰〕芰实，庐、江间最多，皆取火燔以为米充粮，今多蒸暴食之。〔颂曰〕菱，处处有之。叶浮水上，花黄白色，花落而实生，渐向水中乃熟。实有二种：一种四角。一种两角，两角中又有嫩皮而紫色者，谓之浮菱，食之尤美。江淮及山东人暴其实以为米，代粮。〔时珍曰〕芰菱有湖烁处则有之。菱落泥中，最易生发。有野菱、家菱，皆三月生蔓延引。叶浮水上，扁而有尖，光面如镜。叶下之茎有股如虾股，一茎一叶，两两相差，如蝶翅状。五六月开小白花，背日而生，昼合宵炕，随月转移。其实有数种：或三角、四角，或两角、无角。野菱自生湖中，叶、实俱小。其角硬直刺人，其色嫩青老黑。嫩时剥食甘美，老则蒸煮食之。野人暴干，剁米为饭为粥，为糕为果，皆可代粮。其茎亦可暴收，和米作饭，以度荒歉，盖泽农有利之物也。家菱种于陂塘，叶、实俱大，角软而脆，亦有两角弯卷如弓形者，其色有青、有红、有紫，嫩时剥食，皮脆肉美，盖佳果也。老则壳黑而硬，坠入江中，谓之乌菱。冬月取之，风干为果，生、熟皆佳。夏月以粪水浇其叶，则实更肥美。按段成式酉阳杂俎云：苏州折腰菱，多两角。荆州郢城菱，三角无刺。可以按莎。汉武帝昆明池有浮根菱，亦曰青水菱，叶没水下，菱出水上。或云：玄都有鸡翔菱，碧色，状如鸡飞，仙人凫伯子常食之。

【气味】甘，平，无毒〔诜曰〕生食，性冷利。多食，伤人脏腑，损阳气，痿茎，生蛲虫。水族中此物最不治病。若过食腹胀者，可暖姜酒服之即消，亦可含吴茱萸咽津。〔时珍曰〕仇池笔记言：菱花开背日，芡花开向日，故菱寒而芡暖。别录言芰实性平，岂生者性冷，而干者则性平欤？

【主治】安中补五脏，不饥轻身。别录。蒸暴，和蜜饵之，断谷长生。弘景。解丹石毒。苏颂。鲜者，解伤寒积热，止消渴，解酒毒、射罔毒。时珍。捣烂澄粉食，补中延年。瞿仙。

芰花
【气味】涩。
【主治】入染须发方。时珍。

乌菱壳
【主治】入染须发方，亦止泄痢。时珍。

芡实 <small>（音俭　本经上品）</small>

【释名】 **鸡头**本经、**雁喙**同、**雁头**古今注、**鸿头**韩退之、**鸡雍**庄子、**卵菱**管子、**芡子**音唯。**水流黄**〔弘景曰〕此即今芡子也。茎上花似鸡冠，故名鸡头。〔颂曰〕其苞形类鸡、雁头，故有诸名。〔时珍曰〕芡可济俭歉，故谓之芡。鸡雍见庄子无鬼篇。卵菱见管子五行篇。扬雄方言云：南楚谓之鸡头，幽燕谓之雁头，徐、青、淮、泗谓之芡子。其茎谓之芡，亦曰葓。郑樵通志以钩芡为芡，误矣。钩芡，陆生草也，其茎可食。水流黄见下。

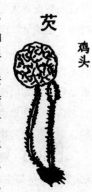

芡

鸡头

【集解】 〔别录曰〕鸡头实生雷池池泽。八月采之。〔保升曰〕苗生水中，叶大如荷，皱而有刺。花子若拳大，形作鸡头。实若石榴，其皮青黑，肉白如菱米也。〔颂曰〕处处有之，生水泽中。其叶俗名鸡头盘，花下结实。其茎嫩者名芡蔌。亦名蔌菜，人采为蔬茹。〔宗奭曰〕天下皆有之。临水居人，采子去皮，捣仁为粉，蒸炸作饼，可以代粮。〔时珍曰〕芡茎三月生叶贴水，大于荷叶，皱文如縠，蹙衄如沸，面青背紫，茎、叶皆有刺。其茎长至丈余，中亦有孔有丝，嫩者剥皮可食。五六月生紫花，花开向日结苞，外有青刺，如猬刺及栗球之形。花在苞顶，亦如鸡喙及猬喙。剥开内有斑驳软肉裹子，累累如珠玑。壳内白米，状如鱼目。深秋老时，泽农广收，烂取芡子，藏至囷石，以备歉荒。其根状如三棱，煮食如芋。

【修治】 〔敩曰〕凡用蒸熟，烈日晒裂取仁，亦可春取粉用。〔时珍曰〕新者煮食良。入涩精药，连壳用亦可。案陈彦和暇日记云：芡实一斗，以防风四两煎汤浸过用，且经久不坏。

【气味】 甘，平，涩，无毒。〔弘景曰〕小儿多食，令不长。〔敩曰〕生食多，动风冷气。〔宗奭曰〕食多，不益脾胃，兼难消化。

【主治】 湿痹，腰脊膝痛，补中，除暴疾，益精气，强志，令耳目聪明。久服，轻身不饥，耐老神仙。本经。开胃助气。日华。止渴益肾，治小便不禁，遗精白浊带下。时珍。

【发明】 〔弘景曰〕仙方取此合莲实饵之，甚益人。〔恭曰〕作粉食，益人胜于菱也。〔颂曰〕取其实及中子，捣烂暴干，再捣筛末，熬金樱子煎和丸服之，云补下益人，谓之水陆丹。〔时珍曰〕案孙升谈圃云：芡本不益人，而俗谓之水流黄何也？盖人之食芡，必咀嚼之，终日蹙嚅。而芡味甘平，腴而不腻。食之者能使华液流通，转相灌溉，其功胜于乳石也。淮南子云：狸头愈瘕，鸡头已瘘。注者云，即芡实也。

鸡头菜即葓菜芡茎也。

【气味】 咸、甘、平，无毒。

【主治】 止烦渴，除虚热，生熟皆宜。时珍。

根

【气味】 同茎。

【主治】 小腹结气痛，煮食之。士良。

乌芋 （别录中品）

【释名】凫茈（音疵）、凫茨（音瓷）、**荸荠**衍义、**黑三棱**博济方、**芍**（音晓）、**地栗**郑樵通志。〔时珍曰〕乌芋，其根如芋而色乌也。凫喜食之，故尔雅名凫苑，后遂讹为凫茨，又讹为荸荠。盖切韵凫、荸同一字母，音相近也。三棱、地栗，皆形似也。〔瑞曰〕小者名凫茈，大者名地栗。

【集解】〔颂曰〕乌芋，今凫茨也。苗似龙须而细，色正青。根如指头大，黑色，皮厚有毛。又有一种皮薄无毛者亦同。田中人并食之。〔宗奭曰〕皮厚色黑，肉硬而白者，谓之猪勃脐。皮薄泽，色淡紫，肉软而脆者，谓之羊勃脐。正二月，人采食之。此二等药中罕用，荒岁人多采以充粮。〔时珍曰〕凫花生浅水田中。其苗三四月出土，一茎直上，无枝叶，状如龙须。肥田栽者，粗近葱、蒲，高二三尺。其根白蒻，秋后结颗，大如山楂、栗子，而脐有聚毛，累累下生入泥底。野生者，黑而小，食之多滓。种出者，紫而大，食之多毛。吴人以沃田种之，兰月下种，霜后苗枯，冬春掘收为果，生食、煮食皆良。

【正误】〔别录曰〕乌芋一名藉姑。二月生叶如芋。三月三日采根，暴干。〔弘景曰〕藉姑生水田中。叶有桠，状如泽泻，不正似芋。其根黄，似芋子而小，疑有乌者，根极相似，细而美。叶状如苋草，呼为凫茨，恐即此也。〔恭曰〕乌芋一名槎丫，一名茨菰。〔时珍曰〕乌芋、慈姑原是二物。慈姑有叶，其根散生。乌芋有茎无叶，其根下生。气味不同，主治亦异。而别录误以藉姑为乌芋，谓其叶如芋。陶、苏二氏因凫茨、慈姑字音相近，遂致混注，而诸家说者因之不明。今正其误。

根

【气味】甘，微寒，滑，无毒。〔诜曰〕性冷。先有冷气人不可食，令人腹胀气满。小儿秋月食多，脐下结痛也。

【主治】消渴痹热，温中益气。别录。下丹石，消风毒，除胸中实热气。可作粉食，明耳目，消黄疸。孟诜。开胃下食。大明。作粉食，厚入肠胃，不饥，能解毒，服金石人宜之。苏颂。疗五种膈气，消宿食，饭后宜食之。治误吞铜物。汪机。主血痢下血血崩，辟蛊毒。时珍。

【发明】〔机曰〕乌芋善毁铜，合铜钱嚼之，则钱化，可见其为消坚削积之物。故能化五种膈疾，而消宿食，治误吞铜也。〔时珍曰〕按王氏博济方，治五积、冷气攻心、变为五隔诸病，金锁丸中用黑三棱。注云：即凫茈干者。则汪氏所谓消坚之说，盖本于此。又董炳集验方云：地栗晒干为末，白汤每服二钱，能辟蛊毒。传闻下蛊之家，知有此物，便不敢下。此亦前人所未知者。

慈姑 （日华）

【校正】原混乌芋下，今分出。仍并入图经外类剪刀草。

乌　芋
荸荠

【释名】藉姑别录、水萍别录、河凫茈图经、白地栗同上、苗名剪刀草图经、箭搭草救荒、槎丫草苏恭、燕尾草大明。〔时珍曰〕慈姑，一根岁生十二子，如慈姑之乳诸子，故以名之。作茨菰者非矣。河凫花、白地栗，所以别乌芋之凫花、地栗也。剪刀、箭搭、槎丫、燕尾，并象叶形也。

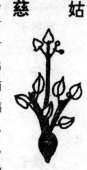

慈姑

【集解】〔别录曰〕藉姑，三月三日采根，暴干。〔弘景曰〕藉姑生水田中。叶有丫，状如泽泻。其根黄，似芋子而小，煮之可啖。〔恭曰〕慈姑生水中。叶似鲋箭之镞，泽泻之类也。〔颂曰〕剪刀草，生江湖及汴洛近水河沟沙碛中。叶如剪刀形。茎干似嫩蒲，又似三棱。苗甚软，其色深青绿。每丛十余茎，内抽出一两茎，上分枝，开小白花，四瓣，蕊深黄色。根大者如杏，小者如栗，色白而莹滑。五六七月采叶，正二月采根，即慈姑也。煮熟味甘甜，时人以作果子。福州别有一种，小异，三月开花，四时采根，功亦相似。〔时珍曰〕慈姑生浅水中，人亦种之。三月生苗，青茎中空，其外有棱。叶如燕尾，前尖后歧。霜后叶枯，根乃练结，冬及春初，掘以为果。须灰汤煮熟，去皮食，乃不麻涩戟人咽也。嫩茎亦可炸食。又取汁，可制粉霜、雌黄。又有山慈姑，名同实异，见草部。

根

【气味】苦、甘、微寒、无毒。〔大明曰〕冷，有毒。多食，发虚热，及肠风痔漏，崩中带下，疮疖。以生姜同煮佳。怀孕人不可食。〔诜曰〕吴人常食之，令人发脚气瘫缓风，损齿失颜色，皮肉干燥。卒食之，使人干呕也。

【主治】百毒，产后血闷，攻心欲死，产难胞衣不出，捣汁服一升。又下石淋。大明。

叶

【主治】诸恶疮肿，小儿游瘤丹毒，捣烂涂之，即便消退，甚佳。苏颂。治蛇、虫咬，捣烂封之。大明。调蚌粉，涂瘑痱。时珍。

附录诸果 (纲目二十一种，拾遗一种)

〔时珍曰〕方册所记诸果，名品甚多，不能详其性、味、状。既列于果，则养生者不可不知，因略采附以俟。

津符子 〔时珍曰〕孙真人千金方云：味苦，平，滑。多食令人口爽，不知五味。

必思荅 〔又曰〕忽必烈①饮膳正要云：味甘，无毒。调中顺气。出回回田地。

甘剑子 〔又曰〕范成大桂海志云：状似巴榄子，仁附肉，有白膈，不可食，发人病。北人呼为海胡桃是也。

杨摇子 〔又曰〕沈莹临海异物志云：生闽越。其于生树皮中，其体有脊，形甚异而味甘无奇，色青黄，长四五寸。

---

① 忽必烈：《饮膳正要》卷首虞集序及进书表明言作者为忽思慧。

海梧子〔又曰〕穗含南方草木状云：出林邑。树似梧桐，色白。叶似青桐。其子如。大栗，肥甘可食。

木竹子〔又曰〕桂海志云：皮色形状全似大枇杷，肉味甘美，秋冬实熟。出广西。

櫓罟子〔又曰〕桂海志云：大如半升碗，数十房攒聚成球，每房有缝。冬生青，至夏红。破其瓣食之，微甘。出广西。

罗晃子〔又曰〕桂海志云：状如橄榄，其皮七重。出广西。顾玠海槎录云：横州出九层皮果，至九层方见肉也。夏熟，味如栗。

梓子〔又曰〕徐表南州记云：出九真、交趾。树生子如桃实，长寸余。二月开花，连着子，五月熟，色黄。盐藏食之，味酸似梅。

夫编子〔又曰〕南州记云：树生交趾山谷。三月开花，仍连着子，五六月熟。入鸡、鱼、猪、鸭羹中，味美，亦可盐藏。

白缘子〔又曰〕刘欣期交州记云：出交趾。树高丈余，实味甘美如胡桃。

系弥子〔又曰〕郭义恭广志云：状圆而细，赤如软枣。其味初苦后甘，可食。

人面子〔又曰〕草木状云：出南海。树似含桃。子如桃实，无味，以蜜渍之可食。其核正如人面，可玩。祝穆方舆胜览云：出广中。大如梅李。春花、夏实、秋熟，蜜煎甘酸可食。其核两边似人面，口、目、鼻皆具。

黄皮果〔又曰〕海槎录云：出广西横州。状如楝子及小枣而味酸。

四味果〔又曰〕段成式酉阳杂俎云：出祁连山。木生如枣。剖以竹刀则甘，铁刀则苦，木刀则酸，芦刀则辛。行旅得之，能止饥渴。

千岁子〔又曰〕草木状云：出交趾。蔓生。子在根下，须绿色，交加如织。一苞恒二百余颗，皮壳青黄色。壳中有肉如栗，味亦如之。干则壳肉相离，撼之有声。桂海志云：状似青黄李，味甘。

侯骚子〔又曰〕酉阳杂俎云：蔓生。子大如鸡卵，既甘且冷，消酒轻身。王太仆曾献之。

酒杯藤子〔又曰〕崔豹古今注云：出西域。藤大如臂。花坚硬，可以酌酒，文章映澈。实大如指，味如豆蔻，食之消酒。张骞得其种于大宛。

控（音间）**子**〔又曰〕贾思勰齐民要术云：藤，生交趾、合浦。缘树木，正二月花，四五月熟，如梨，赤如鸡冠，核如鱼鳞。生食，味淡泊。

山枣〔又曰〕寰宇志云：出广西肇庆府。叶似梅，果似荔枝，九月熟，可食。

隈支〔又曰〕宋祁益州方物图云：生邓州山谷中。树高丈余，枝修而弱。开白花。实大若雀卵，状似荔枝，肉黄肤甘。

灵床上果子拾遗　藏器云：人夜谵语，食之即止。

诸果有毒（拾遗）

凡果未成核者，食之令人发痈疖及寒热。

凡果落地有恶虫缘过者。食之令人患九漏。

凡果双仁者，有毒杀人。

凡瓜双蒂者，有毒杀人。沉水者，杀人。

凡果忽有异常者，根下必有毒蛇，食之杀人。

第三十四卷木部一目录

李时珍曰：木乃植物，五行之一。性有土宜，山谷原隰。肇由气化，爰受形质，乔条苞灌，根叶华实。坚脆美恶，各具太极。色香气味，区辨品类。食备果蔬，材充药器。寒温毒良，直有考汇。多识其名，奚止读诗。埤以本草，益启其知。乃肆搜猎，萃而类之。是为木部，凡一百八十种，分为六类：曰香，曰乔，曰灌，曰寓，曰苞，曰杂。旧本木部三品，共二百六十三种。今并入二十五种，移一十四种入草部，二十九种入蔓草，三十一种入果部，三种入菜部，一十六种入器用部，二种入虫部。自草部移入二种，外类有名未用移入十一种。

《神农本草经》四十四种梁陶弘景注。

《名医别录》二十三种梁·陶弘景注。

《唐本草》二十二种唐·苏恭。

《本草拾遗》三十九种唐·陈藏器。

《海药本草》五种唐·李珣。

《蜀本草》一种蜀·韩保升。

《开宝本草》一十五种宋·马志。

《嘉祐本草》六种宋·掌禹锡。

《图经本草》一种宋·苏颂。

《日华本草》一种宋·人大明。

《证类本草》一种宋·唐慎微。

《本草补遗》一种元·朱震亨。

《本草纲目》二十一种明·李时珍。

【附注】魏·李当之《药录》

吴普《本草》

宋·雷敩《炮炙》

齐·徐之才《药对》

唐·甄权《药性》

孙思邈《千金》

唐·孟诜《食疗》

杨损之《删繁》

萧炳《四声》

南唐·陈士良《食性》

宋·陈承《别说》

寇宗奭、《衍义》

金·张元素《珍珠囊》

元·李杲《法象》

王好古《汤液》

元·吴瑞《日用》

明·汪颖《食物》

汪机《会编》

周宪王《救荒》

王纶《集要》

宁原《食鉴》

陈嘉谟①《蒙筌》

木之一 （香木类三十五种）

柏本经

松别录

杉别录　丹桎木附

桂本经

箘桂本经

天竺桂海药

月桂拾遗

木兰本经

辛夷本经

沉香别录

蜜香拾遗

丁香开宝　（即鸡舌香）

檀香别录

降真香证类

楠别录

樟拾遗

钓樟别录

---

①　谟：原脱。据本书卷一历代诸家本草补。

乌药开宝 研药附

榬香纲目 （即兜娄香）

必栗香拾遗

枫香脂唐本 （即白胶香）

熏陆香（乳香）别录

没药开宝

骐驎竭唐本（即血竭）

质汗开宝

安息香唐本

苏合香别录

詹糖香别录 结杀附

笃褥香纲目 胆八香附

龙脑香唐本 元慈勒附

樟脑纲目

阿魏①唐本

卢会开宝

胡桐泪唐本

返魂香海药 兜木香附

上附方旧五十七，新一百九十八。

---

① 魏：原作"魂"，据正文及总目录改。

第三十四卷木部一

木之一 （香水类三十五种）

柏 （本经上品）

【释名】椈（音菊）、侧柏〔李时珍曰〕按魏子才六书精蕴云：万木皆向阳，而柏独西指，盖阴木而有贞德者，故字从白。白者，西方也，陆佃埤雅云：柏之指西，犹针之指南也。柏有数种，入药惟取叶扁而侧生者，故曰侧柏。〔寇宗奭曰〕予官陕西，登高望柏，千万株皆一一西指。盖此木至坚，不畏霜雪，得木之正气，他木不及。所以受金之正气所制，一一西指也。

【集解】〔别录曰〕柏实生太山山谷，柏叶尤良。四时各依方面采，阴干。〔陶弘景曰〕处处有柏，当以太山为佳尔。并忌取冢墓上者。其叶以秋夏采者良。〔苏恭曰〕令太山元复采子，惟出陕州、宜州为胜。八月采之。〔苏颂曰〕柏实以乾州者为最。三月开花，九月结子成熟，取采蒸曝，春簸取仁用。其叶名侧柏，密州出者尤佳。虽与他柏相类，而其叶皆侧向而生，功效殊别。古柏叶尤奇，益州诸葛孔明庙中有大柏木，相传是蜀世所植，故人多采以作药，其味甘香于常柏也。〔雷敩曰〕柏叶有花柏叶、丛柏叶及有子圆叶。其有子圆叶成片，如大片云母，叶皆侧，叶上有微赤毛者，宜入药用。花柏叶，其树浓叶成朵，无子；丛柏叶，其树绿色，并不入药。

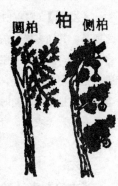

圆柏　柏　侧柏

〔陈承曰〕陶隐居说柏忌冢墓上者，而今乾州者皆是乾陵所出，他处皆无大者，但取其州土所宜。子实气味丰美可也。其柏异于他处，木之文理，大者多为菩萨云气、人物鸟兽，状极分明可观。有盗得一株径尺者，值万钱，宜其子实为贵也。〔时珍曰〕　史记言：松柏为百木之长。其树耸直，其皮薄，其肌腻。其花细琐，其实成梂，状如小铃，霜后四裂，中有数子，大如麦粒，芬香可爱。柏叶松身者，桧也。其叶尖硬，亦谓之枯。今人名圆柏，以别侧柏。松叶柏身者，枞也。松桧相半者，桧柏也。峨眉山中一种竹叶柏身者，谓之竹柏。

柏实

【修治】〔敩曰〕凡使先以酒浸一宿，至明漉出，晒干，用黄精自然汁于日中煎之，缓火煮成煎为度。每煎柏子仁三两，用酒五两浸。〔时珍曰〕此法是服食家用者。寻常用，只蒸熟曝春簸簸取仁，炒研入药。

【气味】甘，平，无毒。〔甄权曰〕甘、辛。畏菊花、羊蹄草。〔徐之才曰 见叶下。

【主治】惊悸益气，除风湿，安五脏。久服，令人润泽美色，耳目聪明，不饥不老，轻身延年。本经。疗恍惚，虚损吸吸，历节腰中重痛，益血止汗。别录。治头风，腰肾中冷，膀胱冷脓宿水，兴阳道，益寿，去百邪鬼魅，小儿惊痫。甄权。润肝。好古。养心气，润肾燥，安魂定魄，益智宁神。烧沥，泽头发，治疥癣。时珍。

【发明】〔王好古曰〕柏子仁，肝经气分药也。又润肾，古方十精丸用之。〔时珍曰〕柏子仁性平而不寒不燥，味甘而补，辛而能润，其气清香，能透心肾，益脾胃，盖仙家上品药也，宜乎滋养之剂用之。列仙传云：赤松子食柏实，齿落更生，行及奔马。谅非虚语也。

柏叶

【修治】〔敩曰〕凡用揉去两畔并心枝了，用糯泔浸七日，以酒拌蒸一伏时。每一斤用黄精自然汁十二两浸焙，又浸又焙，待汁干用之。〔时珍曰〕此服食治法也。常甩或生或炒，各从本方。

【气味】苦，微温，无毒。〔权曰〕苦、辛，性涩。与酒相宜。〔颂曰〕性寒。〔之才曰〕瓜子、牡蛎、桂为之使。畏菊花、羊蹄、诸石及面麹。伏砒、硝。〔弘景曰〕柏之叶、实，服饵所重。此云恶麹，而人以酿酒无妨。恐酒米相和，异单用也。

【主治】吐血衄血，痢血崩中赤白，轻身益气，令人耐寒暑，去湿痹，生肌。别录。治冷风历节疼痛，止尿血。甄权。炙，罯冻疮。烧取汁涂头，黑润鬓发。大明。傅汤火伤，止痛灭瘢。服之。疗蛊痢。作汤常服，杀五脏虫，益人。苏颂。

【发明】〔震亨曰〕柏属阴与金，善守。故采其叶，随月建方，取其多得月令之气。此补阴之要药，其性多燥，久得之大益脾土，以滋其肺。〔时珍曰〕柏性后凋而耐久，禀坚凝之质，乃多寿之木，所以可入服食。道家以之点汤常饮，元旦以之浸酒辟邪，皆有取于此。麝食之而体香，毛女食之而体轻，亦其证验矣。毛女者，秦王宫人。关东贼至，惊走入山，饥无所食。有一老公教吃松柏叶，初时苦涩，久乃相宜，遂不复饥，冬不寒，夏不热。至汉成帝时，猎者于终南山见一人，无衣服，身生黑毛，跳坑越涧如飞，乃密围获之，去秦时二百余载矣。事出葛洪抱朴子书中。

枝节

【主治】煮汁酿酒，去风痹、历节风。烧取渣油，疗病疥及虫癞良。苏恭。

脂

【主治】身面疣目，同松脂研匀涂之，数夕自失。圣惠。

根白皮

【气味】苦，平，无毒。

【主治】火灼烂疮，长毛发。别录。

松（别录上品）

【释名】〔时珍曰〕按王安石字说云：松柏为百木之长。松犹公也，柏犹伯也。故松从公，柏从白。

【集解】〔别录曰〕松脂生太山山谷。六月采。〔颂曰〕松处处有之。其叶有两鬣、五鬣、
七鬣。岁久则实繁。中原虽有，不及塞上者佳好也。松脂以通明如熏陆香
颗者为胜，〔宗奭曰〕松黄一如蒲黄，但味差淡。松子多海东来，今关右亦
有，但细小味薄也。〔时珍曰〕松树磥砢修耸多节，其皮粗厚有鳞形，其叶
后凋。二三月抽蕤生花，长四五寸，采其花蕊为松黄。结实状如猪心，叠
成鳞砌，秋老则子长鳞裂。然叶有二针、三针、五针之别。三针者为栝子
松，五针者为松子松。其子大如柏子，惟辽海及云南者，子大如巴豆可食，
谓之海松子，详见果部。孙思邈云：松脂以衡山者为良。衡山东五百里，
满谷所出者，与天下不同。苏轼云：镇定松脂亦良。抱朴子云：凡老松皮
内自然聚脂为第一，胜于凿取及煮成者。其根下有伤处，不见日月者为阴
脂，尤佳。老松余气结为茯苓。千年松脂化为琥珀。玉策记云：千年松树

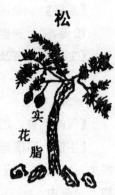

松
实
花
脂

四边枝起，上杪不长如偃盖。其精化为青牛、青羊、青犬、青人、伏龟，其寿皆千岁。

松脂

〔别名〕松膏本经松肪同松胶纲目松香同沥青。

【修治】〔景曰〕采炼松脂法，并在服食方中。以桑灰汁或酒煮软，挼纳寒水中数十过，白
滑则可用。〔颂曰〕凡用松脂，先须炼治。用大釜加水置甑，用白茅藉甑底，又加黄砂于茅上，
厚寸许。然后布松脂于上，炊以桑薪，汤减频添热水。候松脂尽入釜中，乃出之，投于冷水，既
凝又蒸，如此二过，其白如玉，然后入用。

【气味】苦、甘，温，无毒。〔权曰〕甘，平。〔震享曰〕松脂属阳金。伏汞。

【主治】痈疽恶疮，头疡白秃，疥瘙风气，安五脏，除热。久服，轻身不老延
年。本经。除胃中伏热，咽干消渴，风痹死肌。炼之令白。其赤者，主恶痹。别录。
煎膏，生肌止痛，排脓抽风。贴诸疮脓血瘘烂。塞牙孔，杀虫。甄权。除邪下气，
润心肺，治耳聋。古方多用辟谷。大明。强筋骨，利耳目，治崩带。时珍。

【发明】〔弘景曰〕松、柏皆有脂润，凌冬不凋，理为佳物，服食多用，但人多轻忽之尔。
〔颂曰〕道人服饵，或合茯苓、松柏实、菊花作丸，亦可单服。〔时珍曰〕松叶、松实，服饵所须；
松节、松心，耐久不朽。松脂则又树之津液精华也。在土不朽，流脂日久，变为琥珀，宜其可以
辟谷延龄。葛洪抱朴子云：上党赵瞿病癞历年，垂死其家弃之，送置山穴中。瞿怨泣经月，有仙
人见而哀之，以一囊药与之。瞿服百余日，其疮都愈，颜色丰悦，肌肤玉泽。仙人再过之，瞿谢
活命之恩，乞求其方。仙人曰：此是松脂，山中便多。此物汝炼服之，可以长生不死。瞿乃归家
长服，身体转轻，气力百倍，登危涉险，终日不困。年百余岁，齿不坠，发不白。夜卧忽见屋间
有光，大如镜，久而一室尽明如昼。又见面上有采女一人，戏于口鼻之间。后入抱犊山成地仙。
于时人闻瞿服此脂，皆竞服之，车运驴负，积之盈室。不过一月，未觉大益，皆辄止焉。志之不
坚如此。张杲医说有服松丹之法。

松节

【气味】苦，温，无毒。

【主治】百邪久风，风虚脚痹疼痛。别录。酿酒，主脚弱，骨节风。弘景。炒焦，

治筋骨间病，能燥血中之湿。震亨。治风蛀牙痛，煎水含漱，或烧灰日揩，有效。时珍。

【发明】〔时珍曰〕松节，松之骨也。质坚气劲，久亦不朽，故筋骨间风湿诸病宜之。

松湉音诣。火烧松枝取液也。

【主治】疮疥及马牛疮。苏恭。

松叶

〔别名〕松毛

【气味】苦，温，无毒。

【主治】风湿疮，生毛发，安五脏，守中，不饥延年。别录。细切，以水及面饮服之，或捣屑丸服，可断谷及治恶疾。弘景。炙罯冻疮风疮，佳。大明。去风痛脚痹，杀米虫。时珍。

松花

【别名】松黄

【气味】甘，温，无毒。〔震亨曰〕多食，发上焦热病。

【主治】润心肺，益气，除风止血。亦可酿酒。时珍。

【发明】〔恭曰〕松花即松黄，拂取正以蒲黄，酒服令轻身，疗病胜似皮、叶及脂也。〔颂曰〕花上黄粉，山人及时拂取，作汤点之甚佳。但不堪停久，故鲜用寄远。〔时珍曰〕今人收黄和白沙糖印为饼膏，充果饼食之，且难久收，恐轻身疗病之功，未必胜脂、叶也。

根白皮

【气味】苦，温，无毒。

【主治】辟谷不饥。别录。补五劳，益气。大明。

木皮

〔别名〕赤龙皮

【主治】痈疽疮口不合，生肌止血，治白秃、杖疮、汤火疮。时珍。

松实见果部。

艾纳见草部苔类桑花下。

松蕈见菜部香蕈下。

杉 (别录中品)

【释名】黏音杉。沙木纲目、檠木（音敬）。

【集解】〔颂曰〕杉材旧不著所出州土，今南中深山多有之。木类松而径直，叶附枝生，若刺针。郭璞注尔雅云：黏①似松，生江南。可以为船及棺材，作柱埋之不腐。又人家常用作桶板，

---

① 黏：原脱，据江西本及张本补。

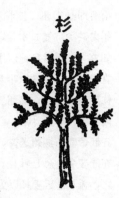

杉

其耐水。〔宗奭曰〕杉干端直，大抵如松，冬不凋，但叶阔成枝也。今处处有之，入药须用油杉及臭者良。〔时珍曰〕杉木叶硬，微扁如刺，结实如枫实。江南人以惊蛰前后取枝插种，出倭国者谓之倭木，并不及蜀、黔诸峒所产者尤良。其木有赤、白二种：赤杉实而多油，白杉虚而干燥。有斑纹如雉者，谓之野鸡斑，作棺尤贵。其木不生白蚁，烧灰最发火药。

杉材

【气味】辛，微温，无毒。

【主治】疮①，煮汤洗之，无不瘥。别录。

煮水浸捋脚气肿满。服之，治心腹胀痛，去恶气。苏恭。治风毒奔豚，霍乱上气，并煎汤服。大明。

【发明】〔震亨曰〕杉屑属金有火。其节煮汁浸捋脚气肿满，尤效。〔颂曰〕唐柳柳州纂救三死方云：元和十二年二月得脚气，夜半痞绝，胁有块，大如石，且死，困不知人，搐搦上视，三日。家人号哭。荥阳郑洵美传杉木汤，服半食顷大下，三行气通块散。方用杉木节一大升，橘叶（切）一大升（无叶则以皮代之），大腹槟榔七枚（连子碎之）。童子小便三大升，共煮一大升半，分为两服。若一服得快，即停后服。此乃死病，会有教者，乃得不死。恐人不幸病此，故传之云。

皮

【主治】金疮血出，及汤火伤的，取老树皮烧存性，研傅之。或入鸡子清调傅。一二日愈。时珍。

叶

【主治】风、虫牙痛，同芎䓖、细辛煎酒含漱。时珍。

子

【主治】疝气痛，一岁一粒，烧研酒服。时珍。

杉菌见菜部。

【附录】丹柽木皮柽音直。〔藏器曰〕生江南深山。似杉木。皮，主治伤风。取一握，去土，打碎，煎如糖，伏日日涂之。

桂（别录上品） 牡桂（本经上品）

【释名】梫（音寝）。〔时珍曰〕按范成大桂海志云：凡木叶心皆一纵理，独桂有两道如圭形，故字从圭。陆佃埤雅云：桂犹圭也。宣导百药，为之先聘通使，如执圭之使也。尔雅谓之梫者，能侵害他木也。故吕氏春秋云：桂枝之下无杂木。雷公炮炙论云：桂钉木根，其木即死。是也。桂即牡桂之厚而辛烈者，牡桂即桂之薄而味淡者，别录不当重出。今并为一，而分目于下。

【集解】〔别录曰〕桂生桂阳，牡桂生南海山谷。二月、八月、十月采皮；阴干。〔弘景曰〕

---

① 疮：江西此前有"漆"字，张本此前有"膝"字。

南海即是广州。神农本经惟有牡桂、菌桂。俗用牡桂，扁广殊薄，皮黄，脂肉甚少，气如木兰，味亦类桂。不是知别树，是桂之老宿者？菌桂正圆如竹，三重者良，俗中不见，惟以嫩枝破卷成圆者用之，非真菌桂也，并宜研访，今俗又以半卷多脂者，单名为桂，入药最多，是桂有三种矣。此桂广州出者好；交州、桂州者，形段小而多脂肉，亦好；湘州、始兴、桂阳县者，即是小桂，不如广州者。经云：桂，叶如柏叶泽黑，皮黄心赤。

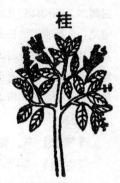

齐武帝时，湘州送树，植芳林苑中。今东山有桂皮，气粗相类，而叶乖异，亦能凌冬，恐是牡桂。人多呼为丹桂，正谓皮赤尔。北方重此，每食辄须之，盖礼所云姜桂以为芬芳也。〔恭曰〕桂惟有二种。陶氏引经云似柏叶，不知此言从何所出？又于别录剩出桂条，为深误也。单名桂者，即是牡桂，乃尔雅所谓"梫，木桂"也。叶长尺许，花、子皆与菌桂同。大小枝皮俱名牡桂。但大枝皮，肉理粗虚如木而肉少味薄，名曰木桂，亦云大桂；不及小嫩枝皮，肉多而半卷，中必皱起，其味辛美，一名肉桂，亦名桂枝，一名桂心，出融州、桂州、交州甚良。其菌桂，叶似柿叶，中有纵文三道，表里无毛而光泽。肌理紧薄如竹，大枝、小枝皮俱是筒。其大枝无肉，老皮坚板，不能重卷，味极淡薄，不入药用；小枝薄而卷及二三重者良。或名筒桂，陶云小桂是也。今惟出韶州。〔保昇曰〕桂有三种：菌桂，叶似柿叶而尖狭光净。花白蕊黄，四月开。五月结实。树皮青黄，薄卷若筒，亦名筒桂。其厚硬味薄者，名板桂，不入药用。牡桂，叶似枇杷叶，狭长于菌桂叶一二倍。其嫩枝皮半卷多紫，而肉中皱起，肌理虚软，谓之桂枝，又名肉桂。削去上皮，名曰桂心。其厚者名曰木挂。药中以此为善，陶氏言半卷多脂者为桂。又引仙经云：叶似柏叶。此则桂有三种明矣。陶虽是梁武帝时人，实生于宋孝武建元三年，历齐为诸王侍读，曾见芳林苑所植之树。苏恭只知有二种，指陶为误，何臆断之甚也。〔藏器曰〕菌桂、牡桂、桂心三色，同是一物。桂林桂岭，因桂得名，今之所生，不离此郡。从岭以南际海尽有桂树，惟柳、象州最多。味既多烈，皮又厚坚。厚者必嫩，薄者必老。采者以老薄为一色，嫩厚为一色。嫩既辛烈，兼又筒卷。老必味淡，自然板薄。薄者即牡桂，卷者即菌桂也。桂心即是削除皮上甲错，取其近理而有味者。〔承曰〕诸家所说，几不可考。今广、交商人所贩，及医家见用，惟陈藏器一说最近之。〔颂曰〕尔雅但言"梫，木桂"一种，本草载桂及牡桂、菌桂三种。今岭表所出，则有筒桂、肉桂、桂心、官挂、板桂之名，而医家用之罕有分别。旧说菌桂正圆如竹，有二三重者，则今之筒桂也。牡桂皮薄色黄少脂肉者，则今之官桂也。桂是半卷多脂者，则今之板桂也。而今观宾、宜、韶、钦诸州所图上者，种类亦各不同，然总谓之桂，无复别名。参考日注，谓菌桂，叶似柿，中有三道文，肌理紧薄如竹，大小皆成筒，与今宾州所出者相类。牡桂，叶狭于菌桂而长数倍，其嫩枝皮半卷多紫，与今宜州、韶州所出者相类。彼土人谓其皮为木兰皮，肉为桂心。此又有黄、紫两色，益可验也。桂，叶如柏叶而泽，皮黄心赤与今钦州所出者，叶密而细，恐是其类，但不作柏叶形为异尔。苏恭以单桂、牡桂为一物，亦未可据。其木俱高三四丈，多生深山蛮洞中，人家园圃亦有种者。移植于岭北，则气味殊少辛辣，不堪入药也。三月、四月生花，全类茱萸。九月结实，今人多以装缀花果作筵具。其叶甚香，可用作饮尤佳。二月、八月采皮，九月采花，并阴干，不可近火。〔时珍曰〕桂有数种，以今参访：牡桂，叶长如枇杷叶，坚硬有毛及锯齿，其花白色，其皮多脂。菌桂，叶如柿叶，而尖狭光净，有三纵文而元锯齿，其花有黄有白，其皮薄而卷。今商人所货，皆此二桂。但以卷者为菌桂，半卷及板者为牡桂，即自明白。苏恭所说，正合医家见今用者。陈

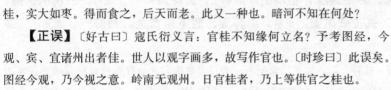

藏器、陈承断菌、牡为一物者，非矣。陶弘景复以单字桂为叶似柏者，亦非也。柏叶之桂，乃服食家所云，非此治病之桂也。苏颂所说稍明，亦不当以钦州者为单字之桂也。按尸子云：春花秋英曰桂。嵇含南方草木状云：桂生合浦、交趾，生必高山之巅，冬夏常青。其类自为林，更无杂树。有三种：皮赤者为丹①桂，叶似柿者为菌桂，叶似枇杷叶者为牡桂。其说甚明，足破诸家之辩矣。又有岩桂，乃菌桂之类，详菌桂下。韩众采药诗云：暗河之桂，实大如枣。得而食之，后天而老。此又一种也。暗河不知在何处？

【正误】〔好古曰〕寇氏衍义言：官桂不知缘何立名？予考图经，今观、宾、宜诸州出者佳。世人以观字画多，故写作官也。〔时珍曰〕此误矣。图经今观，乃今视之意。岭南无观州。曰官桂者，乃上等供官之桂也。

桂别录〔时珍曰〕此即肉桂也。厚而辛烈，去粗皮用。其去内外皮者，即为桂心。

【气味】甘、辛，大热，有小毒。〔权曰〕桂心：苦、辛，无毒。〔元素曰〕肉桂：气热，味大辛，纯阳也。〔杲曰〕桂：辛，热，有毒。阳中之阳，浮也。气之薄者，桂枝也；气之厚者，桂肉也。气薄则发泄，桂枝上行而发表；气厚则发热，桂肉下行而补肾。此天地亲上亲下之道也。〔好古曰〕桂枝、入足太阳经，桂心入手少阴经血分，桂肉入足少阴、太阴经血分。细薄者为枝为嫩，厚脂者为肉为老。去其皮与里，当其中者为桂心。别录言有小毒，又云久服神仙不老。虽有小毒，亦从类化。与黄芩、黄连为使；小毒何施？与乌头、附子为使，全取其热性而已。与巴豆、硇砂、干漆、穿山甲、水蛭等同用，则小霉化为大毒。与人参、麦门冬、甘草同用，则调中益气，便可久服。〔之才曰〕桂得人参、甘草、麦门冬、大黄、黄芩，调中益气。得柴胡、紫石英、干地黄，疗吐逆。忌生葱、石脂。

【主治】利肝肺气，心腹寒热冷痰，霍乱转筋，头痛腰痛出汗，止烦止唾，咳嗽鼻衄，堕胎，温中，坚筋骨，通血脉，理疏不足，宣导百药，无所畏。久服，神仙不老。别录。补下焦不足，治沉寒痼冷之病，渗泄止渴，去营卫中风寒，表虚自汗。春夏为禁药，秋冬下部腹痛，非此不能止。元素。补命门不足，益火消阴。好古。治寒痹风喑，阴盛失血，泻痢惊痫。时珍。

桂心药性论〔敩曰〕用紫色厚者，去上粗皮并内薄皮，取心中味辛者用。中土只有桂草，以煮丹阳木皮，伪充桂心也。〔时珍曰〕按酉阳杂俎云：丹阳山中有山桂，叶如麻，开细黄花。此即雷氏所谓丹阳木皮也。

【气味】苦、辛，无毒。详前桂下。

【主治】九种心痛，腹内冷气痛不可忍，咳逆结气壅痹，脚痹不仁，止下痢，杀三虫，治鼻中息肉，破血，通利月闭。胞衣不下。甄权。节治一切风气，补五劳七伤，通九窍，利关节，益精明目，暖腰膝，治风痹骨节挛缩，续筋骨，生肌肉，消瘀血，破痃癖癥瘕，杀草木毒。大明。治风僻失音喉痹，阳虚失血，内托痈疽痘疮，能引血化汗化脓，解蛇蝮毒。时珍。

---

① 丹：原作"用"，据张本改。

牡桂本经〔时珍曰〕此即木桂也。薄而味淡，去粗皮用。其最薄者为桂枝，枝之嫩小者为柳桂。

【气味】辛，温，无毒。〔权曰〕甘、辛。〔元素曰〕桂枝味辛、甘，气微热，气味俱薄，体轻而上行，浮而升，阳也。余见前单桂下。

【主治】上气咳逆结气，喉痹吐吸，利关节，补中益气。久服通神，轻身不老。本经。心痛胁痛胁风，温筋通脉，止烦出汗。别录。去冷风疼痛。甄权。去伤风头痛，开腠理，解表发汗，去皮肤风湿。元素。泄奔豚，散下焦畜血，利肺气。成无己。横行手臂，治痛风。震亨。

【发明】〔宗奭曰〕桂甘、辛，大热。素问云：辛甘发散为阳。故汉张仲景桂枝汤治伤寒表虚，皆须此药，正合辛甘发散之意。本草三种之桂，不用牡挂、菌桂者，此二种性止于温，不可以治风寒之病也。然本经止言桂，仲景又言桂枝者，取枝上皮也。〔好古曰〕或问：本草言桂能止烦出汗，而张仲景治伤寒有"当发汗"凡数处，皆用桂枝汤。又云无汗不得服桂枝。汗家不得重发汗，若用桂枝是重发其汗。汗多者用桂枝甘草汤，此又用桂枝闭汗也。一药二用，与本草之义相通否乎？曰：本草言挂辛甘大热，能宣导百药，通血脉，止烦出汗，是调其血而汗自出也。仲景云：太阳中风，阴弱者，汗自出。卫实营虚，故发热汗出。又云太阳病发热汗出者，此为营弱卫强，阴虚阳必凑之，故皆用桂枝发其汗。此乃调其营气，则卫气自和，风邪无所容，遂自汗而解。非桂枝能开腠理，发出其汗也。汗多用桂枝者，以之调和营卫，则邪从汗出而汗自止，非桂枝能闭汗孔也。味者不知出汗、闭汗之意，遇伤寒无汗者亦用桂枝，误之甚矣。桂枝汤下发汗字，当认作出字，汗自然发出。非若麻黄能开腠理，发出其汗也。其治虚汗，亦当逆察其意可也。〔成元己曰〕桂枝本为解肌。若太阳中风，腠理致密，营卫邪实，津液禁固，其脉浮紧，发热汗不出者，不可与此必也。皮肤疏泄，自汗，脉浮缓，风邪干于卫气煮，乃可投之。发散以辛甘为主，桂枝辛热，故以为君。而以芍药为臣、甘草为佐者，风淫所胜，平以辛苦，以甘缓之，以酸收之也。以姜、枣为使者，辛甘能发散，而又用其行脾胃之津液而和营卫，不专于发散也。故麻黄汤不用姜、枣，专于发汗，不待行其津液也。〔承曰〕凡桂之厚实气味重者，宜人治水脏及下焦药；轻薄气味淡者，宜入治头目发散药。故本经以菌桂养精神，牡桂利关节。仲景发汗用桂枝，乃枝条，非身干也，取其轻薄能发散。又有一种柳桂，乃桂之嫩小枝条，尤宜入上焦药用。〔时珍曰〕麻黄遍彻皮毛，故专于发汗而寒邪散，肺主皮毛，辛走肺也。桂枝透达营卫，故能解肌而风邪去，脾主营，肺主卫，甘走脾，辛走肺也。肉桂下行，益火之原，此东垣所谓肾苦燥，急食辛以润之，开腠理，致津液，通其气者也。圣惠方言桂心入心，引血化汗化脓。盖手少阴君火、厥阴相火，与命门同气者也。别录云"桂通血脉"是矣。曾世荣言：小儿惊风及泄泻，并宜用五苓散以泻丙火，渗土湿。内有桂，能抑肝风而扶脾土。又医余录云：有人患赤眼肿痛，脾虚不能饮食，肝脉盛，脾脉弱。用凉药治肝则脾愈虚，用暖药治脾则肝愈盛。但于温平药中倍加肉桂，杀肝而益脾，故一治两得之。传云"木得桂而枯"是也。此皆与别录桂利肝肺气，牡桂治胁痛胁风之义相符。人所不知者，今为拈出。又桂性辛散，能通子宫而破血，故别录言其堕胎，庞安时乃云炒过则不损胎也。又丁香、官桂治痘疮灰塌，能温托化脓，详见丁香下。

叶

【主治】捣碎浸水，洗发，去垢除风。时珍。

菌桂 （音窘本经上品）

【释名】筒桂唐本、小桂〔恭曰〕者竹名。此桂嫩而易卷如筒，即古所用筒桂也。筒似茵字，后人误书为菌，习而成俗，亦复因循也。〔时珍曰〕今本草又作从草之菌，愈误矣。牡桂为大桂，故此称小桂。

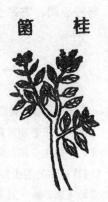

菌 桂

【集解】〔别录曰〕箘桂生交趾、桂林山谷岩崖间。无骨，正圆如竹。立秋采之。〔弘景曰〕交趾属交州，桂林属广州。蜀都赋云"桂临岩"是矣。俗中不见正圆如竹者，惟嫩枝破卷成圆，犹依桂用，非真箘桂也。仙经用菌桂，云三重者良，则明非今桂矣。别是一物，应更研访。〔时珍曰〕菌桂，叶似柿叶者是。详前桂下。别录所谓正圆如竹者，谓皮卷如竹筒。陶氏误疑是木形如竹，反谓卷成圆者非真也。今人所栽岩桂，亦是菌桂之类而稍异。其叶不似柿叶，亦有锯齿如枇杷叶而粗涩者，有无锯齿如厄子叶而光洁者。丛生岩岭间，谓之岩桂，俗呼为木犀。其花有白者名银桂，黄者名金桂，红者名丹桂。有秋花者，春花者，四季花者，逐月花者。其皮薄而不辣，不堪入药。惟花可收茗、浸酒、盐渍，及作香搽、发泽之类耳。

皮　三月、七月采。

【气味】辛，温，无毒。

【主治】百病，养精神，和颜色，为诸药先聘通使。久服轻身不老，面生光华，媚好常如童子。本经。

【发明】见前桂下。〔时珍曰〕菌桂主治，与桂心、牡桂迥然不同。昔人所服食者，盖此类耳。

【正误】〔弘景曰〕仙经服食桂，以葱涕合和云母蒸化为水服之。〔慎微曰〕抱朴子云：桂可合竹沥饵之，亦可以龟脑和服之。七年能步行水上，长生不死。赵佗子服桂二十年，足下生毛，日行五百里，力举千斤。列仙传云：范蠡好食桂，饮水卖药，世人见之。又桂父，象林人，常服挂皮叶，以龟脑和之。〔时珍曰〕方士谬言，类多如此，唐氏收入本草，恐误后人，故详记。

木犀花

【气味】辛，温，无毒。

【主治】同百药煎、孩儿茶作膏饼噙，生津辟臭化痰，治风虫牙痛。同麻油蒸熟，润发，及作面脂。时珍。

天竺桂 （海药）

【集解】〔珣曰〕天竺桂生南海山谷，功用似桂。其皮薄，不甚辛烈。〔宗奭曰〕皮与牡桂相同，但薄耳。〔时珍曰〕此即今闽、粤、浙中山桂也，而台州天竺最多，故名。大树繁花，结实如莲子状。天竺僧人称为月桂是矣。详月桂下。

皮

【气味】辛，温。无毒。

【主治】腹内诸冷，血气胀痛。藏器。破产后恶血，治血痢肠风，补暖腰脚，功与桂心同，方家少用。珣。

月桂 (拾遗)

【集解】〔藏器曰〕今江东诸处，每至四五月后晦，多于衢路间得月桂子，大于狸豆，破之辛香，古老相传是月中下也。余杭灵隐寺僧种得一株，近代诗人多所论述。洞冥记云：有远飞鸡，朝往夕还，常衔桂实归于南土。南土月路也，故北方无之。山桂犹堪为药，况月桂乎？〔时珍曰〕吴刚伐月桂之说，起于隋唐小说。月桂落子之说，起于武后之时。相传有梵僧自天竺鹫岭飞来，故八月常有桂子落于天竺。唐书亦云垂拱四年三月，有月桂子降于台州，十余日乃止。宋仁宗天圣丁卯八月十五日夜，月明天净。杭州灵隐寺月桂子降，其繁如雨，其大如豆，其圆如珠，其色有白者、黄者、黑者，壳如芡实，味辛。拾以进呈。寺僧种之，得二十五株。慈云式公有序记之。张君房宿钱塘月轮寺，亦见桂子纷如烟雾，回旋成穗，坠如牵牛子，黄白相间，咀之无味。据此，则月中真若有树矣。窃谓月乃阴魄，其中婆娑者，山河之影尔。月既无桂，则空中所坠者何物耶？泛观群史，有雨尘沙土石，雨金铅钱汞，雨絮帛谷粟，雨草木花药，雨毛血鱼肉之类甚众。则桂子之雨，亦妖怪所致，非月中有桂也。桂生南方，故惟南方有之。宋史云元丰三年六月，饶州雨木子数亩，状类山芋子，味辛而香，即此类也。道经月桂谓之不时花，不可供献。

子

【气味】辛，温，无毒。

【主治】小儿耳后月蚀疮，研碎傅之。藏器。

木兰 (本经上品)

【释名】杜兰别录、林兰本经、木莲纲目、黄心〔时珍曰〕其香如兰，其花如莲，故名。其木心黄，故曰黄心。

【集解】〔别录曰〕木兰生零陵山谷及太山。皮似桂而香。十二月采皮，阴干。〔弘景曰〕零陵诸处皆有之。状如楠树，皮甚薄而味辛香。今益州者皮厚，状如厚朴，而气味为胜。今东人皆以山桂皮当之，亦相类。道家用合香亦好。〔保升曰〕所在皆有。树高数仞。叶似菌桂叶，有三道纵文，其叶辛香不及桂也。皮如板桂，有纵横文。三月、四月采皮，阴干。〔颂曰〕今湖、岭、蜀川诸州皆有之。此与桂全别，而韶州所上，乃云与桂同是一种。取外皮为木兰，中肉为桂心。盖是桂中之一种尔。十一月、十二月采，阴干。任昉述异记云：木兰洲，在浔阳江中，多木兰。又七里洲中有鲁班刻木兰舟，至今在洲中。今诗家云木兰舟，出于此。〔时珍曰〕木兰枝叶俱疏。其花内白外紫，亦有四季开者。深山生者尤大，可以为舟。按白乐天集云：木莲生巴峡山谷间，

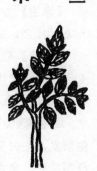

民呼为黄心树。大者高五六丈，涉冬不凋。身如青杨，有白纹。叶如桂而厚大，无脊。花如莲花，香色艳腻皆同，独房蕊有异。四月初始开，二十日即谢。不结实。此说乃真木兰也。其花有红、黄、白数色。其木肌细而心黄，梓人所重。苏颂所言韶州者，是牡桂，非木兰也。或云木兰树虽去皮，亦不死。罗愿言其冬花、实如小柿甘美者，恐不然也。

皮

【气味】苦，寒，无毒。

【主治】身大热在皮肤中，去面热赤疱酒齄，恶风癫疾，阴下痒湿，明耳目。本经。疗中风伤寒，及痈疽水肿，去臭气。别录。治酒疸，利小便，疗重舌。时珍。

花

【主治】鱼哽骨哽，化铁丹用之。时珍。

辛夷（本经上品）

【释名】辛雉本经、侯桃同、房木同、木笔拾遗、迎春〔时珍曰〕夷者黄也。其苞初生如黄而味辛也。扬雄甘泉赋云：列辛雉于林薄。服虔注云：即辛夷。雉、夷声相近也。今本草作辛矧，传写之误矣。〔藏器曰〕辛夷花未发时，苞如小桃子，有毛，故名侯桃。初发如笔头，北人呼为木笔。其花最早，南人呼为迎春。

【集解】〔别录曰〕辛夷生汉中、魏兴、梁州川谷。其树似杜仲，高丈余。子似冬桃而小。九月采实，暴干，去心及外毛。毛射人肺，令人咳。〔弘景曰〕今出丹阳近道。形如桃子，小时气味辛香。〔恭曰〕此是树花未开时收之。正月、二月好采。云九月采实者，恐误也。〔保升曰〕其树大连合抱，高数切。叶似柿叶而狭长，正月、二月花，似有毛小桃，色白而带紫。花落而无子。夏杪复着花，如小笔。又有一种，花、叶皆同，但三月花开，四月花落，子赤似相思子。二种所在山谷皆有。〔禹锡曰〕今苑中有树，高三四丈，其枝繁茂。正二月花开，紫白色。花落乃生叶，夏初复生花。经伏①历冬，叶花渐大，如有毛小桃，至来年正二月始开。初是兴元府进来，树才三四尺，有花无子，经二十余年方结实。盖年浅者无子，非有二种也。其花开早晚，各随方土节气尔。〔宗奭曰〕辛夷处处有之，人家园亭亦多种植。先花后叶，即木笔花也。其花未开时，苞上有毛，光长如笔，故取象而名。花有桃红、紫色二种，入药当用紫者，须未开时收之，已开者不佳。〔时珍曰〕辛夷花初出枝头，苞长半寸，而尖锐俨如笔头，重重有青黄茸毛顺铺，长半分许。及开则似莲花而小如盏，紫苞红焰，作莲及兰花香。亦有白色者，人呼为玉兰。又有千叶者。诸家言苞似小桃者，比类欠当。

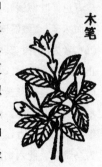

---

① 伏：《大观本草》和《正和本草》卷十二辛夷条作"秋"。

苞

【修治】〔敩曰〕凡用辛夷，拭去赤肉毛了，以芭蕉水浸一宿，用浆水煮之，从巳至未，取出焙干用。若治眼目中患，即一时去皮，用向里实者。〔大明曰〕入药微炙。

【气味】辛，温，无毒。〔时珍曰〕气味俱薄，浮而散，阳也。入手太阴、足阳明经。〔之才曰〕芎䓖为之使。恶五石脂，畏菖蒲、蒲黄、黄连、石膏、黄环。

【主治】五脏身体寒热，风头脑痛面皯。久服下气，轻身明目，增年耐老。本经。温中解肌，利九窍，通鼻塞涕出，治面肿引齿痛，眩冒身兀兀如在车船之上者，生须发，去白虫。别录。通关脉，治头痛憎寒，体噤瘙痒。入面脂，生光泽。大明。鼻渊鼻衄，鼻窒鼻疮，及痘后鼻疮，并用研末，入麝香少许，葱白蘸入数次，甚良。时珍。

【发明】〔时珍曰〕鼻气通于天。天者头也，肺也。肺开窍于鼻，而阳明而胃脉环鼻而上行。脑为元神之府，而鼻为命门之窍。人之中气不足，清阳不升，则头为之倾，九窍为之不利。辛夷之辛温走气而入肺，其体轻浮，能助胃中清阳上行通于天。所以能温中，治头面鼻九窍之病。轩歧之后，能达此理者，东垣李杲一人而已。

沉香（别录上品）

【释名】沉水香纲目、蜜香〔时珍曰〕木之心节置水则沉，故名沉水，亦曰水沉。半沉者为栈香，不沉者为黄熟香。南越志言交州人称为蜜香，胃其气如蜜脾也。梵书名阿迦嚧香。

【集解】〔恭曰〕沉香、青桂、鸡骨、马蹄、煎香，同是一树，出天竺诸国。木似榉柳，树皮青色。叶似橘叶，经冬不凋。夏生花，白而圆。秋结实似槟榔，大如桑椹，紫而味辛。〔藏器曰〕沉香枝、叶并似椿。云似橘者，恐未是也。其枝节不朽，沉水者为沉香；其肌理有黑脉，浮者为煎香。鸡骨、马蹄皆是煎香，并无别功，止可熏衣去臭。〔颂曰〕沉香、青桂等香，出海南诸国及交、广、崖州。沈怀远南越志云：交趾蜜香树，彼人取之，先断其积年老木根，经年其外皮于俱朽烂，木心与枝节不坏，坚黑沉水者，即沉香也。半浮半沉与水面平者，为鸡骨香。细枝紧实未烂者，为青桂香。其干为栈香。其根为黄熟香。其根节轻而大者，为马蹄香。此六物同出一树，有精粗之异尔，并采无时。刘恂岭表录异云：广管罗州多栈香树，身似柜柳，其花白而繁，其叶如橘。其皮堪作纸，名香皮纸，灰白色，有纹如鱼子，沾水即烂，不及楮纸，亦无香气。沉香、鸡骨、黄熟、栈香虽是一树，而根、干、枝、节，各有分别也。又丁谓天香传云：此香奇品最多。四香凡四名十二状，出于一本。木体如白杨，叶如冬青而小。海北窦、化、高、雷皆出香之地，比海南者优劣不侔。既所禀不同，复售者多而取者速，其香不待稍成，乃趋利伐，贼之深也。非同琼管黎人，非时不妄剪伐，故木无夭札之患，得必异香焉。〔宗奭曰〕岭南诸郡悉有，傍海处尤多，交干连枝。冈岭相接，千里不绝。叶如冬青，大者数抱，木性虚柔。山民以构茅芦，或为桥梁，为饭甑，为狗槽，有香者百无一二。盖木得水方结、多在折枝枯干中，或为沉，或为煎，或为黄熟。自枯死者，谓

沉香

之水盘香。南息、高、窦等州，惟产生结香。盖山民入山，以刀斫曲干斜枝成坎，经年得雨水浸渍，遂结成香。乃锯取之，刮去白木，其香结为斑点，名鹧鸪斑，燔之极清烈。香之良者，惟在琼、崖等州，俗谓之角沉、黄沉，乃枯木得者，宜入药用。依木皮而结者，谓之青桂，气尤清。在土中岁久，不待创剔而成薄片者，谓之龙鳞。削之自卷，咀之柔韧者，谓之黄蜡沉，尤难得也。〔承曰〕诸品之外，又有龙鳞、麻叶、竹叶之类，不止一二十品。要之入药惟取中实沉水者。或沉水而有中心空者，则是鸡骨。谓中有朽路，如鸡骨而中血眼也。〔时珍曰〕沉香品类，诸说颇详。今考杨亿谈苑、蔡绦丛话、范成大桂海志、张师正倦游录、洪驹父香谱、叶廷珪香录诸书，撮其未尽者补之云。香之等凡三：曰沉，曰栈，曰黄熟是也。沉香入水即沉，其品凡四：曰熟结，乃膏脉凝结自朽出者；曰生结，乃刀斧伐仆，膏脉结聚者；曰脱落，乃因水朽而结者；曰虫漏，乃因蠹隙而结者。生结为上，熟脱次之。坚黑为上，黄色次之。角沉黑润，黄沉黄润，蜡沉柔韧，革沉纹横，皆上品也。海岛所出，有如石杵，如肘如拳，如凤雀龟蛇，云气人物。及海南马蹄、牛头、燕口、茧栗、竹叶、芝菌、梭子、附子等香，皆因形命名尔。其栈香入水半浮半沉，即沉香之半结连木者，或作煎香，番名婆木香，亦曰弄水香。其类有谓刺香、鸡骨香、叶子香，皆因形而名。有大如竺者，为蓬莱香。有如山石枯搓者，为光香。入药皆次于沉香。其黄熟香，即香之轻虚者，俗讹为速香是矣。有生速，斫伐而取者。有熟速，腐朽而取者。其大而可雕刻者，猬之水盘头。并不堪入药，但可焚。叶廷珪云：出渤泥、占城、真蜡者，谓之番沉，亦曰舶沉，曰药沉，医家多用之，以真腊为上。蔡绦云：占城不若真腊，真腊不若海南黎峒。黎峒又以万安黎母山东峒者，冠绝天下，谓之海南沉，一片万钱。海北高、化诸州者，皆栈香尔。范成大云：黎峒出者名土沉香，或曰崖香。虽薄如纸者，入水亦沉。万安在岛东，钟朝阳之气，故香尤酝藉，土人亦自难得。舶沉香多腥烈，尾烟必焦。交趾海北之香，聚于钦州、胃之钦香，气尤焦烈。南人不甚重之，惟以入药。

【正误】〔时珍曰〕按李珣海药本草谓沉者为沉香，浮者为檀香。梁元帝金楼子谓一木五香：根为檀，节为沉，花为鸡舌，胶为熏陆，叶为藿香。并误也。五香各是一种。所谓五香一本者，即前苏恭所言，沉、栈、青桂、马蹄、鸡骨者是矣。

【修治】〔敩曰〕凡使沉香，须要不枯，如觜角硬重沉于水下者为上，半沉者次之。不可见火。〔时珍曰〕欲入丸散，以纸裹置怀中，待燥研之。或入乳钵以水磨粉，晒干亦可。若入煎剂，惟磨汁临时入之。

【气味】辛，微温，无毒。〔珣曰〕苦，温。〔大明曰〕辛，热。〔元素曰〕阳也。有升有降。〔时珍曰〕咀嚼香甜者性平，辛辣者性热。

【主治】风水毒肿，去恶气。 别录。**主心腹痛，霍乱中恶，邪鬼疰气，清人神，并宜酒煮服之。诸疮肿，宜入膏中。** 李珣。**调中，补五脏，益精壮阳，暖腰膝，止转筋吐泻冷气，破癥癖，冷风麻痹，骨节不任，风湿皮肤瘙痒，气痢。** 大明。**补右[①]肾命门。** 元素。**补脾胃，及痰涎、血出于脾。** 李杲。**益气和神。** 刘完素。**治上热下寒，气逆喘急，大肠虚闭，小便气淋，男子精冷。** 时珍。

---

① 右：原作"石"，《汤液本草》卷下沉香条作"右"，张本亦作"右"，据改。

蜜香 (拾遗)

【释名】 木蜜内典、没香纲目、多香木同阿魋（音矬）。

【集解】〔藏器曰〕蜜香生交州。大树，节如沉香。法华经注云：木蜜，香蜜也。树形似槐而香，伐之五六年，乃取其香。异物志云：其叶如椿。树生千岁，斫仆之，四五岁乃往看，已腐败，惟中节坚贞者是香。〔珣曰〕生南海诸山中。种之五六年便有香。交州记云：树似沉香无异也。〔时珍曰〕按魏王花木志云：木蜜号千岁树，根本甚大，伐之四五岁，取不腐者为香。观此，则陈藏器所谓生千岁乃斫者，盖误讹也。段成式酉阳杂俎云：没树出波斯国，拂林国人呼为阿魋。树长丈余，皮青白色，叶似槐而长，花似橘花而大。子黑色，大如山茱萸，酸甜可食。广州志云：肇庆新兴县出多香木，俗名蜜香。辟恶气，杀鬼精。晋书云：太康五年，大秦国献蜜香树皮纸，微褐色，有纹如鱼子，极香而坚韧。观此数说，则蜜香亦沉香之类，故形状功用两相仿佛。南越志谓交人称沉香为蜜香。交州志谓蜜香似沉香。岭表录言栈香皮纸似鱼子。尤可互证。杨慎丹铅录言蜜树是蜜蒙花树者，谬也。又枳椇木亦名木蜜，不知亦同类否？详见果部。

【气味】 辛，温，无毒。

【主治】 去臭，除鬼气。藏器　辟恶，去邪鬼尸注心气。李珣。

丁香 (宋开宝)

【校正】 并入别录鸡舌香。

【释名】 丁子香嘉祐、鸡舌香〔藏器曰〕鸡舌香与丁香同种，花实丛生，其中心最大者为鸡舌（击破有顺理而解为两向，如鸡舌，故名），乃是母丁香也。〔禹锡曰〕按齐民要术云：鸡舌香俗人以其似丁字，故呼为丁子香。〔时珍曰〕宋嘉祐本草重出鸡舌，今并为一。

【集解】〔恭曰〕鸡舌香树叶及皮并似栗，花如梅花，子似枣核，此雌树也，不入香用。其雄树虽花不实，采花酿之以成香。出昆仑及交州、爱州以南。〔珣曰〕丁香生东海及昆仑国。二月、三月花开，紫白色。至七月方成实，小者为丁香，大者（如巴豆）为母丁香。〔志曰〕丁香生交、广、南番。按广州图上丁香，树高丈余，木类桂，叶似栎叶。花圆细，黄色，凌冬不凋。其子出枝蕊上如钉，长三四分，紫色。其中有粗大如山茱萸者，俗呼为母丁香。二月、八月采子及根。一云：盛冬生花、子，至次年春采之。〔颂曰〕鸡舌香唐本草言其木似栗。南越志言是沉香花。广志言是草花蔓生，实熟贯之，可以香口。其说不定。今人皆以乳香中拣出木实似枣核者为之，坚顽枯燥，绝无气味，烧亦元香，用疗气与口臭则甚乖疏，不知缘何以为鸡舌也？京下老医言：鸡舌与丁香同种，其中最大者为鸡舌，即母丁香，疗口臭最良，治气亦效。葛稚川百一方：治暴气刺心痛，用鸡舌香酒服。又抱朴子书：以鸡舌、黄连、乳汁煎之，注目，治百疹之在目者皆愈，更加

丁　香

精明。古方治疮痈五香连翘汤用鸡舌香，而孙真人千金方无鸡舌，用丁香，似为一物也。其采花酿成香之说，绝无知音。〔慎微曰〕沈存中笔谈云：予集灵苑方，据陈藏器拾遗，以鸡舌为丁香母。今考之尚不然，鸡舌即丁香也。齐民要术言鸡舌俗名丁子香。日华子言丁香治口气，与三省故事载汉时郎官日含鸡舌香，欲其奏事芬芳之说相合。及千金方五香汤用丁香无鸡舌，最为明验。开宝本草重出丁香，谬矣。今世以乳香中大如山茱萸者为鸡舌，略无气味，治疾殊乖。〔承曰〕嘉祐补注及苏颂图经引诸书，以鸡舌为丁香。抱朴子言可注眼。但丁香恐不宜人眼，含之口中热臭不可近。乳香中所拣者，虽无气味，却无臭气，有淡利九窍之理。诸方用治小儿惊痫，亦欲其达九窍也。〔敩曰〕丁香有雌、雄。雄者颗小；雌者大如山茰，更名母丁香，入药最胜。〔时珍曰〕雄为丁香，雌为鸡舌，诸说甚明，独陈承所言甚为谬妄。不知乳香中所拣者，乃番枣核也，即无漏子之核，见果部。前人不知丁香即鸡舌，误以此物充之尔。干姜、焰硝尚可点眼，草果、阿魏番人以作食料，则丁香之点眼、噙口，又何害哉？

鸣舌香别录

【气味】辛，微温，无毒。〔时珍曰〕辛，温。

【主治】风水毒肿，霍乱心痛，去恶热。别录。吹鼻，杀脑疳。入诸香中，令人身香。甄权。同姜汁，涂拔去白须孔中，即生黑者异常。藏器。

丁香开宝

【气味】辛，温，无毒。〔时珍曰〕辛，热。〔好古曰〕纯阳。人手太阴、足少阴、阳明经。〔敩曰〕方中多用雌者，力大。膏煎中若用雄，须去丁，盖乳子发人背痈也。不可见火。畏郁金。

【主治】温脾胃，止霍乱拥胀，风毒诸肿，齿疳䘌。能发诸香。开宝。风蜃骨槽劳臭，杀虫辟恶去邪，治奶头花，止五色毒痢，五痔。李珣。治口气冷气，冷劳反胃，鬼疰蛊毒，杀酒毒，消痃癖，疗肾气奔豚气，阴痛腹痛，壮阳，暖腰膝。大明。疗呕逆，甚验。保升。去胃寒，理元气。气血盛者勿服。元素。治虚哕，小儿吐泻，痘疮胃虚，灰白不发。时珍。

【发明】〔好古曰〕丁香与五味子、广茂同用，治奔豚之气。亦能泄肺，能补胃，大能疗肾。〔宗奭曰〕日华子言丁香治口气，此正是御史所含之香也。治脾胃冷气不和甚良。母丁香气味尤佳。〔震亨曰〕口居上，地气出焉。脾有郁火，溢入肺中，失其清和之意，而浊气上行，发为口气。若以丁香治之，是扬汤止沸尔。惟香薷治之甚捷。〔时珍曰〕宋末太医陈文中，治小儿痘疮不光泽，不起发，或胀或泻，或渴或气促，表里俱虚之证。并用木香散、异攻散，倍加丁香、官桂。甚者丁香三五十枚，官桂一二钱。亦有服之而愈者。此丹溪朱氏所谓立方之时，必运气在寒水司天之际，又值严冬郁遏阳气，故用大辛热之剂发之者也。若不分气血虚实寒热经络，一概骤用，其杀人也必矣。葛洪抱朴子云：凡百病在目者，以鸡舌香、黄连、乳汁煎注之，皆愈。此得辛散苦降养阴之妙。陈承言不可点眼者，盖不知此理也。

丁皮〔时珍曰〕即树皮也。似桂皮而厚。

【气味】同香。

【主治】齿痛。李珣。心腹冷气诸病。方家用代丁香。时珍。

枝

【主治】一切冷气，心腹胀满，恶心，泄泻虚滑，水谷不消。用枝杖七斤，肉豆蔻（面煨）八斤，白面（炒）六斤，甘草（炒）十一斤，炒盐中三斤，为末。日日点服。出御药院方。

根

【气味】辛，热，有毒。

【主治】风热毒肿。不入心腹之用。开宝。

檀香（别录下品）

【释名】旃檀纲目、真檀〔时珍曰〕檀，善木也，故字从亶。亶，善也。释氏呼为旃檀，以为汤沐，犹言离垢也。番人讹为真檀。云南人呼紫檀为胜沉香，即赤檀也。

【集解】〔藏器曰〕白檀出海南。树如檀。〔恭曰〕紫真檀出昆仑盘盘国。虽不生中华，人间遍有之。〔颂曰〕檀香有数种，黄、白、紫之异，今人盛用之。江淮、河朔所生檀木，即其类，但不香尔。〔时珍曰〕按大明一统志云：檀香出广东、云南，及占城、真腊、爪哇、渤泥、暹罗、三佛齐、回回等国，今岭南诸地亦皆有之。树、叶皆似荔枝，皮青色而滑泽。叶廷珪香谱云：皮实而色黄者为黄檀，皮洁而色白者为白檀，皮腐而色紫者为紫檀。其木并坚重清香，而白檀尤良。宜以纸封收，则不泄气。王佐格古论云：紫檀诸溪峒出之。性坚。新者色红，旧者色紫，有蟹爪文。新者以水浸之，可染物。真者揩壁上色紫，故有紫檀色。黄檀最香。俱可作带胯、扇骨等物。

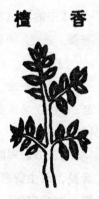

檀香

白旃檀

【气味】辛，温，无毒。〔大明曰〕热。〔元素曰〕阳中微阴。入手太阴、足少阴，通行阳明经。

【主治】消风热肿毒。弘景。治中恶鬼气，杀虫。藏器。煎服，止心腹痛，霍乱肾气痛。水磨，涂外肾并腰肾痛处。大明。散冷气，引胃气上升，进饮食。元素。噎膈吐食。又面生黑子，每夜以浆水洗拭令赤，磨汁涂之，甚良。时珍。

【发明】〔杲曰〕白檀调气，引芳香之物，上至极高之分。最宜橙、橘之属，佐以姜、枣，辅以葛根、缩砂、益智、豆蔻，通行阳明之经，在胸膈之上，处咽嗌之间，为理气要药。〔时珍曰〕楞严经云：白旃檀涂身，能除一切热恼。今西南诸番酋，皆用诸香涂身，取此义也。杜宝大业录云：隋有寿禅师妙医术，作五香饮济人。沉香饮、檀香饮、丁香饮、泽兰饮、甘松饮，皆以香为主，更加别药，有味而止渴，兼补益人也。道书檀香谓之浴香，不可烧供上真。

紫檀

【气味】咸，微寒，无毒。

【主治】摩涂恶毒风毒。别录。刮末傅金疮，止血止痛。疗淋。弘景。醋磨，傅一切卒肿。大明。

【发明】〔时珍曰〕白檀辛温，气分之药也。故能理卫气而调脾肺，利胸隔。紫檀咸寒，血分之药也。故能和营气而消肿毒，治金疮。

降真香 <small>（证类）</small>

【释名】 紫藤香纲目、鸣骨香〔珣曰〕仙传：拌和诸香，烧烟直上，感引鹤降。醮星辰，烧此香为第一，度箓功力极验。降真之名以此。〔时珍曰〕俗呼舶上来者为番降，亦名鸡骨，与沉香同名。

【集解】〔慎微曰〕降真香出黔南。〔珣曰〕生南海山中及大秦国。其香似苏方木，烧之初不甚香，得诸香和之则特美。入药以番降紫而润者为良。〔时珍曰〕今广东、广西、云南、安南、汉中、施州、永顺、保靖，及占城、暹罗、渤泥、琉球诸番皆有之。朱辅山溪蛮丛话云：鸡骨香即降香，本出海南。今溪峒僻处所出者，似是而非，劲瘦不甚香。周达观真腊记云：降香生丛林中，番人颇费砍斫之功，乃树心也。其外白皮，厚八九寸。或五六寸。焚之气劲而远。又稽含草木状云：紫藤香，长茎细叶，根极坚实，重重有皮，花白子黑。其茎截置烟炱中，经久成紫香，可降神。按稽氏所说，与前说稍异，岂即朱氏所谓似是而非者乎？抑中国者与番降不同乎？

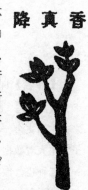
降真香

【气味】 辛，温，无毒。

【主治】 烧之，辟天行时气，宅舍怪异。小儿带之，辟邪恶气。李珣。疗折伤金疮，止血定痛，消肿生肌。时珍。

【发明】〔时珍曰〕降香，唐、宋本草收。唐慎微始增之，而不著其功用。今折伤金疮家多用其节，云可代没药、血竭。按名医录云：周密被海寇刃伤，血出不止，筋如断，骨如折，用花蕊石散不效。军士李高用紫金散掩之，血止痛定。明日结痂如铁，遂愈，且无瘢痕。叩其方，则用紫藤香瓷瓦刮下研末尔。云即降之最佳者，曾救万人。罗天益卫生主鉴亦取此方，云甚效也。

楠 <small>（别录下品）</small>

【校正】 并入海药柟木皮，拾遗柟木枝叶。

【释名】 柟与楠字同。〔时珍曰〕南方之木，故字从南。海药本草栅木皮，即楠字之误，今正之。

【集解】〔藏器曰〕柟木高大，叶如桑，出南方山中。〔宗奭曰〕楠材，今江南造船皆用之，其木性坚而善居水。久则当中空，为白蚁所穴。〔时珍曰〕楠木生南方，而黔、蜀诸山尤多。其树直上，童童若幢盖之状，枝叶不相碍。茂似豫章，而大如牛耳，一头尖，经岁不凋，新陈相换。其花赤黄色。实似丁香，色青，不可食。干甚端伟，高者十余丈，巨者数十围，气甚芬芳，为梁栋器物皆佳，盖良材也。色赤者坚，白者脆。其近根年深向阳者，结成草木山水之状，俗呼为骰柏楠，宜作器。

楠材

【气味】辛，微温，无毒。〔藏器曰〕苦，温，无毒。〔大明曰〕热，微毒。

【主治】霍乱吐下不止，煮汁服。别录。煎汤洗转筋及足肿。枝叶同功。大明。

皮

【气味】苦，温，无毒。

【主治】霍乱吐泻，小儿吐乳，暖胃正气，并宜煎服。李珣。

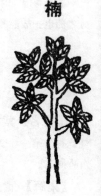

樟（拾遗）

【释名】〔时珍曰〕其木理多文章，故谓之樟。

【集解】〔藏器曰〕江东洞船多用樟木。县名豫章，因木得名。〔时珍曰〕西南处处山谷有之。木高丈余。小叶似楠而尖长，背有黄赤茸毛，四时不调。夏开细花，结小子。木大者数抱，肌理细而错纵有文，宜于雕刻，气甚芬烈。豫、章乃二木名，一类二种也。豫即钓樟，见下条。

樟材

【气味】辛，温，无毒。

【主治】恶气中恶，心腹痛鬼疰，霍乱腹胀，宿食不消，常吐酸臭水，酒煮服，无药处用之。煎汤，浴脚气疥癣风痒。作履，除脚气。藏器。

【发明】〔时珍曰〕霍乱及干霍乱须吐者。以樟木屑煎浓汁吐之，甚良。又中恶、鬼气卒死者，以樟木烧烟熏之，待苏乃用药。此物辛烈香窜，能去湿气、辟邪恶故也。

瘿节

【主治】风痓鬼邪。时珍。

钓樟（别录下品）

【校正】并入拾遗枕材。

【释名】乌樟弘景、枬（音纶）、枕（音沈）、豫纲目。〔时珍曰〕樟有大川、二种，紫、淡二色。此即樟之小者。按郑樵通志云：钓樟亦樟之类，即尔雅所谓"枬，无疵"是也。又相如赋云：梗、楠、豫、章。颜师古注云：豫即枕木，章即樟木。二木生至七年，乃可分别。观此，则豫即别录所谓钓樟吉也。根似乌药香，故又名乌樟。

---

① 钓：原作"均"，按下条"钓樟"改。

【集解】〔弘景曰〕钓樟出睢①阳、邵陵诸处，亦呼作乌樟，方家少用，而俗人多识。〔恭曰〕生郴州山谷。树高丈余。叶似楠叶而尖长，背有赤毛，若枇杷叶上毛。八月、九月采根皮，日干。〔炳曰〕根似乌药香。〔藏器曰〕枕生南海山谷。作炯船，次于樟木。

根皮

【气味】辛，温，无毒。

【主治】金疮止血，刮屑傅之，甚验。别录。磨服，治霍乱。萧炳。治奔豚脚气水肿，煎汤服。亦可浴疮痍疥癣风瘙，并研末傅之。大明。

茎叶

【主治】置门上，辟天行时气。萧炳。

乌药（宋开宝）

【释名】旁其拾遗、鳑魮纲目、矮樟〔时珍曰〕乌以色名。其叶状似鳑鲫鱼，故俗呼为鳑魮树。拾遗作旁其，方音讹也。南人亦呼为矮樟，其气似樟也。

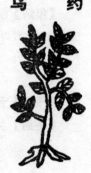

乌　药

【集解】〔藏器曰〕乌药生岭南、邕州、容州及江南。树生似茶，高丈余。一叶三桠，叶青阴白。根状似山芍药及乌樟，根色黑褐，作车毂纹，横生。八月采根。其直根者不堪用。〔颂曰〕今台州、雷州、衡州皆有之，以天台者为胜。木似茶梗，高五七尺。叶微圆而尖，面青背白，有纹。四五月开细花，黄白色。六月结实。根有极大者，又似钓樟根。然根有二种：岭南者黑褐色而坚硬，天台者白而虚软，并以八月采。根如车毂纹、形如连珠者佳。或云：天台者香白可爱，而不及海南者力大。〔承曰〕世称天台者为胜。今比之洪州、衡州者，天台香味为劣，入药功效亦不及。但肉色颇赤，而差细小尔。〔时珍曰〕吴、楚山中极多，人以为薪。根、叶皆有香气，但根不甚大，才如芍药尔。嫩者肉白，老者肉褐色。其子如冬青子，生青熟紫，核壳极薄。其仁亦香而苦。

根

【气味】辛，温，无毒。〔好古曰〕气厚于味阳也。入足阳明、少阴经。

【主治】中恶心腹痛，蛊毒疰忤鬼气，宿食不消，天行疫瘴，膀胱肾间冷气攻冲背膂，妇人血气，小儿腹中诸虫。藏器。除一切冷，霍乱，反胃吐食泻痢，痈疖疥疬，并解冷热，其功不可悉载。猫、犬百病，并可磨服。大明。理元气。好古。中气脚气疝气，气厥头痛，肿胀喘急，止小便频数白浊。时珍。

【发明】〔宗奭曰〕乌药性和，来气少，走泄多，但不甚刚猛。与沉香同磨作汤点服，治胸腹冷气甚稳当。〔时珍曰〕乌药辛温香窜，能散诸气。故惠民和剂局方治中风中气诸证，用乌药顺气散者，先疏其气，气顺则风散也。严用和济生方治七情郁结，上气喘急，用四磨汤者，降中兼升，泻中带补也。其方以人参、乌药、沉香、槟榔各磨浓汁七分，合煎，细细咽之。朱氏集验

---

① 睢：《唐本草》、《政和本草》卷十四钓樟条作"桂"。

方治虚寒小便频数，缩泉丸，用同益智子等分为丸服者，取其通阳明、少阴经也。方见草部益智子下。

嫩叶

【主治】炙碾煎饮代茗，补中益气，止小便滑数。藏器。

【发明】〔时珍曰〕乌药，下通少阴肾经，上理脾胃元气。故丹溪朱氏补阴丸药中，往往加乌药叶也。

子

【主治】阴毒伤寒，腹痛欲死。取一合炒起黑烟，投水中，煎三五沸，服一大盏，汗出阳回即瘥。斗门方。

【附录】研药〔珣曰〕生南海诸州小树，叶如椒，根如乌药而圆小。根味苦，温，无毒。主霍乱，下痢赤白，中恶蛊毒，腹内不调者。锉，水煎服。

櫰香（音怀　纲目）

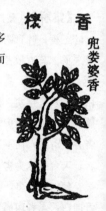

櫰香
兜娄婆香

【释名】兜娄婆香。

【集解】〔时珍曰〕櫰香，江淮、湖岭山中有之。木大者近丈许，小者多被樵采。叶青而长，有锯齿，状如小蓟叶而香，对节生。其根状如枸杞根而大，煨之甚香。楞严经云：坛前安一小炉，以兜娄婆香煎水沐浴，即此香也。

根

【气味】苦，涩，平，无毒。

【主治】头疖肿毒。碾末，麻脂调涂，七日腐落。时珍。

必栗香（拾遗）

【释名】花木香、詹香。

【集解】〔藏器曰〕必栗香生高山中。叶如老椿，捣置上流，鱼悉暴腮而死。木为书轴，白鱼不损书也。

【气味】辛，温，无毒

【主治】鬼疰心气，断一切恶气，煮汁服之。烧为香，杀虫、鱼。藏器。

枫香脂（唐本草）

【释名】白胶香〔时珍曰〕枫树枝弱善摇，故字从风。俗呼香枫。金光明经谓其香为须萨折罗婆香。〔颂曰〕尔雅谓枫为椶椶，言风至则椶椶而鸣也。梵书谓之萨阇罗婆香。

【集解】〔恭曰〕枫香脂，所在大山中皆有之。〔颂曰〕今南方及关陕甚多。树甚高大，似白杨。叶圆而作歧，有三角而香。二月有花，白色。乃连着实，大如鸭卵。八月、九月熟时，暴干可烧。南方草木状云：枫实惟九真有之。用之有神，乃难得之物。其脂为白胶香，五月斫为坎，十一月采之。说文解字云：枫木，厚叶弱枝善摇。汉宫殿中多植之，至霜后叶丹可爱，故称枫宸。任昉述异记云：南中有枫子鬼。木之老者为人形，亦呼为灵枫，盖瘤瘿也。至今越巫有得之者，以雕刻鬼神，可致灵异。〔保升曰〕王瓘轩辕本纪云：黄帝杀蚩尤于黎山之丘，掷其械于大荒之中，化为枫木之林。尔雅注云：其脂入地，千年为琥珀。〔时珍曰〕枫木枝干修耸，大者连数围。其木甚坚，有赤有白，白者细腻。其实成球，有柔刺。稽含言枫实惟出九真者，不知即此枫否？孙炎尔雅正义云：枫子鬼乃槭木上寄生枝，高三四尺，天旱以泥涂之，即雨也。苟伯子临川记云：岭南枫木，岁久生瘤如人形，遇暴雷骤雨则暗长三五尺，谓之枫人。宋齐丘化书云：老枫化为羽人。数说不同，大抵瘿瘤之说，犹有理也。

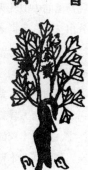

香脂

【修治】〔时珍曰〕凡用以屉水煮二十沸，入冷水中，揉扯数十次，晒干用。

【气味】辛、苦，平，无毒。

【主治】瘾疹风痒浮肿，煮水浴之。又主齿痛。唐本。一切痈疽疮疥，金疮吐衄咯血，活血生肌，止痛解毒。烧过揩牙，永无牙疾。时珍。

【发明】〔震亨曰〕枫香属金，有水与火。其性疏通，故木易有虫穴，为外科要药。近世不知，误以松脂之清莹者为之，甚谬。〔宗奭曰〕枫香、松脂皆可乱乳香。但枫香微白黄色，烧之可见真伪。〔时珍曰〕枫香、松脂皆可乱乳香，其功虽次于乳香，而亦仿佛不远。

木皮

【气味】辛，平，有小毒。苏恭。

【主治】水肿，下水气，煮汁用之。苏恭。煎饮，止水痢为最。藏器。止霍乱刺风冷风，煎汤浴之。大明。

【正误】〔藏器曰〕枫皮性涩，能止水痢。苏云：下水肿，水肿非涩药所疗，又云有毒，明见其谬。

根叶

【主治】痈疽已成，擂酒饮，以滓贴之。时珍。

菌

【气味】有毒，食之令人笑不止，地浆解之。弘景。

薰陆香 (乳香)(别录上品)

【释名】马尾香海药、天泽香内典、摩勒香纲目、多伽罗香〔宗奭曰〕薰陆即乳香，为其垂滴如乳头也。熔塌在地者为塌香，皆一也。〔时珍曰〕佛书谓之天泽香，言其润泽也。又谓之多伽罗香，又曰杜噜香。李珣言薰陆是树皮，乳是树脂。陈藏器言乳是薰陆之类。寇宗奭言

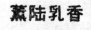

是一物。陈承言薰陆是总名，乳是薰陆之乳头也。今考香谱言乳有十余品，则乳乃薰陆中似乳头之一品尔。陈承之说为近理。二物原附沉香下，宋嘉祐本草分出二条，今据诸说，合并为一。

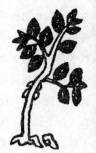

【集解】〔恭曰〕薰陆香形似白胶香，出天竺者色白，出单于者夹绿色，香亦不甚。〔珣曰〕按广志云：薰陆香是树皮鳞甲，采之复生。乳头香生南海，是波斯松树脂也，紫赤如樱桃，透明者为上。〔藏器曰〕乳香即薰陆之类也。〔禹锡曰〕按南方异物志云：薰陆出大秦国。在海边有大树，枝叶正如古松，生于沙中。盛夏木胶流出沙上，状如桃胶。夷人采取卖与商贾，无贾则自食之。〔宗奭曰〕薰陆，木叶类棠梨，南印度界阿吒厘国出之，谓之西香，南番者更佳，即乳香也。〔承曰〕西出天竺，南出波斯等国。西者色黄白，南者色紫赤。日久重叠者，不成乳头，杂以沙石。其成乳者，乃新出未杂沙石者也。薰陆是总名，乳是薰陆之乳头也。今松脂、枫脂中，亦有此状者甚多。〔时珍曰〕乳香今人多以枫香杂之，惟烧之可辨。南番诸国皆有。宋史言乳香有一十三等。按叶廷珪香录云：乳香一名薰陆香，出大食国南，其树类松。以斤斫树，脂溢于外，结而成香，聚而成块。上品为拣香，圆大如乳头，透明，俗呼滴乳，又曰明乳。次为瓶香，以瓶收者。次为乳塌，杂沙石者。次为黑塌，色黑。次为水湿塌，水渍色败气变者。次为斫削，杂碎不堪。次为缠末，播扬为尘者。观此则乳有自流出者，有斫树溢出者。诸说皆言其树类松。寇氏言类棠梨，恐亦传闻，当从前说。道书乳香、檀香谓之浴香，不可烧祀上真。

【修治】〔颂曰〕乳性至粘难碾。用时以缯袋挂于窗隙间，良久取研，乃不粘也。〔大明曰〕入丸散，微炒杀毒，则不粘。〔时珍曰〕或言乳香入丸药，以少酒研如泥，以水飞过，晒干用。或言以灯心同研则易细。或言以糯米数粒同研，或言入人指甲二三片同研，或言以乳钵坐热水中乳之，皆易细。外丹本草：乳香以韭实、葱、蒜锻伏成汁，最柔五金。丹房镜源云：乳香哑铜。

【气味】微温，无毒。〔大明曰〕乳香：辛，热，微毒。〔元素曰〕苦、辛，纯阳。〔震亨曰〕善窜，入手少阴经。

【主治】薰陆：主风水毒肿，去恶气伏尸，癜疹痒毒。乳香同功。别录。乳香：治耳聋，中风口噤不语，妇人血气，止大肠泄僻，疗诸疮，令内消，能发酒，理风冷。藏器。下气益精，补腰膝，治肾气，止霍乱，冲恶中邪气，心腹痛疰气。煎膏，止痛长肉。大明。治不眠。之才。补肾，定诸经之痛。元素。仙方用以辟谷。李珣。消痈疽诸毒，托里护心，活血定痛伸筋，治妇人产难折伤。时珍。

【发明】〔时珍曰〕乳香香窜，能入心经，活血定痛，故为痈疽疮疡、心腹痛要药。素问云"诸痛痒疮疡皆属心火"是矣。产科诸方多用之，亦取其活血之功尔。陈自明妇人良方云：知蕲州施少卿，得神寝丸方于蕲州徐太丞，云妇人临产月服之，令胎滑易生，极有效验。用通明乳香半两，枳壳一两，为末、炼蜜丸梧子大，每空心酒服三十丸。李嗣立治痈疽初起，内托护心散，云：香彻疮孔中，能使毒气外出，不致内攻也。方见谷部绿豆下。按葛洪抱朴子云：浮炎洲在南海中，出薰陆香，乃树有伤穿，木胶流堕。夷人采之，恒患猯猳兽啖之。此兽所刻不死，以杖打之皮不伤，而骨碎乃死。观此，则乳香之治折伤，虽能活血止痛，亦其性然也。杨清叟云：凡人筋不伸者，敷药宜加乳香，其性能伸筋。

没药（宋开宝）

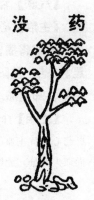

没药

【释名】末药〔时珍曰〕没、末皆梵言。

【集解】〔志曰〕没药生波斯国。其块大小不定，黑色，似安息香。〔颂曰〕今海南诸国及广州或有之。木之根株皆如橄榄，叶青而密。岁久者，则有脂液流滴在地下，凝结成块，或大或小，亦类安息香。采无时。〔珣曰〕按徐表南州记云：是波斯松脂也。状如神香，赤黑色。〔时珍曰〕按一统志云：没药树高大如松，皮厚一二寸。采时掘树下为坎，用斧伐其皮，脂流于坎，旬余方取之。李珣言乳香是波斯松脂，此又言没药亦是松脂，盖出伟闻之误尔。所谓神香者，不知何物也？

【修治】同乳香。

【气味】苦，平，无毒。

【主治】破血止痛，疗金疮杖疮，诸恶疮痔漏，卒下血，目中翳晕痛肤赤。开宝。破癥瘕宿血，损伤瘀血，消肿痛。大明。心胆虚，肝血不足。好古。堕胎，及产后心腹血气痛，并入丸散服。李珣。散血消肿，定痛生肌。时珍。

【发明】〔权曰〕凡金刃所伤，打损跌坠马，筋骨疼痛，心暖血瘀者，并宜研烂热酒调服。推陈致新，能生好血。〔宗奭曰〕没药大概通滞血。血滞则气壅瘀，气壅瘀则经络满急，经络满急故痛且肿。凡打扑跌，皆伤经络，气血不行，瘀壅作肿痛也。〔时珍曰〕乳香活血，没药散血，皆能止痛消肿生肌。故二药每每相兼而用。

骐䑸竭（唐本草）

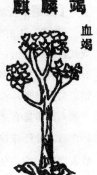

麒麟竭

血竭

【释名】血竭〔时珍曰〕骐䑸亦马名也。此物如干血，故谓之血竭。曰骐䑸者，隐之也。旧与紫铆同条，紫铆乃此树上虫所造成，今分入虫部。

【集解】〔恭曰〕骐䑸竭树名渴留，紫铆树名渴廪①，二物大同小异。〔志曰〕二物同条，功效亦别。紫铆色赤而黑，其叶大如盘，铆从叶上出。骐䑸竭色黄而赤，从木中出，如松脂。〔珣曰〕按南越志云：骐䑸竭，是紫铆树之脂也。欲验真伪，但嚼之不烂如蜡者为上。〔颂曰〕今南番诸国及广州皆出之。木高数丈，婆娑可爱。叶似樱桃而有三角。其脂液从木中流出，滴下如胶饴状，久而坚凝，乃成竭，赤作血色。采无时。旧说与紫铆大都相类，而别是一物，功力亦殊。〔敩曰〕凡使勿用海母血，真相似，只是味咸并腥气。骐䑸竭味微咸、甘，似厄子气也。〔时珍曰〕骐䑸竭是树脂，紫铆是虫造。按一统志云：血竭树略如没药树，其肌赤色。采法亦于树下掘坎，斧伐其树，

---

① 廪：《政和本草》卷十三紫柳骐䑸竭条改。

脂流于坎，旬日取之。多出大食诸国。今人试之，以透指甲者为真。独孤滔丹房鉴源云：此物出于西胡，禀荧惑之气而结。以火烧之，有赤汁涌出，久而灰不变本色者，为真也。

【修治】〔敩曰〕凡使先研作粉，筛过入丸散中用。若同众药捣，则化作尘飞也。

【气味】甘、咸，平，无毒。〔大明曰〕得密陀僧良。

【主治】心腹卒痛，金疮血出，破积血，止痛生肉，去五脏邪气。唐本。伤折打损，一切疼痛，血气搅刺，内伤血聚，补虚，并宜酒服。李珣。补心包络、肝血不足。好古。益阳精，消阴滞气。太清修炼法。傅一切恶疮疥癣，久不合。性急，不可多使，却引脓。大明。散滞血诸痛，妇人血气，小儿瘈疭。时珍。

【发明】〔时珍曰〕骐驎竭，木之脂液，如人之膏血，其味甘咸而走血，盖手、足厥阴药也。肝与心包皆主血故尔。河间刘氏云"血竭[①]除血痛，为和血之圣药"是矣。乳香、没药虽主血病，而兼入气分，此则专于血分者也。

质汗 <small>(宋开宝)</small>

【释名】〔时珍曰〕汗育寒，番语也。

【集解】〔藏器曰〕质汗出西番，煎柽乳、松泪、甘草、地黄并热血成之。番人试药，以小儿断一足，以药纳口中，将足踏之，当时能走者良。

【气味】甘，温，无毒。

【主治】金疮伤折，瘀血内损，补筋肉，消恶血，下血气，妇人产后诸血结，腹痛内冷不下食。并以酒消服之，亦傅病处。藏器。

安息香 <small>(唐本草)</small>

【释名】〔时珍曰〕此香辟恶，安息诸邪，故名。或云：安息，国名也。梵书谓之拙贝罗香。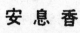

【集解】〔恭曰〕安息香出西戎。状如松脂，黄黑色，为块。新者亦柔韧。〔珣曰〕生南海波斯国，树中脂也，状若桃胶，秋月采之。〔禹锡曰〕按段成式酉阳杂俎云：安息香树出波斯国，呼为辟邪树。长二三丈，皮色黄黑。叶有四角，经寒不凋。二月开花黄色，花心微碧。不结实。刻其树皮，其胶如饴，名安息香，六七月坚凝乃取之。烧之，通神，辟众恶。〔时珍曰〕今安南、三佛齐诸番皆有之。一统志云：树如苦楝，大而且直。叶似羊桃而长。木心有脂作香。叶廷珪香录云：此乃树脂，形色类胡桃瓤。不直于烧，而能发众香，故人取以和香。今人和香有如饧者，谓之安息油。机曰：或言烧之能集鼠者为真。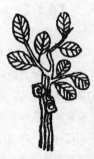

---

① 竭：原作"结"，从张本改。

【气味】辛、苦，平，无毒。

【主治】心腹恶气，鬼疰。唐本。邪气魍魉，鬼胎血邪，辟蛊毒，霍乱风痛，男子遗精，暖肾气，妇人血噤，并产后血运。大明。妇人夜梦鬼交，同臭黄烧熏丹穴，永断。李珣。烧之，去鬼来神。萧炳。治中恶鬾寐，劳瘵传尸。时珍。

苏合香 （别录上品）

【释名】〔时珍曰〕按郭义恭广志云：此香出苏合国，因以名之。梵书谓之咄鲁瑟剑。

【集解】〔别录曰〕苏合香出中台川谷。〔恭曰〕今从西域及昆仑来。紫赤色，与紫真檀相似，坚实极芳香，性重如石，烧之灰白者好。〔颂曰〕今广州虽有苏合香，但类苏木，无香气。药中只用如膏油者，极芬烈。陶隐居以为狮子矢者，亦是指此膏油者言之尔。梁书云：中天竺国出苏合香，是诸香汁煎成，非自然一物也。又云：大秦国人采得苏合香，先煎其汁以为香膏，乃卖其滓与诸国贾人。是以展转来达中国者，不大香也。然则广南货者，其经煎煮之馀乎？今用如膏油者，乃合治成者尔。〔时珍曰〕按寰宇志云：苏合油出安南、三佛齐诸番国。树生膏，可为药，以浓而无滓者为上。叶廷珪香谱云：苏合香油出大食国。气味皆类笃耨香。沈括笔谈云：今之苏合香赤色如坚木，又有苏合油如黐胶，人多用之。而刘梦得传信方言苏合香多薄叶，子如金色，接之即少，放之即起，良久不定，如虫动，气烈者佳。如此则全非今所用者，直精考之。窃按沈氏所说，亦是油也。不必致疑。

【正误】〔弘景曰〕苏合香俗传是狮子屎，外国说不尔。今皆从西域来，亦不复入药，惟供合好香尔。〔恭曰〕此是胡人诳言，陶不悟也。〔藏器曰〕苏合香色黄白，狮子屎色赤黑，二物相似而不同。狮子屎极臭。或云：狮子屎是西国草木皮汁所为，胡人将来，欲贵重之，故饰其名尔。

【气味】甘，温，无毒。

【主治】辟恶，杀鬼精物，温疟蛊毒痫痓，去三虫，除邪，令人无梦魇。久服，通神明，轻身长年。别录。

【发明】〔时珍曰〕苏合香气窜，能通诸窍脏腑，故其功能辟一切不正之气。按沈括笔谈云：太尉王文正公气羸多病。宋真宗面赐药酒一瓶，令空腹饮之，可以和气血，辟外邪。公饮之，大觉安健。次日称谢。上曰：此苏合香酒也。每酒一斗，入苏合香丸一两同煮。极能调和五脏，却腹中诸疾。每冒寒夙兴，则宜饮一杯。自此臣庶之家皆仿为之，此方盛行于时。其方本出唐玄宗开元广济方，谓之白术丸。后人亦编入千金、外台，治疾有殊效。

詹糖香 （别录上品）

【释名】〔时珍曰〕詹言其粘，糖言其状也。

【集解】〔弘景曰〕出晋安、岑州。上真淳者难得，多以其皮及蠹虫屎杂之，惟软者为佳。皆合香家要用，不正入药。〔恭曰〕詹糖树似橘。煎枝叶为香，似沙糖而黑。出交广以南，生晋安。近方多用之。〔时珍曰〕其花亦香，如茉莉花香气。

【气味】苦，微温，无毒。

【主治】**风水毒肿，去恶气伏尸**。别录。**治恶核恶疮**。弘景。**和胡桃、青皮捣，涂发令黑如漆**。时珍。

【附录】**结杀**〔藏器曰〕结杀生西国，树之花也，极香。同胡桃仁入膏，和香油涂头，去头风白屑。

笃耨香 （纲目）

【集解】〔时珍曰〕笃耨香出真腊国，树之脂也。树如松形。其香老则溢出，色白而透明者名自笃耨，盛夏不融，香气清远。土人取后，夏月以火炙树，令脂液再溢，至冬乃凝，复收之。其香夏融冬结。以瓠瓢盛，置阴凉处，乃得不融。杂以树皮者则色黑，名黑笃耨，为下品。

【附录】**胆八香**〔时珍曰〕胆八树生交趾、南番诸国。树如稚木犀。叶鲜红，色类霜枫。其实压油和诸香爇之，辟恶气。

【气味】

【主治】**面鼆皯䵟癜**。同白附子、冬瓜子、白及、石榴皮等分为末，酒浸三日，洗面后傅之。久则面莹如玉。时珍。

龙脑香 （唐本草）

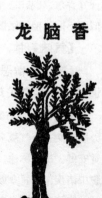

龙 脑 香

【释名】**片脑**纲目 **羯婆罗香**衍义 **膏名婆律香**〔时珍曰〕龙脑者，因其状而贵重之称也。以白莹如冰，及作梅花片者为良，故俗呼为冰片脑，或云梅花脑。番中又有米脑、速脑、金脚脑、苍龙脑等称，皆因形色命名，不及冰片、梅花者也。清者名脑油，金光明经谓之羯婆罗香。〔恭曰〕龙脑是树根中干脂。婆律香是根下清脂。旧出婆律国，因以为名也。

【集解】〔恭曰〕龙脑香及膏香出婆律国。树形似杉木。脑形似白松脂，作杉木气，明净者善。久经风日或如雀屎者不佳。或云：子似豆蔻，皮有错甲，即杉脂也。今江南有杉木，未经试。或方土无脂，犹甘蕉之无实也。〔颂曰〕今惟南海番舶贾客货之。南海山中亦有。相传云：其木高七八丈，大可六七围，如积年杉木状，旁生枝，其叶正圆而背白，结实如豆蔻，皮有甲错，香即木中脂也。膏即根下清液，谓之婆律膏。按段成式西阳杂俎云：龙脑香树名固不婆律，无花实。其树有肥有瘦：瘦者出龙脑，肥者出婆律膏。香在木心中。波斯国亦出之。断其树剪取之，其膏于树端流出，斫树作坎而承之。两说大同小异。唐天宝中交趾贡龙脑，皆如蝉、蚕之形。彼人云：老树根节方有之，然极难得。禁中呼为瑞龙脑，带之衣衿，香闻十余步外，后不复有此。今海南龙脑，多用火煏成片，其中亦容杂伪。入药惟贵生者，状若梅花片，甚佳也。〔珣曰〕是西海波律国波律树中脂也，状如白胶香。其龙脑油本出佛誓国，从树取之。〔宗奭曰〕西域记云：西方抹罗矩吒国，在南印度境。有羯布罗香，干如松株而叶异，花果亦异。湿时无香。

木干之后，循理折之，中有香，状类云母，色如冰雪，即龙脑香也。〔时珍曰〕龙脑香，南番诸国皆有之。叶廷珪香录云：乃深山穷谷中千年老杉树，其枝干不曾损动者，则有香。若损动，则气泄无脑矣。土人解作板，板缝有脑出，乃劈取之。大者成片如花瓣，清者名脑油。江南异闻录云：南唐保大中贡龙脑浆，云以缣囊贮龙脑，悬于琉璃瓶中，少顷滴沥成水，香气馥烈，大补益元气。按此浆与脑油稍异，盖亦其类尔。宋史熙宁九年，英州雷震，一山梓树尽枯，中皆化为龙脑。此虽怪异，可见龙脑亦有变成者也。

【修治】〔恭曰〕龙脑香合糯米炭、相思子贮之，则不耗。〔时珍曰〕或言以鸡毛、相思子同入小瓷罐密收之佳。相感志言以杉水炭养之更良，不耗也。今人多以樟脑升打乱之，不可不辨也。相思子见本条。

【气味】辛、苦、微寒，无毒。〔珣曰〕苦、辛，温，无毒。〔元素曰〕热。阳中之阳。

【主治】妇人难产，研末少许，新汲水服，立下。别录。心腹邪气，风湿积聚，耳聋，明目，去目赤肤翳。唐本。内外障眼，镇心秘精，治三虫五痔。李珣。散心盛有热。好古。入骨，治骨痛。李杲。治大肠脱。元素。疗喉痹脑痛，鼻息齿痛，伤寒舌出，小儿痘陷，通诸窍，散郁火。时珍。

苍龙脑
【主治】风疮黯黵，人膏煎良。不可点眼，伤人。李珣。

婆律香膏
【主治】耳聋，摩一切风。苏恭。

【发明】〔宗奭曰〕此物大通利关隔热塞，大人、小儿风涎闭塞，及暴得惊热，甚为济用。然非常服之药，独行则势弱，佐使则有功。于茶亦相宜，多则掩茶气味。其清香，为百药之先，万物中香无出其右者。〔震亨曰〕龙脑属火。世知其寒而通利，然未达其热而轻浮飞越，喜其香而贵细，动辄与麝同为桂附之助。然人之阻易动，阴易亏，不可不思。〔杲曰〕龙脑入骨，风病在骨髓者宜用之。若风在血脉肌肉，辄用脑、麝，反引风入骨髓，如油入面，莫之能出也。〔王纶曰〕龙脑大辛善走，故能散热，通利结气。目痛、喉痹、下疳诸方多用之者，取其辛散也。人欲死者吞之，为气散尽也。世人误以为寒，不知其辛散之性似乎凉尔。诸香皆属阳，岂有香之至者而性反寒乎？〔时珍曰〕古方眼科、小儿科皆言龙脑辛凉。能入心经，故治目病、惊风方多用之。痘疮心热血瘀倒黵者，用引猪血直入心窍，使毒气宣散于外，则血活痘发。其说皆似是而实未当也。目病、惊病、痘病，皆火病也。火郁则发之，从治之法，辛主发散故尔。其气先入肺，传于心脾，能走能散，使壅塞通利，则经络条达，而惊热自平，疮毒能出。用猪心血能引龙脑入心经，非龙脑能入心也。沈存中良方云：痘疮稠密，盛则变黑者。用生㺃猪血一橡斗，龙脑半分，温酒和服。潘氏云：一女病发热腰痛，手足厥逆，日加昏闷，形证极恶，疑是痘候。时暑月，急取屠家败血，倍用龙脑和服。得睡，须臾一身疮出而安。若非此方，则横夭矣。又宋文天祥、贾似道皆尝服脑子求死不得，惟麝莹中以热酒服数握，九窍流血而死。此非脑子有毒，乃热酒引其辛香，散溢经络，气血沸乱而然尔。

子
【气味】辛，温。气似龙脑。

【主治】下恶气，消食，散胀满，香人口。苏恭。

【附录】元慈勒〔藏器曰〕出波斯国。状似龙脑香，乃树中脂也。味甘，平，无毒。主心病流血，合金疮，去腹内恶血，血痢下血，妇人带下，明目，去翳障、风泪、胬肉。

樟脑（纲目）

【释名】韶脑。

【集解】〔时珍曰〕樟脑出韶州、漳州。状似龙脑，白色如雪，樟树脂膏也。胡演升炼方云：煎樟脑法：用樟木新者切片，以井水浸三日三夜，入锅煎之，柳木频搅。待汁减半，柳上有白霜，即滤去滓，倾汁入瓦盆内。经宿，自然结成块也。他处虽有樟木，不解取脑。又炼樟脑法：用铜盆，以陈壁土为粉糁之，却糁樟脑一重，又糁壁土，如此四五重。以薄荷安土上，再用一盆覆之，黄泥封固，于火上款款炙之。须以意度之，不可太过、不及。勿令走气。候冷取出，则脑皆升于上盆。如此升两三次，可充片脑也。

【修治】〔时珍曰〕凡用，每一两以二碗合住，湿纸糊口，文武火焙之。半时许取出，冷定用。又法：每一两，用黄连、薄荷六钱，白芷、细辛四钱，荆芥、密蒙花二钱，当归、槐花一钱。以新土碗铺杉木片于底，安药在上，入水半盏，洒脑于上，再以一碗合住，糊口，安火煨之。待水干取开，其脑自升于上。以翎扫下，形似松脂，可入风热服药。人亦多以乱片脑，不可不辨。

【气味】辛，热，无毒。

【主治】通关窍，利滞气，治中恶邪气，霍乱心腹痛，寒湿脚气，疥癣风瘙，龋齿，杀虫辟蠹。着鞋中，去脚气。时珍。

【发明】〔时珍曰〕樟脑纯阳，与焰硝同性，水中生火，其焰益炽。今丹炉及烟火家多用之。辛热香窜，禀龙火之气，去湿杀虫，此其所长。故烧烟熏衣筐席簟，能辟壁虱、虫蛀。李石续博物志云：脚弱病人，用杉木为桶濯足，排樟脑于两股间，用帛绷定，月余其妙。王玺医林集要方：治脚气肿痛。用樟脑二两，乌头三两，为末，醋糊丸弹子大。每置一丸于足心踏之，下以微火烘之，衣被围覆，汗出如涎为效。

阿魏（唐本草）

【校正】自草部移入此。

【释名】阿虞纲目、熏渠唐本、哈昔泥〔时珍曰〕夷人自称曰阿，此物极臭，阿之所畏也。波斯国呼为阿虞，天竺国呼为形虞，涅槃经谓之央匮。蒙古人谓之哈昔泥，元时食用以和料。其根名稳展，云淹羊肉甚香美，功同阿魏。见饮膳正要。

【集解】〔恭曰〕阿魏生西番及昆仑。苗叶根茎酷似白芷。捣根汁，日、煎作饼者为上。截根穿暴干者为次。体性极臭而能止臭，亦为奇物也。又婆罗门云：熏渠即是阿魏，取根汁暴之如胶，或截根日干，并极臭。西国持咒人禁食之。常食用之，云去臭气。戎人重此，犹俗中贵胡椒，巴人重负蠜也。〔珣曰〕按广志云：生昆仑国。是木津液，和桃胶状。其色黑者不堪，其状黄散者为上。云南长河中亦有，如舶上来者滋味相似一般，只无黄色。〔颂曰〕今惟广州有之，云是木膏液滴酿结成，与苏恭所说不同。按段成式西阳杂俎云：阿魏木，生波斯国及伽闍那国（即北天竺也）。木长八九尺，皮色青黄。三月生叶，似鼠耳。无花实。其枝汁出如饴，久乃坚凝，名阿魏。摩伽陀僧言：取其汁和米、豆屑合酿而成。其说与广州所上者相近。〔承曰〕阿魏合在木部。今二浙人家亦种之，枝叶香气皆同而差淡薄，但无汁膏尔。〔时珍曰〕阿魏有草、木二种。草者出西域，可晒可煎，苏恭所说是也。木者出南番，取其脂汁，李询、苏颂、陈承所说是也。按一统志所载有此二种。云出火州及沙鹿、海牙国者，草高尺许，根株独立，枝叶如盖，臭气逼人，生取其汁熬作膏，名阿魏。出三佛齐及暹逻国者，树不甚高，土人纳竹筒于树内，脂满其中，冬月破筒取之。或云其脂最毒，人不敢近。每采时，以羊系于树下，自远射之。脂之毒

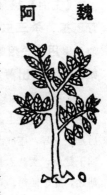

阿魏

着羊，羊毙即为阿魏。观此，则其有二种明矣。盖其树底小如枸杞、牡荆之类，西南风土不同，故或如草如木也。系羊射脂之说，俗亦相传，但无实据。谚云：黄芩无假，阿魏无真。以其多伪也。刘纯诗云：阿魏无真却有真，臭而止臭乃为珍。〔炳曰〕人多言煎蒜白为假者。〔敩曰〕验法有三：第一，以半铢安熟铜器中一宿，至明沾阿魏处白如银，永无赤色；第二将一铢置于五斗草自然汁中一夜，至明如鲜血色；第三将一铢安于柚树上，树立干，便是真者。凡用，乳钵研细，热酒器上襄过，入药。

【气味】 辛，平，无毒。

【主治】 杀诸小虫，去臭气，破癥积，卞恶气，除邪鬼蛊毒。唐本。治风邪鬼疰，心腹中冷。李珣。传尸冷气，辟瘟治疟，主霍乱心腹痛，肾气瘟瘴，御一切蕈、菜毒。大明。解自死牛、羊、马肉诸毒。汪机。消肉积。震亨。

【发明】 〔炳曰〕阿魏下细虫，极效。〔时珍曰〕阿魏消肉积，杀小虫，故能解毒辟邪，治疟、痢、疳、劳、尸注、冷痛诸证。按王玙百一选方云：夔州谭远病疟半年。故人窦藏叟授方：用真阿魏、好丹砂各一两，研匀，米糊和，丸皂子大。每空心人参汤化服一丸，即愈。世人治疟，惟用常山、砒霜毒物，多有所损。此方平易，人所不知。草窗周密云：此方治疟以无根水下，治痢以黄连、木香汤下，疟、痢亦多起于积滞故尔。

卢会（宋开宝）

【校正】 自草部移入此。

【释名】 奴会开宝、讷会拾遗、象胆〔时珍曰〕名义未详。〔藏器曰〕俗呼为象胆，以其味苦如胆也。

【集解】 〔珣曰〕卢会生波斯国。状似黑饧，乃树脂也。〔颂曰〕今惟广州有来者。其木生山野中，滴脂泪而成。采之不拘时月。〔时珍曰〕卢会原在草部。药谱及图经所状，皆言是木脂。而一统志云：爪哇、三佛齐诸国所出者，乃草属，状如鲨尾，采之以玉器捣成膏。与前说不同，何哉？岂亦木质草形乎？

【气味】 苦，寒，无毒。

【主治】热风烦闷，胸漏间热气，明目镇心，小儿癫痫惊风，疗五疸，杀三虫及痔病疮瘘，解巴豆毒。开宝。主小儿诸疳热。李珣。单用，杀疳蛔。吹鼻，杀脑疳，除鼻痒。甄权。研末，傅齿甚妙。治湿癣出黄汁。苏颂。

【发明】〔时珍曰〕卢会，乃厥阴经药也。其功专于杀虫清热。已上诸病，皆热与虫所生故也。〔颂曰〕唐刘禹锡传信方云：予少年曾患癣，初在颈项间，后延上左耳，遂成湿疮浸淫。用斑、狗胆、桃根诸药，徒令蜇蠚，其疮转盛。偶于楚州，卖药人教用卢会一两，炙甘草半两，研末，先以温浆水洗癣，拭净傅之，立于便瘥。真神奇也。

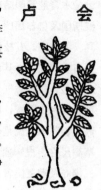

卢会

胡桐泪（唐本草）

【校正】自草部移入此。

【释名】朗桐磃纲目、胡桐律〔珣曰〕胡桐泪，是胡桐树脂也，故名泪。作律字者非也，律、泪声讹尔。〔时珍曰〕西域传云：车师国多胡桐。颜师古注云：胡桐似桐，不似桑，故名胡桐。虫食其树而汁出下流者，俗名胡桐泪，言似眼泪也。其入土石成块如卤磃者，为胡桐磃（音减）。或云：律当作沥，非讹也，犹松脂名沥青之义。亦通。

【集解】〔恭曰〕胡桐泪，出肃州以西平泽及山谷中。形似黄矾而坚实。有夹烂木者，云是桐树脂沦入土石磃卤地者。其树高大，皮叶似白杨、青桐、桑辈，故名胡桐木，堪器用。〔保昇曰〕凉州以西有之。初生似柳，大则似桑、桐。其津下入地，与土石相染，状如姜石，极咸苦，得水便消，若矾石、消石之类。冬月采之。〔大明曰〕此有二般：木律不中入药；惟用石律，石上采之，形如小石片子，黄土色者为上。〔颂曰〕今西番亦有商人货之。〔时珍曰〕木泪乃树脂流出者，其状如膏油。石泪乃脂入土石问者，其状成块，以其得卤斥之气，故入药为胜。

胡桐泪

【气味】咸、苦，大寒，无毒。〔恭曰〕伏砒石。可为金银焊药。

【主治】大毒热，心腹烦满，水和服之，取吐。牛马急黄黑汗，水研三二两灌之，立瘥。唐本。主风虫牙齿痛，杀火毒、面毒。大明。风疳䘌齿，骨槽风劳。能软一切物。多服令人吐。李珣。瘰疬非此不能除。元素。咽喉热痛，水磨扫之，取涎。时珍。

【发明】〔颂曰〕古方稀用。今治口齿家多用，为最要之物。〔时珍曰〕石泪入地受卤气，故其性寒能除热，其味咸能入骨软坚。

返魂香（海药）

【集解】〔珣曰〕按汉书云：武帝时，西国进返魂香。内传云：西海聚窟州有返魂树，状如枫、柏，花、叶香闻百里。采其根于釜中水煮取汁，炼之如漆，乃香成也。其名有六：曰返魂、惊精、回生、振灵、马精、却死。凡有疫死者，烧豆许熏之再活，故曰返魂。〔时珍曰〕张华博物志云：武帝时，西域月氏国，度弱水贡此香三枚，大如燕卵，黑如桑椹。值长安大疫，西使请烧一枚辟之，宫中病者闻之即起，香闻百里，数日不歇。疫死未三日者，熏之皆活，乃返生神药也。此说虽涉诡怪，然理外之事，容或有之，未可便指为谬也。

【附录】兜木香〔藏器曰〕汉武故事云：西王母降，烧兜木香末，乃兜渠国所进，如大豆。涂宫门，香闻百里。关中大疫，死者相枕，闻此香，疫皆止，死者皆起。此乃灵香，非常物也。

第三十五卷木部二目录

木之二 (乔木类五十二种)

---

① 本卷罌子相条附录作"櫚"。

无食子唐本 （即没食子）

诃黎勒唐本

婆罗得开宝

榉别录

柳本经

柽柳开宝

水杨唐本

白杨唐本

扶栘拾遗

松杨拾遗

榆本经

棚榆拾遗

芜荑本经

苏方木唐本

乌木纲目

桦木开宝

㮕木拾遗

楄木拾遗 （即花楄）

棕榈嘉祐

橉木拾遗

柯树拾遗

乌桕木唐本

巴豆本经

大风子补遗

海红豆海药

相思子纲目

猪腰子纲目

石瓜纲目

上附方旧一百三十五，新三百三十二。

第三十五卷木部二

木之二 （乔木类五十一种）

檗木 （本经上品）

【释名】黄檗别录、**根名檀桓**〔时珍曰〕檗木名义未详。本经言檗木及根，不言檗皮，岂古时木与皮通用乎？俗作黄柏者，省写之谬也。

【集解】〔别录曰〕檗木生汉中山谷及永昌。〔弘景曰〕今出邵陵者，轻薄色深为胜。出东山者，厚而色浅。其根于道家人木芝品。今人不知取服。又有一种小树，状如石榴，其皮黄而苦，俗呼为子檗，亦主口疮。又一种小树，多刺，皮亦黄色，亦主口疮。〔恭曰〕子檗亦名山石榴，子似女贞，皮白不黄，亦名小檗，所在有之。今云皮黄，谬矣。按今俗用子檗皆多刺小树，名刺檗，非小檗也。〔禹锡曰〕按蜀本图经云：黄檗树高数丈。叶似吴茱萸，亦如紫椿，经冬不凋。皮外白，里深黄色。其根结块，如松下茯苓。今所在有，本出房、商、合等州山谷中，皮紧、厚二三分、鲜黄者上。二月、五月采皮，日干。〔机曰〕房、商者，治里、治下用之；邵陵者，治表、治上用之。各适其宜尔。〔颂曰〕处处有之，以蜀中出者肉厚色深为佳。

【修治】〔敩曰〕凡使檗皮，削去粗皮，用生蜜水浸半日，漉出晒干，用蜜涂，文武火炙，令蜜尽为度。每五两，用蜜三两。〔元素曰〕二制治上焦，单制治中焦，不制治下焦也。〔时珍曰〕黄檗性寒而沉，生用则降实火，熟用则不伤胃，酒制则治上，盐制则治下，蜜制则治中。

【气味】苦，寒，无毒。〔元素曰〕性寒味苦，气味俱厚，沉而降，阴也。又云：苦厚微辛，阴中之阳。入足少阴经，为足太阳引经药。〔好古曰〕黄芩、栀子入肺，黄连入心，黄檗入肾，燥湿所归，各从其类也。故活人书四味解毒汤，乃上下内外通治之药。〔之才曰〕恶干漆，伏硫黄。

【主治】五脏肠胃中结热，黄疸肠痔，止泄痢，女子漏下赤白，阴伤蚀疮。本经。**疗惊气在皮间，肌肤热赤起，目热赤痛，口疮。久服通神。**别录。**热疮疱起，虫疮血痢，止消渴，杀蛀虫。**藏器。**男子阴痿，及傅茎上疮，治下血如鸡鸭肝片。**甄

檗木黄檗
小檗树小
根名檀桓

权。**安心除劳，治骨蒸，洗肝明目，多泪，口干心热，杀疳虫，治蛔心痛，鼻衄，肠风下血，后急热肿痛。**大明。**泻膀胱相火，补肾水不足，坚肾壮骨髓，疗下焦虚，诸痿瘫痪，利下窍，除热。**元素。**泻伏火，救肾水，治冲脉气逆，不渴而小便不通，诸疮痛不可忍。**李杲。**得知母，滋阴降火。得苍术，除湿清热，为治痿要药。得细辛，泻膀胱火，治口舌生疮。**震亨。**傅小儿头疮。**时珍。

【发明】〔元素曰〕黄檗之用有六：泻膀胱龙火，一也；利小便结，二也；除下焦湿肿，三也；痢疾先见血，四也；脐中痛，五也；补肾不足，壮骨髓，六也。凡肾水膀胱不足，诸痿厥腰无力，于黄芪汤中加用，使两足膝中气力涌出，痿软即便去也，乃瘫痪必用之药。蜜炒研末，治口疮如神。故雷公炮炙论云：口疮舌拆，立愈黄酥。谓以酥炙根黄，含之也。〔杲曰〕黄檗、苍术，乃治痿要药。凡去下焦湿热作肿及痛，并膀胱有火邪，并小便不利及黄涩者，并用酒洗黄檗、知母为君，茯苓、泽泻为佐。凡小便不通而口渴者，邪热在气分，肺中伏热不能生水，是绝小便之源也。法当用气味俱薄、淡渗之药，猪苓、泽泻之类，泻肺火而清肺金，滋水之化源。若邪热在下焦血分，不渴而小便不通者，乃素问所谓无阴则阳无以生。无阳则阴无以化。膀胱者州都之官，津液藏焉，气化则能出矣。法当用气味俱厚、阴中之阴药治之，黄檗、知母是也。长安王善夫病小便不通，渐成中满，腹坚如石，脚腿裂破出水，双睛凸出，饮食不下，痛苦不可名状。治满、利小便、渗泄之药服遍矣。予诊之曰：此乃奉养太过，膏粱积热，损伤肾水，致膀胱久而干涸，小便不化，火又逆上，而为呕哕。难经所谓关则不得小便，格则吐逆者。洁古老人言：热在下焦，但治下焦，其病必愈。遂处以北方寒水所化大苦寒之药，黄檗、知母各一两，酒洗焙碾，入桂一钱为引，熟水丸如芡子大。每服一二百丸，沸汤下。少时如刀刺前阴火烧之状，溺如瀑泉涌出，床下成流，顾盼之间，肿胀消散。内经云：热者寒之。肾恶燥，急食辛以润之。以黄檗之苦寒泻热、补水润燥为君，知母之苦寒泻肾火为佐，肉桂辛热为使，寒因热引也。〔震亨曰〕黄檗走至阴，有泻火补阴之功，非阴中之火，不可用也。火有二：君火者，人火也，心火也，可以湿伏，可以水灭，可以直折，黄连之属可以制之；相火者，天火也，龙雷之火也，阴火也，不可以水湿折之，当从其性而伏之，惟黄檗之属可以降之。〔时珍曰〕古书言知母佐黄檗，滋阴降火，有金水相生之义。黄檗无知母，犹水母之无虾也。盖黄檗能制膀胱。命门阴中之火，知母能清肺金，滋肾水之化源。故洁古、东垣、丹溪皆以为滋阴降火要药，上古所未言也。盖气为阳，血为阴。邪火煎熬，则阴血渐涸，故阴虚火动之病须之。然必少壮气盛能食者，用之相宜。若中气不足而邪火炽甚者，久服则有寒中之变，近时虚损，及纵欲求嗣之人，用补阴药，往往以此二味为君，日日服饵。降令太过，脾胃受伤，真阳暗损，精气不暖，致生他病。盖不知此物苦寒而滑渗，且苦味久服，有反从火化之害。故叶氏医学统旨，有"四物加知母、黄檗，久服伤胃，不能生阴"之戒。

檀桓 (拾遗)

【集解】〔藏器曰〕檀桓乃百岁檗之根，如天门冬，长三四尺，别在一旁，以小根缀之。一名檀桓芝。出灵宝方。〔时珍曰〕本经但言黄檗根名檀桓。陈氏所说乃檗旁所生檀桓芝也，与陶弘景所说同。

【气味】苦，寒，无毒。

【主治】心腹百病，安魂魄，不饥渴。久服，轻身延年通神。本经。长生神仙。去万病。为散，饮服方寸匕，尽一枚有验。藏器。

小檗 （唐本草）

【释名】子檗弘景、山石榴〔时珍曰〕此与金樱子、杜鹃花并名山石榴，非一物也。

【集解】〔弘景曰〕子檗树木，状如石榴，其皮黄而苦。又一种多刺，皮亦黄。并主口疮。〔恭曰〕小檗生山石间，所在皆有，襄阳岘山东者为良。一名山石榴，其树枝叶与石榴无别，但花异，子细黑圆如牛李子及女贞子尔。其树皮白，陶云皮黄，恐谬矣。今太常所贮，乃小树多刺而叶细者，名刺檗，非小檗也。〔藏器曰〕凡是檗木皆皮黄。今既不黄，非檗也。小檗如石榴，皮黄，子赤如枸杞子，两头尖。人锉枝以染黄。若云子黑而圆，恐是别物，非小檗也。〔时珍曰〕小檗山间时有之，小树也。其皮外白里黄，状如檗皮而薄小。

【气味】苦，大寒，无毒。

【主治】口疮疳䘌，杀诸虫，去心腹中热气。唐本。治血崩。时珍。妇人良方，治血崩，阿茄陀丸方中用之。

黄栌 （宋嘉祐）

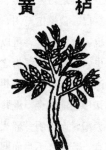

黄 栌

【集解】〔藏器曰〕黄栌生商洛山谷，四川界甚有之。叶圆木黄，可染黄色。

木

【气味】苦，寒，无毒。

【主治】除烦热，解酒疸目黄，水煮服之。藏器。洗赤眼及汤火、漆疮。时珍。

厚朴 （本经中品）

【校正】并入有名未用逐折。

【释名】烈朴日华、赤朴别录、厚皮同、重皮广雅、树名榛别录、子名逐折别录。〔时珍曰〕其木质朴而皮厚，味辛烈而色紫赤，故有厚朴、烈、赤诸名。〔颂曰〕广雅谓之重皮，方书或作厚皮也。

【集解】〔别录曰〕厚朴生交趾、冤句。三月、九月、十月采皮，阴干。〔弘景曰〕今出建平、宜都。极厚、肉紫色为好，壳薄而白者不佳。俗方多用，道家不须也。〔颂曰〕今洛阳、陕西、江淮、湖南、蜀川山谷中往往有之，而以梓州、龙州者为上。木高三四丈，径一二尺。春生叶如□□①，四季不凋。红花而青实。皮极鳞皱而厚，紫色多润者佳，薄而白者不堪。〔宗奭曰〕今伊阳县及商州亦有，但薄而色淡，不如梓州者厚而紫色有油。〔时珍曰〕朴树肤白肉紫，叶如槲叶。五六月开细花，结实如冬青子，生青熟赤，有核。七八月采之，味甘美。

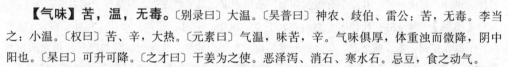

厚朴

皮

【修治】〔敩曰〕凡使要紫色味辛者为好，刮去粗皮。入丸散，每一斤用酥四两炙熟用。若入汤饮，用自然姜汁八两炙尽为度。〔大明曰〕凡入药去粗皮，用姜汁炙，或浸炒用。〔宗奭曰〕味苦。不以姜制，则棘人喉舌。

【气味】苦，温，无毒。〔别录曰〕大温。〔吴普曰〕神农、歧伯、雷公：苦，无毒。李当之：小温。〔权曰〕苦、辛，大热。〔元素曰〕气温，味苦，辛。气味俱厚，体重浊而微降，阴中阳也。〔杲曰〕可升可降。〔之才曰〕干姜为之使。恶泽泻、消石、寒水石。忌豆，食之动气。

【主治】中风伤寒，头痛寒热惊悸，气血痹，死肌，去三虫。本经。温中益气，消痰下气，疗霍乱及腹痛胀满，胃中冷逆，胸中呕不止，泄痢淋露，除惊，去留热心烦满，厚肠胃。别录。健脾，治反胃，霍乱转筋，冷热气，泻膀胱及五脏一切气，妇人产前产后腹脏不安，杀肠中虫，明耳目，调关节。大明。治积年冷气，腹内留鸣虚吼，宿食不消，去结水，破宿血，化水谷，止吐酸水，大温胃气，治冷痛，主病人虚而尿白。甄权。主肺气胀满，膨而喘咳。好古。

【发明】〔宗奭曰〕厚朴，平胃散中用，最调中。至今此药盛行，既能温脾胃，又能走冷气，为世所须也。〔元素曰〕厚朴之用有三：平胃，一也；去腹胀，二也；孕妇忌之，三也。虽除腹胀，若虚弱人，宜斟酌用之，误服脱人元气。惟寒胀大热药中兼用，乃结者散之之神药也。〔震亨曰〕厚朴属土，有火。其气温，能泻胃中之实也，平胃散用之。佐以苍术，正为泻胃中之湿，平胃土之太过，以致于中和而已，非谓温补脾胃也。习以成俗，皆谓之补，哀哉！其治腹胀者。因其味辛以提其滞气，滞行则宜去之。若气实人，误服参、芪药多补气，胀闷或作喘，宜此泻之。〔好古曰〕本草言厚朴治中风伤寒头痛，温中益气，消痰下气，厚肠胃，去腹满，果泄气乎？果益气乎？盖与积实、大黄同用，则能泄实满，所谓消痰下气是也。若与橘皮、苍术同用，则能除湿满，所谓温中益气是也。与解利药同用，则治伤寒头痛；与泻痢药同用，则厚肠胃。大抵其性味苦温，用苦则泄，用温则补也。故成无己云：厚朴之苦，以泄腹满。〔杲曰〕苦能下气，故泄实满；温能益气，故散湿满。

逐折

【气味】甘，温，无毒。

【主治】疗鼠瘘，明目益气。别录。

【正误】〔别录有名未用曰〕逐折杀鼠，益气明目。一名百合，一名厚实，生木间，茎黄，七月实，黑如大豆。〔弘景曰〕杜仲子，亦名逐折。别录厚朴条下，已言子名逐折；而有名未用

---

① □□：原缺二字。江西本亦缺，张本作"槲叶"。

中复出逐折，主治相同，惟鼠瘘、杀鼠字误，未知孰是尔？所云厚实，乃厚朴实也，故皮谓之厚皮。陶氏不知，援引杜仲为注，皆误矣。今正之。

【附录】浮烂罗勒〔藏器曰〕生康国。皮似厚朴，味酸，平，无毒。主一切风气，开胃补心，除冷痹，调脏腑。

杜仲（本经上品）

【释名】思仲别录、思仙本经、木绵吴普、檰〔时珍曰〕昔有杜仲服此得道，因以名之。思仲、思仙，皆由此义。其皮中有银丝如绵，故曰木绵。其子名逐折。与厚朴子同名。

【集解】〔别录曰〕杜仲生上虞山谷及上党、汉中。二月、五月、六月、九月采皮。〔弘景曰〕上虞在豫州，虞、虢之虞，非会稽上虞县也。今用出建平、宜都者。状如厚朴，折之多白丝者为佳。〔保升曰〕生深山大谷，所在有之。树高数丈，叶似辛夷。〔颂曰〕今出商州、成州、峡州近处大山中。叶亦类柘，其皮折之白丝相连。江南谓之棉。初生嫩叶可食，谓之木绵芽。花、实苦涩，亦堪入药。木可作履，益脚。

皮

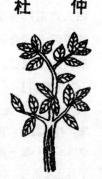

杜 仲

【修治】〔敩曰〕凡使削去粗皮。每一斤，用酥一两，蜜三两，和涂火炙，以尽为度。细锉用。

【气味】辛，平，无毒。〔别录曰〕甘，温。〔权曰〕苦，暖。〔元素曰〕性温，味辛、甘。气味俱薄，沉而降，阴也。〔杲曰〕阳也，降也。〔好古曰〕肝经气分药也。〔之才曰〕恶玄参、蛇蜕皮。

【主治】腰膝痛，补中益精气，坚筋骨，强志，除阴下痒湿，小便余沥。久服，轻身耐老。本经。脚中酸疼，不欲践地。别录。治肾劳，腰脊挛。大明。肾冷，臀腰痛。人虚而身强直，风也。腰不利，加而用之。甄权。能使筋骨相着。李杲。润肝燥，补肝经风虚。好古。

【发明】〔时珍曰〕杜仲古方只知滋肾，惟王好古言是肝经气分药，润肝燥，补肝虚，发昔人所未发也。盖肝主筋，肾主骨。肾充则骨强，肝充则筋健。屈伸利用，皆属于筋。杜仲色紫而润，味甘微辛，其气温平。甘温能补，微辛能润。故能入肝而补肾，子能令母实也。按庞元英谈薮：一少年新娶，后得脚软病，且疼甚。医作脚气治不效。路钤孙琳诊之。用杜仲一味，寸断片拆。每以一两，用半酒、半水一大盏煎服。三日能行，又三日全愈。琳曰：此乃肾虚，非脚气也。杜仲能治腰膝痛，以酒行之，则为效容易矣。

木绵芽

【气味】缺。

【主治】作蔬，去风毒脚气，久积风冷，肠痔下血。亦可煎汤。苏颂。

椿樗 （唐本草）

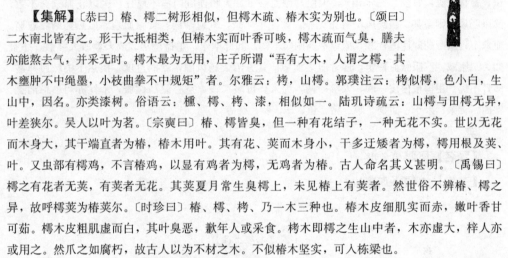

椿　樗

【校正】并入嘉祐椿荚。

【释名】**香者名椿**集韵作櫄，夏书作杶，左传作橁。**臭者名樗**（音丑居切）、亦作檴。**山樗名拷**（音栲）、**虎目树**拾遗、**大眼桐**〔时珍曰〕椿樗易长而多寿考，故有椿、栲之称。庄子言"大椿以八千岁为春秋"是矣。椿香而樗臭，故椿字又作櫄，其气熏也。樗字从虖，其气臭，人呵嘑之也。樗亦椿音之转尔。〔藏器曰〕俗呼椿为猪椿，北人呼樗为山椿，江东呼为虎目树，亦名虎眼。谓叶脱处有痕，如虎之眼目。又如樗蒲子，故得此名。

【集解】〔恭曰〕椿、樗二树形相似，但樗木疏、椿木实为别也。〔颂曰〕二木南北皆有之。形干大抵相类，但椿木实而叶香可啖，樗木疏而气臭，膳夫亦能熬去气，并采无时。樗木最为无用，庄子所谓"吾有大木，人谓之樗，其木拥肿不中绳墨，小枝曲拳不中规矩"者。尔雅云：拷，山樗。郭璞注云：拷似樗，色小白，生山中，因名。亦类漆树。俗语云：櫄、樗、拷、漆，相似如一。陆玑诗疏云：山樗与田樗无异，叶差狭尔。吴人以叶为茗。〔宗奭曰〕椿、樗皆臭，但一种有花结子，一种无花不实。世以无花而木身大，其干端直者为椿，椿木用叶。其有花、荚而木身小，干多迂矮者为樗，樗用根及荚、叶。又虫部有樗鸡，不言椿鸡，以显有鸡者为樗，无鸡者为椿。古人命名其义甚明。〔禹锡曰〕樗之有花者无荚，有荚者无花。其荚夏月常生臭樗上，未见椿上有荚者。然世俗不辨椿、樗之异，故呼樗荚为椿荚尔。〔时珍曰〕椿、樗、拷、乃一木三种也。椿木皮细肌实而赤，嫩叶香甘可茹。樗木皮粗肌虚而白，其叶臭恶，歉年人或采食。拷木即樗之生山中者，木亦虚大，梓人亦或用之。然爪之如腐朽，故古人以为不材之木。不似椿木坚实，可入栋梁也。

叶

【气味】苦，温，有小毒。〔诜曰〕椿芽多食动风，熏十二经脉、五脏六腑，令人神昏血气微。若和猪肉、热面频食则中满，盖壅经络也。〔时珍曰〕椿叶无毒，樗叶有小毒。

【主治】煮水。洗疮疥风疽。樗木根、叶尤良。唐本。**白秃不生发**。取椿、桃、楸叶心捣汁，频涂之。时珍。**嫩芽瀹食，消风祛毒**。生生编。

白皮及根皮

【修治】〔敩曰〕凡使椿根，不近西头者为上。采出础拌生葱蒸半日，锉细，以袋盛挂屋南畔，阴干用。〔时珍曰〕椿、樗木皮、根皮，并刮去粗皮，阴干，临时切焙入用。

【气味】苦，温，无毒。〔权曰〕微热。〔震亨曰〕凉而燥。〔藏器曰〕樗根有小毒。〔时珍曰〕樗根制硫黄、砒石、黄金。

【主治】疳蜃。樗根尤良。唐本。**去口鼻疳虫，杀蛔虫疥蜃，鬼注传尸，蛊毒下血，及赤白久痢**。藏器。**得地榆，止疳痢**。萧炳。**止女子血崩，产后血不止，赤带。肠风泻血不住，肠滑泻，缩小便。蜜炙用**。大明。**利溺涩**。雷敩。**治赤白浊，赤白带，湿气下痢，精滑梦遗，燥下湿，去肺胃陈积之痰**。震亨。

【发明】〔诜曰〕女子血崩，及产后血不止，月信来多，并赤带下。宜取东引细椿根一大握洗净，以水一大升煮汁，分服便断。小儿疳痢，亦宜多服。仍取白皮一握，粳米五十粒，葱白一握，炙甘草三寸，豉两合，水一升，煮半升，以意服之。枝叶功用皆同。〔震亨曰〕椿根白皮，性凉而能涩血。凡湿热为病，泻痢浊带，精滑梦遗诸证，无不用之，有燥下湿及去肺胃陈痰之功。治泄泻，有除湿实肠之力。但痢疾滞气未尽者，不可遽用。宜入丸散，亦可煎服，不见有害。予每用炒研糊丸，看病作汤使，名固肠丸也。〔时珍曰〕椿皮色赤而香，樗皮色白而臭，多服微利人。盖椿皮入血分而性涩，樗皮入气分而性利，不可不辨。其主治之功虽同，而涩利之效则异，正如茯苓、芍药，赤、白颇殊也。凡血分受病不足者，宜用椿皮；气分受病有郁者，宜用樗皮，此心得之微也。乾坤生意治疮肿下药，用樗皮以无根水研汁，服二三碗，取利数行，是其验矣。故陈藏器言樗皮有小毒，盖有所试也。〔宗奭曰〕洛阳一女人，年四十六七，耽饮无度，多食鱼蟹，畜毒在脏，日夜二三十泻①，大便与脓血杂下，大肠连肛门痛不堪任。医以止血痢药不效，又以肠风药则益甚，盖肠风则有血无脓。如此半年余，气血渐弱，食减肌瘦，服热药则腹愈痛，血愈下；服冷药即注泄食减，服温平药则病不知。如此期年，垂命待尽。或人教服人参散，一服知，二服减，三服脓血皆定，遂常服之而愈。其方治大肠风虚，饮酒过度，挟热下痢脓血痛甚，多日不瘥。用樗根白皮一两，人参一两，为末。每服二钱，空心温酒调服，米饮亦可。忌油腻、湿面、青菜、果子、甜物、鸡、猪、鱼、羊、蒜、薤等。

荚

【释名】凤眼草象形。

【主治】大便下血嘉祐。

漆（本经上品）

【释名】桼〔时珍曰〕许慎说文云：漆本作桼，木汁可以髹物，其字象水滴而下之形也。

【集解】〔别录曰〕干漆生汉中山谷。夏至后采，干之。〔弘景曰〕今梁州漆最甚，益州亦有。广州漆性急易燥。其诸处漆桶中自然干者，状如蜂房孔孔隔者为佳。〔保升曰〕漆树高二三丈余，皮白，叶似椿，花似槐，其子似牛李子，木心黄。六月、七月刻取滋汁。金州者最善。漆性并急，凡取时须荏油解破，故淳者难得，可重重别制拭之。上等清漆，色黑如璺，若铁石者好。黄嫩若蜂窠者不佳。〔颂曰〕今蜀、汉、金、峡、襄、歙州皆有之。以竹筒钉入木中。取汁。崔豹古今注云：以刚斧斫其皮开，以竹管承之，滴汁则成漆也。〔宗奭曰〕湿漆药中未见用者，皆干漆尔。其湿者，在燥热及未冷时则难干；得阴湿，虽寒月亦易干，亦物之性也。若沾渍人，以油治之。凡验漆，惟稀者以物蘸起，细而不断，断而急收；更又涂于干竹上，荫之速干者，并佳。〔时珍曰〕漆树人多种之，春分前移栽易成，有利。其身如柿，其叶如椿。以金州者为佳，故世称金漆。人多以物乱之。试诀有云：微扇光如镜，悬丝急似钩。撼成琥珀色，打着有浮沤。今广浙中出一种漆树，似小榎而大。六月取汁漆物，黄泽如金，即唐书所谓黄漆者也。入药仍当

---

① 泻：原作"渴"，据江西本改。

用黑漆。广南漆作饴糖气，沾沾无力。

干漆

【修治】〔大明曰〕干漆入药，须捣碎炒熟。不尔，损人肠胃，若是湿漆，煎干更好。亦有烧存性者。

【气味】辛，温，无毒。〔权曰〕辛、咸。〔宗奭曰〕苦。〔元素曰〕辛，平，有毒，降也，阳中阴也。〔之才曰〕半夏为之使，畏鸡子，忌油脂。〔弘景曰〕生漆毒烈，人以鸡子和服之去虫，犹自啮肠胃也。畏漆人乃致死者。外气亦能使身肉疮肿，自有疗法。〔大明曰〕毒发，饮铁浆，并黄栌汁、甘豆汤，吃蟹，并可制之。〔时珍曰〕今人货漆多杂桐油，故多毒。淮南子云：蟹见漆而不干。相感志云：漆得蟹而成水。盖物性相制也。凡人畏漆者，嚼蜀椒涂口鼻则可免。生漆疮者，杉木汤、紫苏汤、漆姑草汤、蟹汤浴之，皆良。

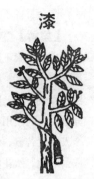

漆

【主治】绝伤，补中，续筋骨，填髓脑，安五脏，五缓六急，风寒湿痹。生漆：去长虫。久服，轻身耐老。本经。干漆：疗咳嗽。消瘀血痞结腰痛，女子疝瘕，利小肠，去蛔虫。别录。杀三虫，主女人经脉不通。甄权。治传尸劳，除风。大明。削年深坚结之积滞，破日久凝结之瘀血。元素。

【发明】〔弘景曰〕仙方用蟹消漆为水，炼服长生。抱朴子云：淳漆不粘考，服之通神长生。或以大蟹投其中，或以云母水，或以玉水合之服，九虫悉下，恶血从鼻出。服至一年，六甲、行厨至也。〔震亨曰〕漆属金，有水与火，性急而飞补。用为去积滞之药，中节则积滞去后，补、性内行，人不知也。〔时珍曰〕漆性毒而杀虫，降而行血。所主诸证虽繁，其功只在二者而已。

漆叶

【气味】缺。

【主治】五尸劳疾，杀虫。暴干研末，日用酒服一钱匕。时珍。

【发明】〔颂曰〕华佗传载：彭城樊阿，少师事佗。佗授以漆叶青粘散方，云服之去三虫，利五脏，轻身益气，使人头不白。阿从其言，年五百余岁。漆叶所在有之，青粘生丰沛、彭城及朝歌。一名地节，一名黄芝。主理五脏，益精气。本出于迷人入山，见仙人服之，以告佗。佗以为佳，语阿。阿秘之。近者人见阿之寿而气力强盛，问之。因醉误说，人服多验。后无复人识青粘，或云即黄精之正叶者也。〔时珍曰〕按葛洪抱朴子云：漆叶。青粘，凡薮之草也。樊阿服之，得寿二百岁，而耳目聪明，犹能持针治病。此近代之实事，良史所记注者也。洪说犹近于理，前言阿年五百岁者，误也。或云青粘即葳蕤。

漆子

【主治】下血。时珍。

漆花

【主治】小儿解颅、腹胀、交胫不行方中用之。时珍。

梓（本经下品）

【释名】木王〔时珍曰〕梓或作杍，其义未详。按陆佃埤雅云：梓为百木长，故呼梓为木王。盖木莫良于梓，故书以梓材名篇，礼以梓人名匠，朝廷以梓宫名棺也。罗愿云：屋室有此木，则余材皆不震。其为木王可知。

【集解】〔别录曰〕梓白皮生河内山谷。〔弘景曰〕此即梓树之皮。梓有三种，当用朴素不腐者。〔颂曰〕今近道皆有之，宫寺人家园亭亦多植之。木似桐而叶小，花紫。尔雅云：椅，梓。郭璞注云：即楸也。诗鄘风云：椅、桐、梓、漆，爰伐琴瑟。陆玑注云：楸之白理而生子者为梓，梓实桐皮为椅，大同而小异也。入药当用有子者。又一种鼠梓，一名楰，亦楸属也。枝叶木理皆如楸。今人谓之苦楸，江东人谓之虎梓。诗小雅云"北山有楰"是也。鼠李一名鼠梓，或云即此。然花实都不相类，恐别一物而名同尔。〔藏器曰〕楸生山谷间，与梓树本同末异，或以为一物者误矣。〔大明曰〕样有数般，惟楸梓皮入药佳，余皆不堪，〔机曰〕按尔雅翼云：说文言：椅，梓也。梓，楸也。槚亦楸也。然则椅、梓、槚、楸，一物四名。而陆玑诗疏以楸之白理生子者为梓，梓实桐皮者为椅。贾思勰齐民要术又以白色有角者为梓，即角楸也，又名子楸。黄色无子者为椅楸，又名荆黄楸。但以子之有无为别。其角细长如箸，其长近尺，冬后叶落而角犹在树。其实亦名豫章。〔时珍曰〕梓木处处有之。有三种：木理白者为梓，赤者为楸，梓之美文者为椅，楸之小看为榎。诸家疏注，殊次分明。桐亦名椅，与此不同。此椅即尸子所谓"荆有长松、文椅"者也。

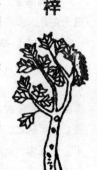

梓

梓白皮

【气味】苦，寒，无毒。

【主治】热毒，去三虫。本经。疗目中疾，主吐逆胃反。小儿热疮，身头热烦，蚀疮，煎汤浴之，并捣傅。别录。煎汤洗小儿壮热，一切疮疥，皮肤瘙痒。大明。治温病复感寒邪，变为胃啘，煮汁饮之。时珍。

叶

【主治】捣傅猪疮。饲猪，肥大三倍。别录。疗手脚火烂疮。〔弘景曰〕桐叶、梓叶肥猪之法未见，应在商丘子养猪经中。〔恭曰〕二树花叶饲猪，并能肥大且易养，见李当之本草及博物志，然不云傅猪疮也。

楸（拾遗）

【释名】榎〔时珍曰〕楸叶大而早脱，故谓之楸；榎叶小而早秀，故谓之榎。唐时立秋日，京师卖楸叶，妇女、儿童剪花戴之，取秋意也。尔雅云：叶小而皵，榎。叶大而皵，楸。闵音鹊，皮粗也。

【集解】见梓下。〔周定王曰〕楸有二种。一种刺楸，其树高大，皮色苍白，上有黄白斑点，枝梗间多大刺。叶似楸而薄，味甘，嫩时炸熟，水淘过拌食。〔时珍曰〕楸有行列，茎干直耸可爱。至秋垂条如线，谓之楸线，其木湿时脆，燥则坚，故谓之良材，宜作棋枰，即梓之赤者也。

木白皮

【气味】苦，小寒，无毒。〔珣曰〕微温。

【主治】吐逆，杀三虫及皮肤虫。煎膏，粘傅恶疮疽瘘，痈肿疳
痔。除脓血，生肌肤，长筋骨。藏器。消食涩肠下气，治上气咳嗽。
亦入面药。李珣　口吻生疮，贴之，频易取效。时珍。

叶

【气味】同皮。

【主治】捣傅疮肿。煮汤，洗脓血。冬取干叶用之。诸痈肿溃及
内有刺不出者，取叶十重贴之。藏器。出范汪方。

【发明】〔时珍曰〕楸乃外科要药，而近人少知。葛常之韵语阳秋云：有人
患发背溃坏，肠胃可窥，百方不瘥。一医用立秋日太阳未升时，采楸树叶，熬之为膏，傅其外；
内以云母膏作小丸服，尽四两，不累日而愈也。东晋范汪，名医也，亦称楸叶治疮肿之功。则楸
有拔毒排脓之力可知。

　　一切毒肿不问硬软。取楸叶十重傅肿上，旧帛裹之，日三易之。当重重有毒气为水，流在
叶上。冬月取干叶，盐水浸软，或取根皮捣烂，傅之皆效。止痛消肿，食脓血，胜于众药。范汪
东阳方。**瘰疬瘘疮**楸煎神方：秋分前后早晚，令人持袋摘楸叶，纳袋中①秤取十五斤，以水一
石，净釜中煎取三斗，又换锅煎取七八升，又换锅煎取二升，乃纳不津器中。用时先取麻油半
合，蜡一分，酥一栗子许，同消化。又取杏仁七粒，生姜少许，同研。米粉二钱，同人膏中搅
匀。先涂疮上，经二日来乃拭却，即以篦子匀涂楸煎满疮上，仍以软帛裹之。且日一拭，更上新
药。不过五六上，已破者即便生肌，未破者即内消。瘥后须将慎半年。采药及煎时，并禁孝子、
妇人、僧道、鸡犬见之。篋中方。**灸疮不瘥**痒痛不瘥。楸叶头及根皮为末，傅之。圣惠方。**头
痒生疮**楸叶捣汁，频涂。圣惠方。**儿发不生**楸叶中心，捣汁频涂。千金方。**小儿目翳**嫩楸叶
三两烂捣，纸包泥裹，烧干去泥，入水少许，绞汁，铜器慢熬如稀饧，瓷合收之。每旦点之。普
济方。**小儿秃疮**楸叶捣汁涂之。圣惠方。

桐（本经下品）

【释名】**白桐**弘景、**黄桐**图经、**泡桐**纲目、**椅桐**弘景、**荣桐**〔时珍曰〕本经桐叶，即白
桐也。桐华成筒，故谓之桐。其材轻虚，色白而有绮文，故俗谓之白桐、泡桐，古谓之椅桐也。
先花后叶，故尔雅谓之荣桐。或言其花而不实者，未之察也。陆玑以椅为梧桐，郭璞以荣为梧
桐，并误矣。

【集解】〔别录曰〕桐叶生桐柏山谷。〔弘景曰〕桐树有四种：青桐，叶、皮青，似梧而无子；
梧桐，皮白，叶似青桐而有子，子肥可食；白桐，一名椅桐，人家多植之，与冈桐无异，但有
花、子，二月开花，黄紫色，礼云"三月桐始华"者也，堪作琴瑟；冈桐无子，是作琴瑟者。本
草用桐华，应是白桐。〔颂曰〕桐处处有之。陆玑草木疏言白桐宜为琴瑟。云南㟎峒人，取花中
自毳淹渍，绩以为布，似毛服，谓之华布。椅，即梧桐也。今江南人作油者，即冈桐也，有子大

---

① 中：原作"斤"。据张本改。

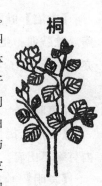

于梧子。江南有榇桐，秋开红花，无实。有紫桐，花如百合，实堪糖煮以啖。岭南有刺桐，花色深红。〔宗奭曰〕本经桐叶不指定是何桐，致难执用。但四种各有治疗。白桐，叶三杈，开白花，不结子。无花者为冈桐，不中作琴，体重。荏桐，子可作桐油。梧桐，结子可食。〔时珍曰〕陶注桐有四种，以无子者为青桐、冈桐，有子者为梧桐、白桐。寇注言白桐、冈桐皆无子。苏注以冈桐为油桐。而贾思勰齐民要术言：实而皮青者为梧桐，华而不实者为白桐。白桐冬结似子者，乃是明年之华房，非子也。冈桐即油桐也，子大有油，其说与陶氏相反。以今咨访，互有是否。盖白桐即泡桐也。叶大径尺，最易生长。皮色粗白，其木轻虚，不生虫蛀，作器物、屋柱甚良。二月开花，如牵牛花而白色。结实大如巨枣，长寸余，壳内有子片，轻虚如榆荚、葵实之状，老则壳裂，随风飘扬。其花紫色者名冈桐。荏桐即油桐也。青桐即梧桐之无实者。按陈翥桐谱，分别白桐、冈桐甚明。云：白花桐，文理粗而体性慢，喜生朝阳之地。因子而出者，一年可起三四尺；由根而出者，可五七尺。其叶圆大而尖长有角，光滑而毳。先花后叶。花白色，花心微红。其实大二三寸，内为两房。房内有肉，肉上有薄片，即其子也。紫花桐，文理细而体性坚，亦生朝阳之地，不如白桐易长。其叶三角而圆，大如白桐，色青多毛而不光，且硬，微赤。亦先花后叶，花色紫。其实亦同白桐而微尖，状如诃子而粘，房中肉黄色。二桐皮色皆一，但花、叶小异，体性坚、慢不同尔。亦有冬月复花者。

桐叶

【气味】苦，寒，无毒。

【主治】恶蚀疮着阴。本经。消肿毒，生发。时珍。

木皮

【主治】五痔，杀三虫。本经。疗奔豚气病。别录。五淋。沐发，去头风，生发滋润。甄权。治恶疮，小儿丹毒，煎汁涂之。时珍。

花

【主治】傅猪疮。饲猪，肥大三倍。本经。

梧桐（纲目）

【释名】榇〔时珍曰〕梧桐名义未详。尔雅谓之榇，因其可为棺，左传所谓“桐棺三寸”是矣。旧附桐下，今别出条。

【集解】〔弘景曰〕梧桐皮白，叶似青桐，而子肥可食。〔颂曰〕陶氏谓白桐一名椅桐。陆玑谓梓实桐皮为椅，即今梧桐。是二种俱有椅名也。遁甲书云：梧桐可知日月正闰。生十二叶，一边有六叶，从下数一①叶为一月，至上十二月。有闰十三叶，小余者。视之，则知闰何月也。故曰语桐不生则九州异。〔宗奭曰〕梧桐四月开嫩黄小花，一如刺花。枝头出丝，堕地成油，沾渍

① 数一：原作"敷二"，据张本改。

衣履。五六月结子，人收炒食，味如菱、芡。此是月令"清明桐始华"者。〔时珍曰〕梧桐处处有之。树似桐而皮青不皴，其木无节直生，理细而性紧。叶似桐而稍小，光滑有尖。其花细蕊，坠下如醭。其荚长三寸许，五片合成，老则裂开如箕，谓之橐鄂。其子缀于橐鄂上，多者五六，少或二三。子大如胡椒，其皮皱。罗愿尔雅翼云：梧桐多阴，青皮白骨，似青桐而多子。其木易生，鸟衔子堕辄生。但晚春生叶，早秋即凋。古称凤凰非梧桐不栖，岂亦食其实乎？诗云：梧桐生矣，于彼朝阳。齐民要术云：梧桐生山石间者，为乐器更鸣响也。

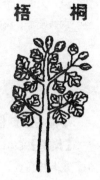

梧桐

木白皮

【气味】缺

【主治】烧研，和乳汁涂须发，变黄赤。时珍。治肠痔。苏颂删繁方治痔，青龙五生膏中用之。

叶

【主治】发背，炙焦研末，蜜调傅，干即易。肘后。

子

【气味】甘，平，无毒。

【主治】捣汁涂，拔去白发，根下必生黑者。又治小儿口疮，和鸡子烧存性，研掺。时珍。

罂子桐（拾遗）

【释名】虎子桐拾遗、荏桐衍义、油桐〔时珍曰〕罂子，因实状似罂也。虎子，以其毒也。荏者，言其油似荏油也。

【集解】〔藏器曰〕罂子桐生山中。树似梧桐。〔颂曰〕南人作油者，乃冈桐也。有子大于梧子。〔宗奭曰〕荏桐，早春先开淡红花，状如鼓子花，成筒子。子可作桐油。〔时珍曰〕冈桐即白桐之紫花者。油桐枝、干、花、叶并类冈桐而小，树长亦迟，花亦微红。但其实大而圆，每实中有二子或四子，大如大风子。其肉白色，味甘而吐人。亦或谓之紫花桐。人多种莳收子，货之为油，入漆家及艌船用，为时所须。人多伪之，惟以蔑圈蘸起如鼓面者为真。

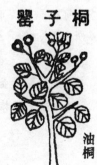

罂子桐

油桐

桐子油

【气味】甘、微辛，寒，有大毒。〔大明曰〕冷，微毒。〔时珍曰〕桐油吐人，得酒即解。

【主治】摩疥癣虫疮毒肿。毒鼠至死。藏器。傅恶疮，及宣水肿，涂鼠咬处。能辟鼠。大明。涂胫疮、汤火伤疮。吐风痰喉痹，及一切诸疾，以水和油，扫入喉中探吐；或以子研末，吹入喉中取吐。又点灯烧铜箸头，烙风热烂眼，亦妙。时珍。

【附录】椰桐音而郢切。〔藏器曰〕生山谷间。状似青桐，叶有桠。人取皮以沤丝。木皮味甘，温，无毒。治蚕咬毒气入腹，为末服之。鸡犬食蚕欲死者，煎汁灌之，丝烂即愈。叶：主蛇、虫、蜘蛛咬毒，捣烂封之。

海桐（宋开宝）

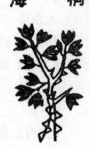

【释名】刺桐〔珣曰〕生南海山谷中，树似桐而皮黄白色，有刺，故以名之。

【集解】〔颂曰〕海桐生南海及雷州，近海州郡亦有之。叶大如手，作三花尖。皮若梓白皮，而坚韧可作绳，入水不烂。不拘时月采之。又云：岭南有刺桐，叶如梧桐。其花附干而生，侧敷如掌，形若金凤，枝干有刺，花色深红。江南有赪桐，红花无实。〔时珍曰〕海桐皮有巨刺，如鼋甲之刺，或云即刺桐皮也。按嵇含南方草木状云：九真有刺桐，布叶繁密。三月开花，赤色照映，三五房凋，则三五复发。陈翥桐谱云：刺桐生山谷中。文理细紧，而性喜拆裂。体有巨刺，如樃树。其实如枫。赪桐身青，叶圆大而长。高三四尺，便有花成朵而繁，红色如火。为夏秋荣观。

木皮

【气味】苦，平，无毒。〔大明曰〕温。

【主治】霍乱中恶，赤白久痢，除疳䘌疥癣，牙齿虫痛，并煮服及含之。水浸洗目，除肤赤。开宝。主腰脚不遂，血脉顽痹，腿膝疼痛，赤白泻痢。李珣。去风杀虫。煎汤，洗赤目。时珍。

【发明】〔颂曰〕古方多用浸酒治风蹶。南唐筠州刺史王绍颜撰续传信方云：顷年予在姑孰，得腰膝痛不可忍。医以肾脏风毒攻刺诸药莫疗。因览刘禹锡传信方，备有此验。修服一剂，便减五分。其方用海桐皮二两，牛膝、芎䓖、羌活、地骨皮、五加皮各一两，甘草半钱，薏苡仁二两，生地黄十两，并净洗焙干锉，以绵包裹，入无灰酒二斗浸之，冬二七，夏一七。空心饮一盏，每日早，午、晚各一次，长令醺醺。此方不得添减、禁毒食。〔时珍曰〕海桐皮能行经络，达病所。又入血分，及去风杀虫。

刺桐花

【主治】止金疮血，殊效。苏颂。

【附录】鸡桐〔时珍曰〕生岭南山间。其叶如楝。用叶煮汤，洗渫足膝风湿痹气。

楝（本经下品）

【释名】苦楝图经、实名金铃子〔时珍曰〕按罗愿尔雅翼云：楝叶可以练物，故谓之楝。其子如小铃，熟则黄色。名金铃，象形也。

【集解】〔别录曰〕楝实生荆山山谷。〔弘景曰〕处处有之。俗人五月五日取叶佩之，云辟恶也。〔恭曰〕此有雌雄两种：雄者无子，根赤有毒，服之使人吐，不能止，时有至死者；雌者有

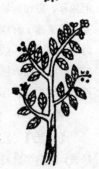

子，根白微毒。入药当用雌者。〔颂曰〕楝实以蜀川者为佳。木高丈余，叶密如槐而长。三四月开花，红紫色，芬香满庭。实如弹丸，生青熟黄，十二月采之。根采无时。〔时珍曰〕楝长甚速，三五年即可作椽。其子正如圆枣。以川中者为良。王祯农书言鹡鸰食其实。应劭风俗通言獬豸食其叶。宗懔岁时记言蛟龙畏楝，故端午以叶包粽，投江中祭屈原。

实

【修治】〔敩曰〕凡采得熬干，酒拌令透，蒸待皮软，刮去皮，取肉去核用。凡使肉不使核，使核不使肉。如使核，捶碎，用浆水煮一伏时，晒干。其花落子，谓之石茱萸，不入药用。〔嘉谟曰〕石茱萸亦入外科用。

【气味】苦，寒，有小毒。〔元素曰〕酸、苦，平。阴中之阳。〔时珍曰〕得酒煮，乃寒因热用也。茴香为之使。

【主治】温疾伤寒，大热烦狂，杀三虫，疗疡，利小便水道。本经。**主中大热狂，失心躁闷，作汤浴，不入汤使。**甄权。**入心及小肠，止上下部腹痛。**李杲。**泻膀胱。**好古。**治诸疝虫痔。**时珍。

【发明】〔元素曰〕热厥暴痛，非此不能除。〔时珍曰〕楝实导小肠、膀胱之热，因引心包相火下行，故心腹痛及疝气为要药。甄权乃言不入汤使，则本经何以有治热狂、利小便之文耶？近方治疝，有四治、五治、七治诸法，盖亦配合之巧耳。

根及木皮

【气味】苦，微寒，微毒。〔大明曰〕雄者根赤有毒，吐泻杀人，不可误服。雌者人服食，每一两可入糯米五十粒同煎，杀毒。若泻者，以冷粥止之。不泻者，以热葱粥发之。

【主治】蛔虫，利大肠。别录。**苦酒和，涂疥癣甚良。**弘景。**治游风热毒，风疹恶疮疥癞，小儿壮热，并煎汤浸洗。**大明。

花

【主治】热痱，焙末掺之。铺席下，杀蚤、虱。时珍。

叶

【主治】疝入囊痛，临发时煎酒饮。时珍。

槐（本经上品）

【校正】并入嘉祐槐花、槐胶。

【释名】櫰音怀。〔时珍曰〕按周礼外朝之法，面三槐，三公位焉。吴澄注云：槐之言怀也。怀来人于此也。王安石释云：槐黄，中怀其美，故三公位之。春秋元命包云：槐之言归也。古者树槐，听讼其下，使情归实也。

【集解】〔别录曰〕槐实生河南平泽。可作神烛。〔颂曰〕今处处有之。其木有极高大者。按尔雅槐有数种：叶大而黑者名櫰槐，昼合夜开者名守宫槐，叶细而青绿者但谓之槐，其功用不言有别。四月、五月开黄花，六月、七月结实。七月七日采嫩实，捣汁作煎。十月采老实入药。

皮、根采无时。医家用之最多。〔时珍曰〕槐之生也，季春五日而兔目，十日而鼠耳，更旬而始规，二旬而叶成。初生嫩芽可炸熟，水淘过食，亦可作饮代茶。或采槐子种畦中，采苗食之亦良。其木材坚重，有青黄白黑色。其花未开时，状如米粒，炒过煎水染黄甚鲜。其实作荚连珠，中有黑子，以子连多者为好。周礼：秋取槐、檀之火。淮南子：老槐生火。天玄主物簿云：老槐生丹。槐之神异如此。〔藏器曰〕子上房，七月收之，堪染皂。

槐

槐实

【修治】〔敩曰〕凡采得，去单子并五子者，只取两子、三子者，以铜锤锤破，用乌牛乳浸一宿，蒸过用。

【气味】苦，寒，无毒。〔别录曰〕酸、咸。〔之才曰〕景天为之使。

【主治】五内邪气热，止涎唾，补绝伤，火疮，妇人乳瘕，子藏急痛。本经。久服，明目益气，头不白，延年。治五痔疮瘘，以七月七日取之，捣汁铜器盛之，日煎令可，丸如鼠屎，纳窍中，日三易乃愈。又堕胎。别录。治大热难产。甄权。杀虫去风。合房阴干煮饮，明目，除热泪，头脑心胸间热风烦闷，风眩欲倒，心头吐涎如醉，漾漾如舠车上者。藏器。治丈夫、女人阴疮湿痒。催生，吞七粒。大明。疏导风热。宗奭。治日齿风，凉大肠，润肝燥。李杲。

【发明】〔好古曰〕槐实纯阴，肝经气分药也。治证与桃仁同。〔弘景曰〕槐子以十月巳日采相连多者，新盆盛，合泥百日，皮烂为水，核如大豆。服之令脑满，发不白而长生。〔颂曰〕折嫩房角作汤代茗，主头风，明目补脑。水吞黑子，以变白发。扁鹊明目使发不落法：十月上巳日，取槐子去皮，纳新瓶中，封口二七日。初服一枚，再服二枚，日加一枚。至十日，又从一枚起，终而复始。令人可夜读书，延年益气力，大良。〔时珍曰〕按太清草木方云：槐者虚星之精。十月上巳日采子取之，去百病，长生通神。梁书言庚肩吾常服槐实，年七十余，发鬓皆黑，目看细字，亦其验也。古方以子入冬月牛胆中渍之，阴干百日，每食后吞一枚。云久服明目通神，白发还黑。有痔及下血者，尤宜服之。

槐花

【修治】〔宗奭曰〕未开时采收，陈久者良，入药炒用。染家以水煮一沸出之，其稠滓为饼，染色更鲜也。

【气味】苦，平，无毒。〔元素曰〕味厚气薄，纯①阴也。

【主治】五痔，心痛眼赤，杀腹脏虫，及皮肤风热，肠风泻血，赤白痢，并炒研服。大明。凉大肠。元素。炒香频嚼。治失音及喉痹，又疗吐血衄，崩中漏下。时珍。

【发明】〔时珍曰〕槐花味苦、色黄、气凉，阳明、厥阴血分药也。故所主之病，多属二经。

叶

【气味】苦，平，无毒。

【主治】煎汤，治小儿惊痫壮热，疥癣及丁肿。皮、茎同用。大明。邪气产难绝

---

① 纯：原作"纸"，张元素《珍珠囊》槐花条作"纯"，据改。

伤，及瘾疹牙齿诸风，采嫩叶食。孟诜

枝

【气味】同叶。

【主治】洗疮及阴囊下湿痒。八月断大枝，候生嫩蘖，煮汁酿酒，疗大风痿痹甚效。别录。炮热，熨蝎毒。恭。青枝烧沥，涂癣。煅黑，揩牙去虫。煎汤，洗痔核。颂。烧灰，沐头长发。藏器。治赤目、崩漏。时珍。

【发明】〔颂曰〕刘禹锡传信方，著硖州王及郎中槐汤灸痔法甚详。以槐枝浓煎汤先洗痔，便以艾灸其上七壮，以知为度。王及素有痔疾，充西川安抚使判官，乘骡入骆谷，其痔大作，状如胡瓜，热气如火，至驿僵仆。邮吏用此法灸至三五壮，忽觉热气一道入肠中，因大转泻，先血后秽，其痛甚楚。泻后遂失胡瓜所在，登骡而驰矣。

木皮根白皮

【气味】苦，平，无毒。

【主治】烂疮，喉痹寒热。别录。煮汁，淋阴囊坠肿气痛。煮浆水，漱口齿风疳蠹血。甄权。治中风皮肤不仁，浴男子阴疝卵肿，浸洗五痔，一切恶疮，妇人产门痒痛，及汤火疮。煎膏，止痛长肉，消痈肿。大明。煮汁服，治下血。苏颂。

槐胶

【气味】苦，寒，无毒。

【主治】一切风，化涎，肝脏风，筋脉抽掣，及急风口噤，或四肢不收顽痹，或毒风周身如虫行，或破伤风，口眼偏斜，腰脊强硬。任作汤、散、丸、煎，杂诸药用之。亦可水煮和药为丸。嘉祐。爆热，绵裹塞耳，治风热聋闭。时珍。

槐耳见菜部木耳。

檀（拾遗）

【释名】〔时珍曰〕朱子云：檀，善木也。其字从亶以此。亶者善也。

【集解】〔藏器曰〕按苏恭言：檀似秦皮。其叶堪为饮。树体细，堪作斧柯。至夏有不生者，忽然叶开，当有大水。农人候之以占水旱，号为水檀。又有一种叶如檀，高五六尺，生高原，四月开花正紫，亦名檀树，其根如葛。〔颂曰〕江淮、河朔山中皆有之。亦檀香类，但不香尔。〔时珍曰〕檀有黄、白二种，叶皆如槐，皮青而泽，肌细而腻，体重而坚，状与梓榆、荚蒾相似。故俚语云：斫檀不谛得荚蒾，荚蒾尚可得驳马。驳马，梓榆也。又名六驳，皮色青白，多癣驳也。檀木宜杵、楤、锤器之用。

皮及根皮

【气味】辛，平，有小毒。

【主治】皮和榆皮为粉食，可断谷救荒。根皮：涂疮疥，杀虫。藏器。

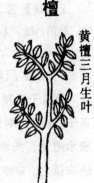

莢蒾 (唐本草)

【释名】击迷诗疏、翌先同上。

【集解】〔恭曰〕莢蒾叶似木槿及榆，作小树，其子如流溇，两两相对，而色赤味甘。陆玑诗疏云：檀，榆之类也。所在山谷有之。〔藏器曰〕生北土山林中。皮堪为索。

枝叶

【气味】甘、苦，平，无毒。

【主治】三虫，下气消谷。煮汁和米作粥，饲小儿甚美。唐本。作粥，灌六畜疮中生蛆，立出。藏器。

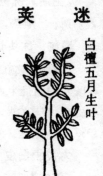

莢蒾

白檀五月生叶

秦皮 (本经中品)

【校正】并入拾遗梣木。

【释名】梣皮 (音岑)、梣木 (音寻)、石檀别录、樊弘景、盆桂白华、苦树苏恭、苦枥〔时珍曰〕秦皮，本作梣皮。其木小而岑高，故以为名。人讹为梣，又讹为秦。或云本出秦地，故得秦名也。高诱注淮南子云：梣，苦枥木也。〔恭曰〕树叶似檀，故名石檀。俗因味苦，呼为白梣树。

【集解】〔别录曰〕秦皮生庐江川谷及冤句水边。二月、八月采皮，阴干。〔弘景曰〕俗云是樊概皮，而水渍以和墨书，色不脱，微青。〔恭曰〕此树似檀，叶细。皮有白点而不粗错，取皮渍水便碧色，书纸看之皆青色者，是真。〔颂曰〕今陕西州郡及河阳亦有之，其木大都似檀，枝干皆青绿色。叶如匙头，虚大而不光。并无花实，根似槐根。俗呼为白梣木。

皮

【气味】苦，微寒，无毒。〔别录曰〕大寒。〔普曰〕神农、雷公、黄帝、歧伯：酸，无毒。李当之：小寒。〔权曰〕平。恶苦瓢、防葵。〔之才曰〕恶吴茱萸。大戟为之使。

【主治】风寒湿痹洗洗寒气，除热，目中青翳白膜。久服，头不白，轻身。本经。疗男子少精，妇人带下，小儿痫，身热。可作洗目汤。久服，皮肤光泽，肥大有子。别录。明目，去目中久热，两目赤肿疼痛，风泪不止。作汤，浴小儿身热。煎水澄清，洗赤目极效。甄权。主热痢下重，下焦虚。好古。同叶煮汤洗蛇咬，并研末傅之。藏器。

【发明】〔弘景曰〕秦皮俗方惟以疗目，道家亦有用处。〔大明曰〕秦皮之功，洗肝益精，明目退热。〔元素曰〕秦皮沉也，阴也。其用有四：治风寒湿邪成痹，青白幻翳遮睛，

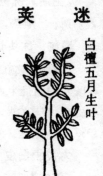

秦皮

梣

女子崩中带下，小儿风热惊痫。〔好古曰〕痢则下焦虚，故张仲景白头翁汤，以黄檗、黄连、秦皮同用，皆苦以坚之也。秦皮浸水青蓝色，与紫草同用，治目病以增光晕，尤佳。〔时珍曰〕梣皮，色青气寒，味苦性涩，乃是厥阴肝、少阳胆经药也。故冶目病、惊痫，取其平木也。治下痢、崩带，取其收涩也。又能治男子少精，益精有子，皆取其涩而补也。故老子云：天道贵涩。此药乃服食及惊痫崩痢所宜，而入止知其治目一节，几于废弃，良为可惋。淮南子云：梣皮色青，治目之要药也。又万毕术云皮止水，谓其能收泪也。高诱解作致水，言能使水沸者，谬也。

合欢 （本经中品）

【释名】合昏唐本、**夜合**日华、**青裳**图经、**萌葛**纲目、**乌赖树**〔颂曰〕崔豹古今注云：欲蠲人之忿，则赠以青裳。青裳，合欢也。植之庭除，使人不忿。故稽康养生论云：合欢蠲忿，萱草忘忧。〔藏器曰〕其叶至暮即合，故云合昏。〔时珍曰〕按王璆百一选方云：夜合俗名萌葛，越人谓之乌赖树。又金光明经谓之尸利洒树。

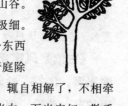

【集解】〔本经曰〕合欢生豫州山谷。树如狗骨树。〔别录曰〕生益州山谷。〔弘景曰〕俗间少识，当以其非疗病之功也。〔恭曰〕此树叶似皂荚及槐，极细。五月花发，红白色，上有丝茸。秋实作荚，子极薄细。所在山谷有之，今东西京第宅山池间亦有种者，名曰合昏。〔颂曰〕今汴洛间皆有之，人家多植于庭除间。木似梧桐，枝甚柔弱。叶似皂角，极细而繁密，互相交结。每一风来，辄自相解了，不相牵缀。采皮及叶用，不拘时月。〔宗奭曰〕合欢花，其色如今之醮晕绿，上半白，下半肉红，散垂如丝，为花之异。其绿叶至夜则合也。嫩时炸熟水淘，亦可食。

木皮去粗皮炒用。

【气味】甘，平，无毒。

【主治】安五脏，和心志，令人欢乐无忧。久服。轻身明目，得所欲。本经。**煎膏，消痈肿，续筋骨。**大明。**杀虫。捣末，和铅下墨，生油调，涂蜘蛛咬疮。用叶，洗衣垢。**藏器。**折伤疼痛，花研末，酒服二钱匕。**宗奭。**和血消肿止痛。**时珍。

【发明】〔震亨曰〕合欢属土，补阴之功甚，捷。长肌肉，续筋骨，概可见矣。与白蜡同入膏用神效，而外科家未曾录用何也？

皂荚 （本经下品）

【释名】皂角纲目、**鸡栖子**纲目、**乌犀**纲目、**悬刀**〔时珍曰〕荚之树皂，故名。广志谓之鸡栖子，曾氏方谓之乌犀，外丹本草谓之悬刀。

【集解】〔别录曰〕皂荚生雍州山谷及鲁邹县，如猪牙者良。九月、十月采荚，阴干。〔弘景曰〕处处有之，长尺二者良。俗人见其有虫孔而未尝见虫形，皆言不可近，令人恶病，殊不尔也。其虫状如草叶上青虫，微黑便出，所以难见。〔恭曰〕此物有三种：猪牙皂荚最下，其形曲戾薄恶，全无滋润，洗垢不去；其尺二者，粗大长虚而无润；若长六七寸，圆厚节促直者，皮薄多肉，味浓大好。〔颂曰〕所在有之，以怀、孟者为胜。木极有高大者。本经用如猪牙者，陶用尺二者，苏用六寸圆厚者。今医家作疏风气丸、煎多用长皂荚，治齿及取积药多用牙皂荚，所用虽殊，性味不甚相远。其初生嫩芽，以为蔬茹，更益人。〔时珍曰〕皂树高大。叶如槐叶，瘦长而尖。枝间多刺。夏开细黄花。结实有三种：一种小如猪牙，一种长而肥厚，多脂而粘；一种长而瘦薄，枯燥不粘。以多脂者为佳。其树多刺难上，采时以篾箍其树，一夜自落，亦一异也。有不结实者，树凿一孔，入生铁三五斤，泥封之，即结荚。人以铁砧捶皂荚，即自损。铁碾碾之，久则成孔。铁锅爨之，多爆片落。岂每荚与铁有感召之情耶？

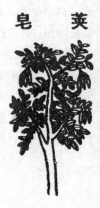

皂荚

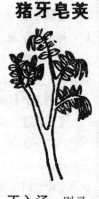

猪牙皂荚

皂荚

【修治】〔斅曰〕凡使，要赤肥并不蛀者，以新汲水浸一宿，用铜刀削去粗皮，以酥反复炙透，捶去子、弦用。每荚一两，用酥五钱。〔好古曰〕凡用有蜜炙、酥炙、绞汁、烧灰之异，各依方法。

【气味】辛、咸，温，有小毒。〔好古曰〕入厥阴经气分。〔时珍曰〕入手太阴、阳明经气分。〔之才曰〕柏实为之使。恶麦门冬。畏空青、人参、苦参。〔机曰〕伏丹砂、粉霜、硫黄、碙砂。

【主治】风痹死肌邪气，风头泪出，利九窍，杀精物。本经。疗腹胀满，消谷，除咳嗽囊结，妇人胞不落，明目益精。可为沐药，不入汤。别录。通关节，头风，消痰杀虫，治骨蒸，开胃，中风口噤。大明。破坚，腹中痛，能堕胎。又将浸酒中，取尽其精，煎成膏涂帛，贴一切肿痛。甄权。溽暑久雨时，合苍术烧烟，辟瘟疫邪湿气。宗奭。烧烟，熏久痢脱肛。汪机。搜肝风，泻肝气。好古。通肺及大肠气，治咽喉痹塞，痰气喘咳，风疠疥癣。时珍。

【发明】〔好古曰〕皂荚厥阴之药。活人书治阴毒正气散内用皂荚，引入厥阴也。〔时珍曰〕皂荚属金，入手太阴、阳明之经。金胜木，燥胜风，故兼入足厥阴，治风木之病。其味辛而性燥，气浮而散。吹之导之，则通上下诸窍；服之则治风湿痰喘肿满，杀虫；涂之则散肿消毒，搜风治疮。按庞安时伤寒总病论云：元祐五年，自春至秋，蕲、黄二郡人患急喉痹，十死八九，速者半日、一日而死。黄州推官潘昌言得黑龙膏方，救活数十人也。其方治九种喉痹：急喉痹、缠喉风、结喉、烂喉、遁虫、虫蝶、重舌、木舌、飞丝入口。用大皂荚四十挺切，水三斗，浸一夜，煎至一斗半。入人参末半两，甘草末一两，煎至五升，去滓。入无灰酒一升，釜煤二匕，煎如饧，入瓶封，理地中一夜。每温酒化下一匙，或扫入喉内，取恶涎尽为度。后含甘草片。又孙用和家传秘宝方云：凡人卒中风，昏昏如醉，形体不收，或倒或不倒，或口角流涎出，斯须不治，便成大病。此证风涎朝于上。胸痹气不通，宜用急救稀涎散吐之。用大皂荚肥实不蛀者四挺，去黑皮，白矾光明者一两，为末。每用半钱，重者三字，温水调灌。不大呕吐，只是微微稀冷涎或出一升、二升。当待惺惺，乃用药调治。不可便大吐之，恐过剂伤人。累效不能尽述。〔宗奭曰〕此法用皂荚末一两，生矾末半两，腻粉半两，水调一二钱，过咽即吐涎。用矾者，分膈下涎也。

子

【修治】〔敩曰〕拣取圆满坚硬不蛀者，以瓶煮熟，剥去硬皮一重，取向里白肉两片，去黄，以铜刀切，晒用。其黄消人肾气。

【气味】辛，温，无毒

【主治】炒，舂去赤皮，以水浸软，煮熟。糖渍食之，疏导五脏风热壅。宗奭。核中白肉，入治肺药。核中黄心。嚼食，治隔痰吞酸。苏颂。仁，和血润肠。李杲。治风热大肠虚秘，瘰疬肿毒疮癣。时珍。

【发明】〔机曰〕皂角核烧存性，治大便燥结。其性得湿则滑，滑则燥结自通也。〔时珍曰〕皂荚味辛属金，能通大肠阳明燥金，乃辛以润之之义，非得湿则滑也。

刺一名天丁。

【气味】辛，温，无毒。

【主治】米醋熬嫩刺作煎，涂疮癣有奇效。苏颂。治痈肿妒乳，风疬恶疮，胎衣不下，杀虫。时珍。

【发明】〔杨士瀛曰〕皂荚刺能引诸药性上行，治上焦病。〔震亨曰〕能引至痈疽溃处，甚验。〔时珍曰〕皂荚刺治风杀虫，功与荚同，但其锐利直达病所为异耳。神仙传云，左亲骑军崔言，一旦得大风恶疾，双目昏盲，眉发自落，鼻梁崩倒，势不可救。遇异人传方：用皂角刺三斤烧灰，蒸一时久，日干为末。食后浓煎大黄汤调一匕，饮之。一旬眉发再生，肌润目明。后入山修道，不知所终。又刘守真保命集云：疬风乃营气热，风寒客于脉而不去。宜先用桦皮散服五七日，后灸承浆穴七壮。三灸后，每旦早服桦皮散，午以升麻葛根汤下钱氏泻青丸。晚服二圣散：用大黄末半两煎汤，调皂角刺灰三钱。乃缓疏泄血中之风热也。仍戒房室三年。桦皮散见桦皮下。又追风再造散，即二圣散，云服之便出黑虫为验。数日再服，直候虫尽为绝根也。新虫嘴赤，老虫嘴黑。

木皮　根皮

【气味】辛，温，无毒。

【主治】风热痰气，杀虫。时珍。

叶

【主治】入洗风疮渫用。时珍。

【附录】鬼皂荚〔藏器曰〕生江南泽畔。状如皂荚，高一二尺。作汤浴，去风疮疥癣。挼叶，去衣垢，沐发令长。

肥皂荚（纲目）

【集解】〔时珍曰〕肥皂荚生高山中。其树高大，叶如檀及皂荚叶。五六月开白花，结荚长三两寸，状如云实之荚，而肥厚多肉。内有黑子数颗，大如指头，不正圆，其色如漆而甚坚。中有白仁如栗，煨熟可食。亦可种之。十月采荚煮熟，捣烂和白面及诸香作丸，澡身面，去垢而腻

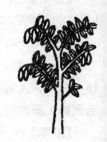

润，胜于皂荚也。相感志言：肥皂荚水，死金鱼，辟马蚁，麸见之则不就。亦物性然耳。

荚

【气味】辛，温，微毒。

【主治】去风湿下痢便血，疮癣肿毒。时珍。

核

【气味】甘，腥，温，无毒。

【主治】除风气。时珍。

无患子（宋开宝）

【释名】桓拾遗、**木患子**纲目、**噤娄**拾遗、**肥珠子**纲目、**油珠子**纲目、**菩提子**纲目、**鬼见愁**〔藏器曰〕桓、患字声讹也。崔豹古今注云：昔有神巫曰瑶眅能符劾百鬼，得鬼则以此木为棒，棒杀之。世人相传以此木为器用，以厌鬼魅，故号曰无患。人又讹为木患也。〔时珍曰〕俗名为鬼见愁。道家禳解方中用之，缘此义也。释家取为数珠，故谓之菩提子，与薏苡同名。纂文言其木名卢鬼木。山人呼为肥珠子、油珠子，因其实如肥油而子圆如珠也。

【集解】〔藏器曰〕无患子，高山大树也。子黑如漆珠。博物志云：桓叶似榉柳叶。核坚正黑如墨，可作香缨及浣垢。〔宗奭曰〕今释子取为念珠，以紫红色、小者佳。入药亦少。西洛亦有之。〔时珍曰〕生高山中。树甚高大，枝叶皆如椿，特其叶对生。五六月开白花。结实大如弹丸，状如银杏及苦楝子，生青熟黄，老则文皱。黄时肥如油炸之形，味辛气膻且硬。其蒂下有二小子，相粘承之。实中一核，坚黑似、肥皂荚之核，而正圆如珠。壳中有仁如榛子仁，亦辛膻，可炒食。十月采实，煮熟去核，捣和麦面或豆面作澡药，去垢同于肥皂，用洗真珠甚妙。山海经云：秩周之山，其木多桓。郭璞注云：叶似柳，皮黄不错。子似楝，着酒中饮之，辟恶气，浣之去垢，核坚正黑。即此也。今武当山中所出鬼见愁，亦是树荚之子，其形正如刀豆子而色褐，彼人亦以穿数珠。别又是一物，非无患也。

子皮即核外肉也。

【气味】微苦，平，有小毒。

【主治】澣垢，去面䵟。喉痹，研纳喉中，立开。又主飞尸。藏器。

子中仁

【气味】辛，平，无毒。

【主治】烧之，辟邪恶气。藏器。煨食，辟恶，去口臭。时珍。

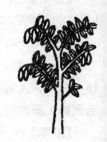

（图注）肥皂荚

无患子 油珠子

栾华 （本经下品）

【集解】〔别录曰〕栾华生汉中川谷。五月采。〔恭曰〕此树叶似木槿而薄细。花黄似槐而稍长大。子壳似酸浆，其中有实如熟豌豆，圆黑坚硬，堪为数珠者，是也。五月、六月花可收，南人以染黄甚鲜明、又以疗目赤烂，〔颂曰〕今南方及汴中园圃间或有之。〔宗奭曰〕长安山中亦有之。其子谓之木栾子，携至京都为数珠，未见入药。

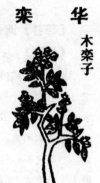

栾华 木栾子

华

【气味】苦，寒，无毒。〔之才曰〕决明为之使。

【主治】目痛泪出伤眦，消目肿。本经。合黄连作煎，疗目赤烂。苏恭。

无食子 （唐本草）

【释名】没石子开宝、**墨石子**炮炙论、**麻荼泽**〔珣曰〕波斯人每食以代果，故番胡呼为没食子。梵书无与没同音。今人呼为墨石、没石，转传讹矣。

【集解】〔恭曰〕无食子生西戎沙碛间。树似柽。〔禹锡曰〕按段成式酉阳杂俎云：无食子出波斯国，呼为摩泽树。高六七丈，围八九尺。叶似①桃而长。三月开花白色，心微红。子圆如弹丸，初青，熟乃黄白。虫蚀成孔者入药用。其树一年生无食子。一年生拔屡子，大如指，长三寸，上有壳，中仁如栗黄可啖。〔时珍曰〕按方舆志云：大食国有树，一年生如栗子而长，名曰蒲卢子，可食。次年则生麻荼泽，即没石子也。间岁互生，一根异产如此。一统志云：没石子出大食诸番。树如樟，实如中国茅栗。

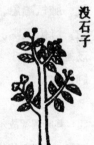

无食子 没石子

子

【修治】〔敩曰〕凡使勿犯铜铁，并被火惊。用颗小、无枕米者妙②。用浆水于砂盆中研令尽，焙干再研，如乌犀色入药。

【气味】苦，温，无毒。

【主治】赤白痢，肠滑，生肌肉。唐本。肠虚冷痢，益血生精，和气安神，乌髭发，治阴毒痿，烧灰用。李珣。温中，治阴疮阴汗，小儿疳蟹，冷滑不禁。马志。

【发明】〔宗奭曰〕没石子，合他药染须。造墨家亦用之。〔珣曰〕张仲景用治阴汗，烧灰，

---

① 似：原作"以"，据张本改。

② 妙：原作"炒"，据张本改。

先以汤浴了，布裹灰扑之，甚良。

诃黎勒（唐本草）

【释名】诃子〔时珍曰〕诃黎勒，梵言天主持来也。

【集解】〔恭曰〕诃黎勒生交州、爱州。〔颂曰〕今岭南皆有而广州最盛。树似木梡，花白，子形似卮子、橄榄，青黄色，皮肉相着。七月、八月实熟时采，六路者佳。岭南异物志云：广州法性寺有四五十株，子极小而味不涩，皆是六路。每岁州贡，只以此寺者。寺有古井，木根蘸水，水味不成。每子熟时，有佳客至，则院僧煎汤以延之。其法用新摘诃子五枚，甘草一寸，破之，汲井水同煎，色若新茶。今其寺谓之乾明古寺，尚在，旧木犹有六七株。南海风俗尚贵此汤，然煎之不必尽如昔时之法也。诃子未熟时，风飘堕者，谓之随风子，暴于收之，益小者佳，彼人尤珍贵之。〔萧炳曰〕波斯舶上来者，六路黑色肉厚者良。六路即六棱也。〔敩曰〕凡使勿用毗黎勒，个个毗头也。若诃黎勒文只有六路。或多或少，并是杂路勒，皆圆而露，文或八路至十三路，号曰榔精勒，涩不堪用。

【修治】〔敩曰〕凡用诃黎勒，酒浸后蒸一伏时，刀削去路，取肉锉焙用。用核则去肉。

【气味】苦，温，无毒。〔权曰〕苦、甘。炳曰苦、酸。珣曰酸，涩，温。〔好古曰〕苦、酸，平。苦重酸轻，味厚，阴也，降也。

【主治】冷气，心腹胀满，下食。唐本。破胸膈结气，通利津液，止水道，黑髭发。甄权。下宿物，止肠澼久泄，赤白痢。萧炳。消痰下气，化食开胃，除烦治水，调中，止呕吐霍乱，心腹虚痛，奔豚肾气，肺气喘急，五膈气，肠风泻血，崩中带下，怀孕漏胎，及胎动欲生，胀闷气喘。并患痢人肛门急痛，产妇阴痛，和蜡烧烟熏之，及煎汤熏洗。大明。治痰嗽咽喉不利，含三数枚殊胜。苏颂。实大肠，敛肺降火。震亨。

诃黎勒

【发明】〔宗奭曰〕诃黎勒，气虚人亦宜缓缓煨熟少服。此物虽涩肠而又泄气，其味苦涩故尔。〔杲曰〕肺苦气上逆，急食苦以泄之，以酸补之。诃子苦重泻气，酸轻不能补肺，故嗽药中不用。〔震亨曰〕诃子下气，以其味苦而性急。肺苦急，急食苦以泻之，谓降而下走也，气实者宜之。若气虚者，似难轻服。又治肺气，因火伤极，遂郁遏胀满。其味酸苦，有收敛降火之功也。〔时珍曰〕诃子同乌梅。五倍子用则收敛，同橘皮、厚朴用则下气，同人参用则能补肺治咳嗽。东垣言嗽药不用者，非矣，但咳嗽未久者。不可骤用尔。稽含草木状言作饮久服，令髭发白者变黑，亦取其涩也。〔珣曰〕诃黎皮主嗽，肉主眼涩痛。波斯人将诃黎勒、大腹等在舶上，用防不虞。或遇大鱼放涎滑水中数里，船不能通，乃煮此洗其涎滑，寻化为水，则其治气消痰功力可知矣。〔慎微曰〕金光明经言流水长者除病品云：热病下药，服诃黎勒。又广异记云：高仙芝在大食国得诃黎勒，长三寸，置抹肚中，便觉腹中痛，因大利十余行，疑诃黎勒为祟。后问大食长者。云：此物人带一切病消，利者乃出恶物尔。仙芝宝之，后被诛，失所在。〔颂曰〕诃黎主痢，唐本草不载。张仲景治气痢有方。唐·刘禹锡传信方云：予曾苦赤白下，诸药服遍久不瘥，转为白脓。令孤将军传此方：用诃黎勒三枚，两炮一生，并取皮末之，以沸浆水一合服之。若只水痢，加一钱匕甘草末；若微有脓血，加三匕；血多，亦加三匕。

核

【主治】磨白蜜注目，去风赤痛，神良。苏颂。**止咳及痢**。时珍。

叶

【主治】下气消痰，止渴及泄痢，煎饮服，功同诃黎。时珍。唐·包佶有病中谢李吏部惠诃黎勒叶诗。

婆罗得 （宋开宝）

【释名】**婆罗勒**〔时珍曰〕婆罗得，梵言重生果也。

【集解】〔珣曰〕婆罗得生西海波斯国。树似中华柳树，子如蓖麻子，方家多用之。〔时珍曰〕按王焘外台秘要：婆罗勒似蓖麻子，但以指甲爪之，即有汁出。即此物也。

子

【气味】辛，温，无毒。

【主治】冷气块，温中，补腰肾，破痃癖，可染髭发令黑。藏器。

榉 （别录下品）

【释名】**榉柳**衍义、**鬼柳**〔时珍曰〕其树高举，其木如柳，故名。山人讹为鬼柳。郭璞注尔雅作柜柳，云似柳，皮可煮饮也。

【集解】〔弘景曰〕榉树山中处处有之。皮似檀、槐，叶如栎，槲。人多识之。〔恭曰〕所在皆有，多生溪涧水侧。叶似樗而狭长。树大者连抱，高数刃，皮极粗厚。殊不似檀。〔宗奭曰〕榉木今人呼为榉柳。其叶谓柳非柳，谓槐非槐。最大者，木高五六丈，合二三人抱。湖南北甚多，然亦不材也，不堪为器，嫩皮取以缘栲栳及箕唇。〔时珍曰〕榉材红紫，作箱、案之类甚佳。郑樵通志云：榉乃榆须而枚①烈，其实亦如榆钱之状。乡人采其叶为甜茶。

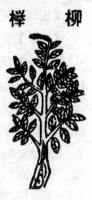

榉柳

木皮

【修治】〔敩曰〕凡使勿用三四年者无力，用二十年以来者心空，其树只有半边，向西生者良。剥下去粗皮，细锉蒸之，从巳至未，出焙干用。

【气味】苦，大寒，无毒。

【主治】时行头痛，热结在肠胃。别录。夏日煎饮，去热。弘景。**俗用煮汁服，疗水气，断痢**。苏恭。**安胎，止妊妇腹痛**。山榉皮：**性平，治热毒风熁肿毒**。大明。

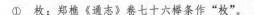

①　枚：郑樵《通志》卷七十六榉条作"枚"。

叶

【气味】苦，冷，无毒。

【主治】授贴火烂疮，有效。苏恭。治肿烂恶疮，盐捣罨之。大明。

柳（本经下品）

【释名】小杨说文、杨柳〔弘景曰〕柳即今水杨柳也。〔恭曰〕柳与水杨全不相似。水杨叶圆阔而尖，枝条短硬。柳叶狭长而青绿，枝条长软。陶以柳为水杨，非也。〔藏器曰〕江东人通名杨柳，北人都不言杨。杨树枝叶短，柳树枝叶长。〔时珍曰〕杨枝硬而扬起，故谓之杨；柳枝弱而垂流，故谓之柳，盖一类二种也。苏恭所说为是。按说文云：杨，蒲柳也。从木，易声。柳，小杨也。从木，丣声。易音阳，丣音酉。又尔雅云：杨，蒲柳也。旄，泽柳也。柽，河柳也。观此，则杨可称柳，柳亦可称杨，故今南人犹并称杨柳。俞宗本种树书言：顺插为柳，倒插为杨。其说牵强，且失扬起之义。〔宗奭曰〕释家谓柳为尼俱律陀木。

【集解】〔别录曰〕柳华生琅邪川泽。〔颂曰〕今处处有之，俗所谓杨柳者也。其类非一：蒲柳即水杨也，枝劲韧可为箭笴，多生河北。杞柳生水旁，叶粗而白，木理微赤，可为车毂。今人取其细条，火逼令柔，屈作箱箧，孟子所谓杞柳为桮棬者，鲁地及河朔尤多。柽柳见本条。〔时珍曰〕杨柳，纵横倒顺插之皆生。春初生柔荑，即开黄蕊花。至春晚叶长成后，花中结细黑子，蕊落而絮出，如白绒，因风而飞。子着衣物能生虫，入池沼即化为浮萍。古者春取榆、柳之火。陶朱公言种柳千树，可足柴炭。其嫩芽可作饮汤。

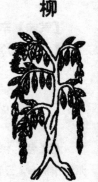

柳华

【释名】柳絮本经。

【正误】见下

【气味】苦，寒，无毒。

【主治】风水黄疸，面热黑。本经。痂疥恶疮金疮。柳实：主溃痈，逐脓血。子汁：疗渴。别录。华：主止血，治湿痹，四肢挛急，膝痛。甄权。

【发明】〔弘景曰〕柳华熟时，随风状如飞雪，当用其未舒时者。子亦随花飞止，应水渍汁尔。〔藏器曰〕本经以柳絮为花，其误甚矣。花即初发时黄蕊，其子乃飞絮也。〔承曰〕柳絮可以捍毡，代羊毛为茵褥，柔软性凉，宜与小儿卧尤佳。〔宗奭曰〕柳花黄蕊干时絮方出，收之贴灸疮良。絮之下连小黑子，因风而起，得水湿便生，如苦荬、地丁之花落结子成絮。古人以絮为花，谓花如雪者，皆误矣。藏器之说为是。又有实及子汁之文，诸家不解，今人亦不见用。〔时珍曰〕本经主治风水黄疸者，柳花也。别录主治恶疮金疮、溃痈逐脓血，药性论止血、厉痹者，柳絮及实也。花乃嫩蕊，司捣汁服。子与絮连，难以分别，惟可贴疮止血裹痹之用。所谓子汁疗渴者，则连絮浸渍，研汁服之尔。又崔寔四民月令言三月三日及上除日，采絮愈疾，则入药多用絮也。

叶

【气味】同华。

【主治】恶疥痂疮马疥，煎煮洗之，立愈。又疗心腹内血，止痛。别录。煎水，洗漆疮。弘景。天行热病，传尸骨蒸劳，下水气。煎膏，续筋骨，长肉止痛。主服金石人发大热闷，汤火疮毒入腹热闷，及疗疮。日华。疗白浊，解丹毒。时珍。

枝及根白皮

【气味】同华。

【主治】痰热淋疾。可为浴汤，洗风肿瘙痒。煮酒，漱齿痛。苏恭。小儿一日、五日寒热，煎枝浴之。藏器。煎服，治黄疸白浊。酒煮，熨诸痛肿，去风止痛消肿。时珍。

【发明】〔颂曰〕柳枝皮及根亦入药。葛洪肘后方，治痈疽、肿毒、妒乳等多用之。韦宙独行方，主疗疮及反花疮，并煎柳枝叶作膏涂之。今人作浴汤、膏药、牙齿药，亦用其枝为最要之药。〔时珍曰〕柳枝去风消肿止痛。其嫩枝削为牙杖，涤齿最妙。

柳胶

【主治】恶疮。及结砂子。时珍。

柳寄生见后寓木类。

柳耳见菜部木耳。

柳蠹见虫部。

柽柳（音侦 宋开宝）

【释名】赤柽日华、赤杨古今注、河柳尔雅、雨师诗疏、垂丝柳纲目、人柳纲目、三眠柳衍义、观音柳〔时珍曰〕按罗愿尔雅翼云：天之将雨，柽先知之，起气以应，又负霜雪不调，乃木之圣者也。故字从圣，又名雨师。或曰：得雨则垂垂如丝，当作雨丝。又三辅故事云：汉武帝苑中有柳，状如人，号曰人柳，一日三起三眠。则柽柳之圣，又不独知雨、负雪而已。今俗称长寿仙人柳。亦曰观音柳，谓观音用此洒水也。〔宗奭曰〕今人谓之三春柳，以其一年三秀故名。

【集解】〔志曰〕赤柽木生河西沙地。皮赤色，细叶。〔禹锡曰〕尔雅：柽，河柳也。郭璞注云：今河旁赤茎小杨也。陆玑诗疏云：生水旁，皮赤如绛，枝叶如松。〔时珍曰〕柽柳小干弱枝，插之易生。赤皮，细叶如丝，婀娜可爱。一年三次作花，花穗长三四寸，水红色如蓼花色。南齐时，益州献蜀柳，条长，状若丝缕者，即此柳也。段成式酉阳杂俎言：凉州有赤白柽，大者为炭，其灰汁可以煮铜。故沈炯赋云：柽似柏而香。王祯农书云：山柳赤而脆，河柳白而明。则柽又有白色者也。〔宗奭曰〕汴京甚多。河西戎人取滑枝为鞭。

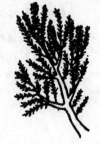

柽 柳

木

【气味】甘，咸，温，无毒。

【主治】剥驴马血入肉毒，取木片火炙熨之，并煮汁浸之。开宝。枝叶；消瘕，解酒毒，利小便。时珍。

柽乳即脂汁。

【主治】合质汗药，治金疮。开宝。

水杨 （唐本草）

【释名】青杨纲目、蒲柳尔雅、蒲杨古今注、蒲栘音移、栘柳古今注、萑苻音丸蒲。〔时珍曰〕杨枝硬而扬起，故谓之杨。多宜水涘蒲萑之地，故有水杨、蒲柳、萑苻之名。

【集解】〔恭曰〕水杨叶圆阔而尖。枝条短硬，与柳全别。柳叶狭长，枝条长软。〔颂曰〕尔雅：杨，蒲柳也。其枝劲韧，可为箭笴。左传所谓董泽之蒲，又谓之萑苻。今河北沙地多生之。杨柳之类亦多。崔豹古今注云：白杨叶圆，青杨叶长，柳叶长而细，杉杨叶圆而弱。水杨即蒲柳，亦曰蒲杨，叶似青杨，茎可作矢。赤杨霜降则叶赤，材理亦赤。然今人鲜能分别。〔机曰〕苏恭说水杨叶圆阔，崔豹说蒲杨似青杨，青杨叶长似不相类。〔时珍曰〕按陆玑诗疏云：蒲柳有二种：一种皮正青，一种皮正白。可为矢，北土尤多，花与柳同。

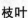

水 杨

枝叶

【气味】苦，平，无毒。

【主治】久痢赤白，捣汁一升服，日二，大效。唐本。主痈肿痘毒。时珍。

【发明】〔时珍曰〕水杨根治痈肿，故近人用枝叶治痘疮。魏直博爱心鉴云：痘疮数日陷顶，浆滞不行，或风寒所阻者。宜用水杨枝叶（无叶用枝）五斤，流水一大釜，煎汤温浴之。如冷添汤，良久照见累起有晕丝者，浆行也。如不满，再浴之。力弱者，只洗头、面、手、足。如屡浴不起者，气血败矣，不可再浴。始出及痒塌者，皆不可浴。痘不行浆，乃气涩血滞，膝理固密，或风寒外阻而然，浴令暖气透达，和畅郁蒸，气血通彻，每随暖气而发，行浆贯满，功非浅也。若内服助气血药，借此升之，其效更速，风寒亦不得而阻之矣。直见一妪在村中用此有验，叩得其方，行之百发百中，慎勿易之，诚有燮理之妙也。盖黄钟一动而蛰虫启户，东风一吹而坚冰解腹，同一春也。群书皆无此法，故详著之。

木白皮及根

【气味】同华。

【主治】金疮痛楚，乳痈诸肿，痘疮。时珍。

【发明】〔时珍曰〕按李仲南永类钤方云：有人治乳痈，持药一根，生播贴疮，其热如火，再贴遂平。求其方，乃水杨柳根也。葛洪肘后方，治乳痈用柳根。则杨与柳性气不远，可通用也。

白杨 （唐本草）

【释名】独摇〔宗奭曰〕木身似杨微白，故曰白杨，非如粉之白也。〔时珍曰〕郑樵通志言，白杨一名高飞，与杉杨同名。今俗通呼杉杨为白杨，且白杨亦因风独摇，故得同名也。

【集解】〔恭曰〕白杨取叶圆大，蒂小，无风自动者。〔藏器曰〕白杨北土极多，人种墟墓间。树大皮白。其无风自动者，乃杉杨，非白杨也。〔颂曰〕今处处有之，北土尤多。株甚高大，叶圆如梨叶，皮白色，木似杨，采无时。崔豹古今注云"白杨叶圆，青杨叶长"是也。〔宗奭曰〕陕西甚多，永、耀间居人修盖，多此木也。其根不时碎札，入土即生根，故易繁植，土地所宜尔。风才至，叶如大雨声。谓无风自动，则无此事。但风微时，甚叶孤绝处，则往往独摇，以其蒂长，叶重大，势使然也。〔时珍曰〕白杨木高大。叶圆似梨而肥大有尖，面青而光，背甚白色，有锯齿。木肌细白，性坚直，用为梁棋，终不挠曲。与杉杨乃一类二种也，治病之功，大抵仿佛。嫩叶亦可救荒，老叶可作酒麯料。

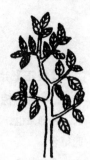

白杨

木皮

【修治】〔教曰〕凡使，铜刀刮去粗皮蒸之，从巳至未。以布袋盛，挂屋东角，待干用。

【气味】苦，寒，无毒。〔大明曰〕酸，冷。

【主治】毒风脚气肿，四肢缓弱不随，毒气游易在皮肤中，痰癖等，酒渍服之。唐本。去风痹宿血，折伤，血沥在骨肉间，痛不可忍，及皮肤风瘙肿，杂五木为汤，浸损处。藏器。治扑损瘀血，并煎酒服。煎膏，可续筋骨。大明。煎汤日饮。止孕痢。煎醋含漱，止牙痛。煎浆水入盐含漱，治口疮。煎水酿酒，消瘿气。时珍。

枝

【主治】消腹痛，治吻疮。时珍。

叶

【主治】龋齿，煎水含漱。又治骨疽久发，骨从中出，频捣傅之。时珍。

枎栘 (音夫移　拾遗)

【释名】杉杨古今注、唐棣尔雅、高飞崔豹、独摇〔时珍曰〕乃白杨同类，故得杨名。按尔雅：唐棣，杉也。崔豹曰：杉杨，江东呼为夫移。圆叶弱蒂，微风则大摇，故名高飞；又曰独摇。陆玑以唐棣为郁李者，误矣。郁李乃常棣，非唐棣也。

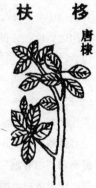

枎栘
唐棣

【集解】〔藏器曰〕枎栘木生江南山谷。树大十数围，无风叶动，花反而后合，诗云"棠棣之华，偏其反而"是也。〔时珍曰〕杉杨与白杨是同类二种，今南人通呼为白杨，故俚人有"白杨叶，有风擘，无风擘"之语。其入药之功大抵相近。

木皮

【气味】苦，平，有小毒。

【主治】去风血脚气疼痹，跌损瘀血，痛不可忍，取白皮火灸，酒浸服之。和五木皮煮汤，捋脚气，杀瘵虫风瘙。烧作灰，置酒中，令味正，经时不败。藏器。

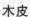

【发明】〔时珍曰〕白杨、杉杨皮，并杂五木皮煮汤，浸捋损痹诸痛肿。所谓五木者，桑、槐、桃、楮、柳也。并去风和血[1]。

松杨（拾遗）

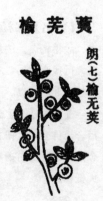

松杨

【校正】并入唐本草椋子木。

【释名】椋子木音凉〔时珍曰〕其材如松，其身如杨，故名松杨。尔雅云：椋即来也。其阴可荫凉，故曰椋木。〔藏器曰〕江西人呼为凉木。松杨县以此得名。

【集解】〔藏器曰〕松杨生江南林落间。大树，叶如梨。〔志曰〕椋子木，叶似柿，两叶相当。子细圆如牛李，生青熟黑。其木坚重，煮汁色赤。郭璞云：椋材中车辋。八月、九月采木，日干用。

本

【气味】甘、咸，平，无毒。

【主治】折伤，破恶血，养好血，安胎止痛生肉。唐本。

木皮

【气味】苦，平，无毒。

【主治】水痢不问冷热，浓煎令黑，服一升。藏器。

榆（俞、由二音本经上品）

榆芜荑

朗（七）榆无荚

【释名】零榆本经、白者名枌〔时珍曰〕按王安石字说云：榆沸俞柔，故谓之榆。其枌则有分之之道，故谓之枌。其荚飘零，故曰零榆。

【集解】〔别录曰〕榆皮生颍川山谷。二月采皮，取白暴干。八月采实。并勿令中湿，湿则伤人。〔弘景曰〕此即今之榆树，取皮刮去上赤皮，亦可临时用之，性至滑利。初生荚仁，以作糜羹，令人多睡，嵇康所谓"榆令人瞑"也。〔恭曰〕榆三月实熟，寻即落矣。今云八月采实，恐误也。〔藏器曰〕江东无大榆。有刺榆，秋实。故经云"八月采:者，误也。刺榆，皮不滑利。〔颂曰〕榆处处有之。三月生荚，古人采仁以为糜羹，今无复食者，惟用陈老实作酱耳。按尔雅疏云：榆类有数十种，叶皆相似，但皮及木理有异耳。刺榆有针刺如柘，其叶如榆，沦为蔬羹，滑于白榆，即尔雅所谓"枢，荎"，诗经所谓"山有枢"是也。白榆先生叶，却着荚，皮白色，二月剥皮，刮去粗皶，中极滑白，即尔雅所谓"榆，一白枌"是也。荒岁农人取皮为粉，食之

---

① 血：原作"而"，据江西本及张本改。

当粮，不损人。四月采实。〔宗奭曰〕榆皮，初春先生荚者是也。嫩时收贮为羹茹。嘉祐中，丰沛人缺食多用之。〔时珍曰〕邢昺尔雅疏云：榆有数十种，今人不能尽别，惟知荚榆、白榆、刺榆、椶榆数者而已。荚榆、白榆皆大榆也。有赤、白二种。白者名枌，其木甚高大。未生叶时，枝条间先生榆荚，形状似钱而小，色白成串，俗呼榆钱。后方生叶，似山茱萸叶而长，尖艄润泽。嫩叶炸，浸淘过可食。故内则云：菫、苣、枌、榆、免、薧，滫瀡以滑之。三月采榆钱可作羹，亦可收至冬酿酒。瀹过晒干可为酱，即榆仁酱也。崔寔月令谓谐醷（音牟偷）者，是也。山榆之荚名芜荑，与此相近，但味稍苦耳。诸榆性皆扇地，故其下五谷不植。古人春取榆火。今人采其白皮为榆面，水调和香剂，粘滑胜于胶漆。〔承曰〕榆皮湿捣如糊，用粘瓦石极有力。汴洛人以石为碓嘴，用此胶之。

白皮

【气味】甘，平，滑利，无毒。

【主治】大小便不通，利水道，除邪气。久服，断谷轻身不饥。其实尤良。本经。疗肠胃邪热气，消肿，治小儿头疮痂疥。别录。通经脉。捣涎，傅癣疮。大明。滑胎，利五淋，治齁喘，疗不眠。甄权。生皮捣，和三年醋滓，封暴患赤肿，女人妒乳肿，日六七易，效。孟诜。利窍，渗湿热，行津液，消痈肿。时珍。

【发明】〔诜曰〕高昌人多捣白皮为末，和菜菹食甚美，令人能食。仙家长服，服丹石人亦服之，取利关节故也。〔时珍曰〕榆皮、榆叶，性皆滑利下降，手足太阳、手阳明经药也。故大小便不通，五淋肿满，喘嗽不眠，经脉胎产诸证宜之。本草十剂云：滑可去著，冬葵子、榆白皮之属。盖亦取其利窍渗湿热，消留著有形之物尔。气盛而壅者宜之。若胃寒而虚者，久服渗利，恐泄真气。本经所谓"久服轻身不饥"，苏颂所谓"榆粉多食不损人"者，恐非确论也。

叶

【气味】同上。

【主治】嫩叶作羹及炸食，消水肿，利小便，下石淋，压丹石。藏器。〔时珍曰〕暴干为末，淡盐水拌，或炙或晒干，拌菜食之，亦辛滑下水气。煎汁，洗酒齇鼻。同酸枣仁等分蜜丸，日服，治胆热虚劳不眠。时珍。

花

【主治】小儿痫，小便不利，伤热。别录。

荚仁

【气味】微辛，平，无毒。

【主治】作糜羹食，令人多睡。弘景。主妇人带下，和牛肉作羹食。藏器。子酱：似芜荑，能助肺，杀诸虫，下气，令人能食，消心腹间恶气，卒心痛，涂诸疮癣，以陈者良。孟诜。

榆耳见木耳。

榔榆 (拾遗)

【集解】〔藏器曰〕榔榆生山中。状如榆，其皮有滑汁，秋生荚，如北榆。〔时珍曰〕大榆二月生荚，榔榆八月生荚，可分别。

皮

【气味】甘，寒，无毒。

【主治】下热淋，利水道，令人睡。藏器。治小儿解颅。时珍。

芜荑（别录 中品）

【释名】蕴荑尔雅、无姑本经、蔟瑭音殿唐。木名梗（音偏）。〔时珍曰〕按说文云：梗，山枌榆也。有刺，实为芜荑。尔雅云：无姑，其实荑。又云：芜荑，茶蘦。则此物乃蕴树之荑，故名也。〔恭曰〕莭瑭乃茶蘦二字之误。

【集解】〔别录曰〕芜荑生晋山川谷。三月采实，阴干。〔弘景曰〕今惟出高丽，状如榆荚，气臭如犰，彼人皆以作酱食之。性杀虫，置物中亦辟蛀，但患其臭。〔恭曰〕今延州、同州者甚好。〔志曰〕河东、河西处处有之。〔颂曰〕近道亦有之，以太原者良。大抵榆类而差小，其实亦早成，比[1]榆乃大，气臭。郭璞尔雅注云：元姑，姑榆也。生山中，叶圆而厚，剥取皮合渍之，其味辛香，所谓芜荑也。采实阴干用。今人又多取作屑，以笔五味，惟陈者良。人收藏之多以盐渍，则失气味，但宜食品不堪入药。〔珣曰〕按广州记云：生大秦国，是波斯芜荑也。〔藏器曰〕芜荑气膻者良，乃山榆仁也。〔时珍曰〕芜荑有大小两种：小者即榆荚也，揉取仁，酝为酱，味尤辛。人多以外物相和，不可择去之，入约皆用大芜荑，别有种。

【气味】辛，平，无毒。〔权曰〕苦，平。〔珣曰〕辛，温。〔诜曰〕作酱甚香美，功尤胜于榆仁。可少食之，过多发热，为辛故也。秋月食之，尤宜人。

【主治】五内邪气，散皮肤骨节中淫淫温行毒，去三虫，化食。本经。逐寸白，散肠中喝喝喘息。别录。主积冷气，心腹癥痛，除肌肤节中风淫淫如虫行。蜀本。五脏皮肤肢节邪气。长食，治五痔，杀中恶虫毒，诸病不生。孟诜。治肠风痔瘘，恶疮疥癣。大明。杀虫止痛，治妇人子宫风虚，孩子疳泻冷痢。得诃子、豆蔻良。李珣。和猪胆捣，涂热疮。和蜜，治湿癣。和沙牛酪或马酪，治一切疮。张鼎。

苏方木（唐本草）

【释名】苏木〔时珍曰〕海岛有苏方国，其地产此木，故名。今人省呼为苏木尔。

【集解】〔恭曰〕苏方木自南海、昆仑来，而交州、爱州亦有之。树似庵罗，叶若榆叶而元涩，抽条长丈许，花黄，子青熟黑。其木，人用染绛色。〔珣曰〕按徐表南州记云：生海畔。叶似绛，木若女贞。〔时珍曰〕按嵇含南方草木状云：苏方树类槐，黄花黑子，出九真。煎汁忌铁器，则色黯。其木蠹之粪名曰紫纳，亦可用。暹罗国人贱用如薪。

_____

① 比：原作"此"，据江西本及张本改。

【修治】〔敩曰〕凡使去上粗皮并节。若得中心文横如紫角者，号曰木中尊，其力倍常百等。须细锉重捣，拌细梅树枝蒸之，从巳至申，阴干用。

苏方木

【气味】甘、咸，平，无毒。〔杲曰〕甘，咸，凉。可升可降，阳中阴也。〔好古曰〕味甘而微酸、辛，其性平。

【主治】破血。产后血胀闷欲死者，水煮五两，取浓汁服。唐本。妇人血气心腹痛，月候不调及蓐劳，排脓止痛，消痈肿扑损瘀血，女人失音血噤，赤白痢，并后分急痛。大明。虚劳血癖气壅滞，产后恶露不安，心腹搅痛。及经络不通，男女中风，口噤不语。并宜细研乳头香末方寸匕。以酒煎苏方木，调服。立吐恶物瘥。海药。霍乱呕逆，及人常呕吐，用水煎服。藏器。破疮疡死血，产后败血。李杲。

【发明】〔元素曰〕苏木性凉，味微辛。发散表里风气，宜与防风同用。又能破死血，产后血肿胀满欲死者宜之。〔时珍曰〕苏方木乃三阴经血分药。少用则和血，多用则破血。

乌木 （纲目）

【释名】乌樠木樠（音漫）、乌文木〔时珍曰〕木名文木，南人呼文如樠，故也。

乌樠木

【集解】〔时珍曰〕乌木出海南、云南、南番。叶似棕榈。其木漆黑，体重坚致，可为箸及器物。有间道者，嫩木也，南人多以系木染色伪之。南方草物状云：文木树高七八尺，其色正黑，如水牛角，作马鞭，日南有之，古今注云：乌文木出波斯，舶上将来，乌文阗然。温、括、婺等州亦出之。皆此物也。

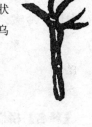

【气味】甘、咸，平，无毒。

【主治】解毒，又主霍乱吐利，取屑研末，温酒服。时珍。

桦木 （宋开宝）

【释名】檥〔藏器曰〕晋、中书令王珉，伤寒身验方中作檥字。〔时珍曰〕画工以皮烧烟熏纸，作古画字，故名檥。俗省作桦字也。

桦木

【集解】〔藏器曰〕桦木似山桃，皮堪为烛。〔宗奭曰〕皮上有紫黑花匀者，裹鞍、弓、镫。〔时珍曰〕桦木生辽东及临洮、河州、西北诸地。其木色黄，有小斑点红色，能收肥腻。其皮厚而轻虚软柔，皮匠家用衬靴里，及为刀靶之类，谓之暖皮。胡人尤重之。以皮卷蜡，可作烛点。

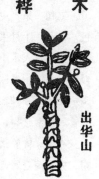

出华山

木皮

【气味】苦，平，无毒。

【主治】诸黄疸，浓煮汁饮之良。开宝。煮汁冷饮，主伤寒时行热毒疮，特良。即今豌豆疮也。藏器。烧灰合他药，治肺风毒。宗奭。治乳痈。时珍。

脂

【主治】烧之，辟鬼邪。藏器。

椋木 _{（拾遗）}

【释名】

【集解】〔藏器曰〕生林泽山谷。木文侧戾，故曰椋木。

【气味】甘，温，无毒。

【主治】风血羸瘦，补腰脚，益阳道，宜浸酒饮。藏器。

櫚木 _{（拾遗）}

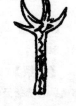

花櫚木

【集解】〔藏器曰〕出安南及南海。用作床几，似紫檀而色赤，性坚好。〔时珍曰〕木性坚，紫红色。亦有花纹者，谓之花櫚木，可作器皿、扇骨诸物。俗作花梨，误矣。

【气味】辛，温，无毒。

【主治】产后恶露冲心，癥结气，赤白漏下，并锉煎服。李珣。破血块，冷嗽，煮汁热服。为枕令人头痛，性热故也。藏器。

棕榈 _{（宋嘉祐）}

棕榈

【释名】栟榈〔时珍曰〕皮中毛缕如马之骏鬃，故名。椶俗作棕。栟音间，鬣也。栟音并。

【集解】〔颂曰〕棕榈出岭南、西川。今江南亦有之。木高一二丈，无枝条。叶大而圆，有如车轮，萃于树杪。其下有皮重叠裹之，每皮一匝，为一节。二旬一采，皮转复生上。六七月生黄白花。八九月结实，作房如鱼子，黑色。九月、十月采其皮用。山海经云：石翠之山，其木多棕是也。〔藏器曰〕其皮作绳，入水千岁不烂。昔有人开冢得之，索已生根。岭南有桄榔、槟榔、椰子、冬叶、虎散、多罗等木，叶皆与栟榈相类。〔时珍曰〕棕榈，川、广甚多，今江南亦种之，最难长。初生叶如白及叶，高二三尺则木端数叶大如扇，上耸，四散歧裂，其茎三棱，四时不凋。其干正直无枝，近叶处有皮裹之，每长一层即为一节。干身赤黑，皆筋络，宜为钟杵，亦可旋为器物。其皮有丝毛，错纵如织，剥取缕解，可织衣、帽、褥、椅之属，大为时利，每岁必两三剥之，否则树死，或不长也。三月于木端茎中出数黄苞，苞中有细子成列，乃花之孕也，状如鱼腹孕子，谓之棕鱼，亦曰棕笋。渐长出苞，则成花穗，黄白色。结实累累，大如豆，生黄熟黑，甚坚实。或云：南方此木有两种：一种有皮丝，可作绳；一种小而无丝，惟叶可作帚。郑樵通志以为王彗者，非也。王彗乃落帚之名，即地肤子。别有蒲葵，叶与此相似而柔薄，可为扇、笠，许慎说文以为棕榈亦误矣。

笋及子花

【气味】苦，涩，平，无毒。〔藏器曰〕有小毒，戟人喉，未可轻服。〔珣曰〕温，有大毒，不堪食。〔时珍曰〕棕鱼皆言有毒不可食，而广、蜀人蜜煮、醋浸，以供佛、寄远，苏东坡亦有食棕笋诗，乃制去其毒尔。

【主治】涩肠，止泻痢肠风，崩中带下，及养血。藏器。

皮

【气味】同子。

【主治】止鼻衄吐血，破癥，治肠风赤白痢，崩中带下，烧存性用。大明。主金疮疥癣，生肌止血。李珣。

【发明】〔宗奭曰〕棕皮烧黑，治妇人血露及吐血，须佐以他药。〔时珍曰〕棕灰性涩，若失血去多，瘀滞已尽者，用之切当，所谓涩可去脱也。与乱发同用更良。年久败棕入药尤妙。

橼木 (橼，良刃切 拾遗)

【释名】檀木 (音潭)。

【集解】〔藏器曰〕橼木生江南深山大树。树有数种，取叶厚大白花者入药，自余灰入染家用。〔时珍曰〕此木最硬，梓人谓之橼筋木是也。木入染绛用，叶亦可酿酒。

木灰

【气味】甘，温，小毒。

【主治】卒心肠癥瘕，坚满痃癖。淋汁八升，酿米一斗。待酒熟，每温饮半合，渐增至一二盏，即愈。藏器。出肘后。

柯树 (拾遗)

【释名】木奴

【集解】〔珣曰〕按广志云：生广南山谷。波斯家用木为船舫者也。白皮

【气味】辛，平，有小毒。

【主治】大腹水病。采皮煮汁去滓，煎令可，丸如梧子大。平旦空心饮下三丸，须臾又一丸：气、水并从小便出也。藏器。

乌桕木 （唐本草）

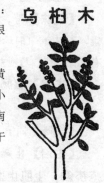

乌桕木

【释名】鸦臼〔时珍曰〕乌桕，乌[1]喜食其子，因以名之。陆龟蒙诗云：行歇每依鸦臼影，挑频时见鼠姑心。是矣。鼠姑，牡丹也。或云：其木老则根下黑烂成臼，故得此名。郑樵通志言"乌桕即柜柳"者，非矣。

【集解】〔恭曰〕生山南平泽。树高数仞，叶似梨、杏。五月开细花，黄白色。子黑色。〔藏器曰〕叶可染皂。子可压油，燃灯极明。〔宗奭曰〕叶如小杏叶，但微薄而绿色差淡。子八九月熟。初青后黑，分为三瓣。〔时珍曰〕南方平泽甚多。今江西人种植，采子蒸煮，取脂浇烛货之。子上皮脂，胜于仁也。

根白皮

【气味】苦，微温，有毒。〔大明曰〕性凉，慢火炙干黄乃用。

【主治】暴水，癥结积聚。唐本。**疗头风，通大小便**。大明。**解蛇毒**。震亨。

【发明】〔时珍曰〕乌桕根性沉而降，阴中之阴，利水通肠，功胜大戟。一野人病肿满气壮，令掘此根捣烂，水煎服一碗，连行数行而病平。气虚人不可用之。此方出太平圣惠方，言其功神圣，但不可多服尔。诚然。

叶

【气味】同根。

【主治】食牛马六畜肉，生疔肿欲死者。捣自然汁一二碗，顿服得大利，去毒即愈。未利再服。冬用根。时珍。

桕油

【气味】甘，凉，无毒。

【主治】涂头，变白为黑。服一合，令人下利，去阴下水气。炒子作汤亦可。藏器。**涂一切肿毒疮疥**。讨珍。

巴豆 （本经下品）

【释名】巴菽本经、刚子炮炙、老阳子〔时珍曰〕此物出巴蜀，而形如菽豆，故以名之。宋本草一名巴椒，乃菽字传讹也。雷敩炮炙论又分紧小色黄者为巴，有三棱色黑者为豆，小而两头尖者为刚子。云巴与豆可用，刚子不可用（杀人）。其说殊乖。盖紧小者是雌，有棱及两头尖者是雄。雄者峻利，雌者稍缓也。用之得宜，皆有功力；用之失宜，参、术亦能为害，况巴豆乎？

【集解】〔别录曰〕巴豆生巴郡川谷。八月采，阴干用之，去心、皮。〔颂曰〕今嘉州、眉

---

① 乌：原作"鸟"，据张本改。

州、戎州皆有之。木高一二丈。叶如樱桃而厚大，初生青色，后渐黄赤，至十二月叶渐稠①，二月复渐生，四月旧叶落尽，新叶齐生，即花发成穗，微黄色。五六月结实作房，生育，至八月熟而黄，类白豆蔻，渐渐自落，乃收之。一房有二瓣，一瓣一子，或三子。子仍有壳，用之去壳。戎州出者，壳上有纵文，隐起如线，一道至两三道。彼土人呼为金线巴豆，最为上等，他处亦稀有。〔时珍曰〕巴豆房似大风子壳而脆薄，子及仁皆似海松子。所云似白豆蔻者，殊不类。

【修治】〔弘景曰〕巴豆最能泻人，新者佳，用之去心、皮，熬令黄黑，捣如膏，乃和丸散。〔敩曰〕凡用巴与豆敲碎，以麻油并酒等煮干研膏用。每一两，用油、酒各七合。〔大明曰〕凡入丸散，炒用不如去心、膜，换水煮五度（各一沸）也。〔时珍曰〕巴豆有用仁者，用壳者，用油者，有生用者，麸炒者，醋煮者，烧存性者，有研烂以纸包压去油者（谓之巴豆霜）。

【气味】辛，温，有毒。〔别录曰〕生温熟寒，有大毒。〔普曰〕神农、歧伯、桐君：辛，有毒。黄帝：甘，有毒。李当之：热。〔元素曰〕性热味苦，气薄味厚，体重而沉降，阴也。〔杲曰〕性热味辛，有大毒，浮也，阳中阳也。〔时珍曰〕巴豆气热味辛，生猛熟缓，能吐能下，能止能行，是可升可降药也。别录言其熟则性寒，张氏言其降，李氏言其浮，皆泥于一俯矣。盖此物不去膜则伤胃，不去心则作呕，以沉香水浸则能升能降，与大黄同用泻人反缓，为其性相畏也。王充论衡云：万物含太阳火气而生者，皆有毒。故巴豆辛热有毒。〔之才曰〕芫花为之使。畏大黄、黄连、芦笋、菰笋、藜芦、酱、豉、冷水，得火良，恶蘘草，与牵牛相反。中其毒者，用冷水、黄连汁、大豆汁解之。

【主治】伤寒温疟寒热，破癥结聚坚积，留饮痰癖，大腹，荡练五脏六腑，开通闭塞，利水谷道，去恶肉，除鬼毒蛊疰邪物。杀虫鱼。本经。疗女子月闭烂胎，金疮脓血，不利丈夫，杀斑蝥蛇虺毒。可炼饵之，益血脉，令人色好，变化与鬼神通。别录。治十种水肿，痿痹，落胎。药性。通宣一切病，泄壅滞，除风补劳，健脾开胃，消痰破血，排脓消肿毒，杀腹脏虫，治恶疮息肉，及疥癞疔肿。日华。导气消积，去脏腑停寒，治生冷硬物所伤。元素。治泻痢惊痫，心腹痛疝气，风喎耳聋，喉痹牙痛，通利关窍。时珍。

【发明】〔元素曰〕巴豆乃斩关夺门之将，不可轻用。〔震亨曰〕巴豆去胃中寒积。无寒积者勿用。〔元素曰〕世以巴豆热药治酒病膈气，以其辛热能开肠胃郁结也。但郁结虽开，而亡血液，损其真阴。〔从正曰〕伤寒风湿，小儿疮痘，妇人产后，用之下膈；不死亦危。奈何庸人畏大黄而不畏巴豆，以其性热而剂小耳。岂知以蜡匮之，犹能下后使人津液枯竭，胸热口燥，耗却天真，留毒不去，他病转生。故下药宜以为禁。〔藏器曰〕巴豆主癥癖痃气，痞满积聚，冷气血块，宿食不消，痰饮吐水。取青黑大者，每日空腹服一枚，去壳勿令白膜破，乃作两片（并四边不得有损缺）吞之，以饮压令下。少顷腹内热如火，利出恶物。虽利而不虚，若久服亦不利人。白膜破者不用。〔好古曰〕若急治为水谷道路之剂，去皮、心、膜、油。生用。若缓治为消坚磨积之

① 稠：《政和本草》卷十四巴豆条作"凋"。

剂，炒去烟令紫黑用，可以通肠，可以止泻，世所不知也。张仲景治百病客忤备急丸用之。〔时珍曰〕巴豆峻用则有戡乱劫病之功，微用亦有抚缓调中之妙。譬之萧、曹、绛、灌，乃勇猛武夫，而用之为相，亦能辅治太平。王海藏言其可以通肠，可以止泻，此发千古之秘也。一老妇年六十余，病溏泄已五年，肉食、油物、生冷犯之即作痛。服调脾、升提、止涩诸药，入腹则泄反甚。延余诊之，脉沉而滑，此乃脾胃久伤，冷积凝滞所致。王太仆所谓大寒凝内，久利溏泄，愈而复发，绵历岁年者。法当以热下之，则寒去利止。遂用蜡匮巴豆丸药五十丸与服，二日大便不通亦不利，其泄遂愈。自是每用治泄痢积滞诸病，皆不泻而病愈者近百人。妙在配合得宜，药病相对耳。苟用所不当用，则犯轻用损阴之戒矣。

【正误】〔弘景曰〕道家亦有炼饵法，服之云可神仙。人吞一枚便死，而鼠食之三年重三十斤，物性乃有相耐如此。〔时珍曰〕汉时方土言巴豆炼饵，令人色好神仙，名医别录采入本草。张华博物志言鼠食巴豆重三十斤。一谬一诬，陶氏信为实语，误矣。又言人吞一枚即死，亦近过情，今并正之。

油

【主治】中风痰厥气厥，中恶喉痹，一切急病，咽喉不通，牙关紧闭。以研烂巴豆绵纸包，压取油作捻点灯，吹灭熏鼻中，或用热烟刺入喉内，即时出涎或恶血便苏。又舌上无故出血，以熏舌之上下，自止。时珍。

壳

【主治】消积滞，治泻痢。时珍。

树根

【主治】痈疽发背，脑疽鬓疽大患。掘取洗捣，敷患处，留头，妙不可言。收根阴干，临时水捣亦可。〔时珍曰〕出杨诚经验方。

大风子（补遗）

【释名】〔时珍曰〕能治大风疾，故名。

【集解】〔时珍曰〕大风子，今海南诸番国皆有之。按周达观真腊记云：大风乃大树之子，状如椰子而圆。其中有核数十枚，大如雷丸子。中有仁白色，久则黄而油，不堪入药。

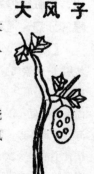

大风子

仁

【修治】〔时珍曰〕取大风子油法：用子三斤（去壳及黄油者）研极烂，瓷器盛之，封口入滚汤中，盖锅密封，勿令透气，文武火煎至黑色如膏，名大风油，可以和药。

【气味】辛，热，有毒。

【主治】风癣疥癫，杨梅诸疮，攻毒杀虫。时珍。

【发明】〔震亨曰〕粗工治大风病，佐以大风油。殊不知此物性热，有燥痰之功而伤血，至有病将愈而先失明者。〔时珍曰〕大风油治疮，有杀虫却毒之功，盖不可多服。用之外涂，其功不可没也。

海红豆 <small>（海药）</small>

【集解】〔珣曰〕按徐表南州记云：生南海人家园圃中。大树而生，叶圆有荚。近时蜀中种之亦成。〔时珍曰〕树高二三丈，叶似梨叶而圆。按宋祁益部方物图云：红豆叶如冬青而圆泽，春开花白色，结荚枝问。其子累累如缀珠，若大红豆而扁，皮红肉白，以似得名，蜀人用为果灯。

豆

【气味】微寒，有小毒。

【主治】人黑皮野黯花癣，头面游风。宜入面药及澡豆。李珣。

相思子 <small>（纲目）</small>

【释名】红豆〔时珍曰〕按古今诗话云：相思子圆而红。故老言：昔有人殁于边，其妻思之，哭于树下而卒，因以名之。此与韩凭冢上相思树不同，彼乃连理梓木也。或云即海红豆之类，未审的否？

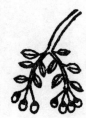

【集解】〔时珍曰〕相思子生岭南。树高丈余，白色。其叶似槐，其花似皂荚，其荚似扁豆。其子大如小豆，半截红色，半截黑色，彼人以嵌首饰。段公路北户录言有蔓生者，用子收龙脑香相宜，令香不耗也。

【气味】苦，平，有小毒，吐人。

【主治】通九窍，去心腹邪气，止热闷头痛，风痰瘴疟，杀腹脏及皮肤内一切虫，除蛊毒。取二七枚研服，即当吐出。时珍。

猪腰子 <small>（纲目）</small>

【集解】〔时珍曰〕猪腰子生柳州。蔓生结荚，内子大若猪之内肾，状酷似之，长三四寸，色紫而肉坚。彼人以充土宜，馈送中土。

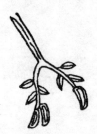

【气味】甘、微辛、无毒。

【主治】一切疮毒及毒箭伤。研细，酒服一二钱，并涂之。时珍。

石瓜 (纲目)

【集解】〔时珍曰〕石瓜出四川峨眉山中及芒部地方。其树修干，树端挺叶，肥滑如冬青，状似桑。其花浅黄色。结实如缀，长而不圆，壳裂则子见，其形似瓜，其坚如石，煮液黄色。

【气味】苦，平，微毒。

【主治】心痛。煎汁，洗风痹。时珍。

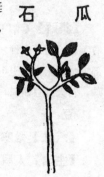

石　瓜

第三十六卷木部三目录

木之三 <small>（灌木类五十一种）</small>

杨栌_{唐本}

石南_{本经}

牡荆_{别录}

蔓荆_{本经}

栾荆_{唐本}

石荆_{拾遗}

紫荆_{开宝}

木槿_{日华}

扶桑_{纲目}

木芙蓉_{纲目}

山茶_{纲目}

蜡梅_{纲目}

伏牛花_{开宝}

密蒙花_{开宝}

木绵_{纲目}

柞木_{嘉祐}

黄杨木_{纲目}

不凋木_{拾遗}

卖子木_{唐本}

木天蓼_{唐本}

放杖木_{拾遗}

接骨木_{唐本}

灵寿木_{拾遗}

椶木_{拾遗}

木麻_{拾遗}

大空_{唐本}

上附方旧八十七，新二百零七。

第三十六卷木部三

木之三 (木类五十一种)

桑 (本经中品)

【释名】子名椹〔时珍曰〕徐锴说文字解云：桑（音若），东方自然神木之名，其字象形。桑乃蚕所食，叶之神木，故加木于最下而别之。典术云，桑乃箕星之精。

【集解】〔颂曰〕方书称桑之功最神，在人资用尤多。尔雅云：桑辨有葚者栀。又云：女桑，桋桑。檿桑，山桑。郭璞云：辨，半也。葚与椹同。一半有椹，一半无椹，名栀。俗间呼桑之小而条长者，为女桑。其山桑似桑，材中弓弩；檿桑丝中琴瑟，皆材之美者也，他木鲜及之。〔时珍曰〕桑有数种：有白桑，叶大如掌而厚；鸡桑，叶花而薄；子桑，先椹而后叶；山桑，叶尖而长。以子种者，不若压条而分者。桑生黄衣，谓之金桑，其木必将槁矣。种树书云：桑以构接则桑大。桑根下埋龟甲，则茂盛不蛀。

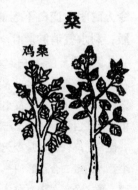

桑

鸡桑

桑根白皮

【修治】〔别录曰〕采无时。出土上者杀人。〔弘景曰〕东行桑根乃易得，而江边多出土，不可轻信。〔时珍曰〕古本草言桑根见地上者名马领，有毒杀人。旁行出土者名伏蛇，亦有毒而治心痛。故吴淑事类赋云：伏蛇痛，马领杀人。〔敩曰〕凡使，采十年以上向东畔嫩根，铜刀刮去青黄薄皮一重，取里白皮切，焙干用。其皮中涎勿去之，药力俱在其上也。忌铁及铅。或云：木之白皮亦可用。煮汁染褐色。久不落。

【气味】甘，寒，无毒。〔权曰〕平。〔大明曰〕温。〔元素曰〕苦，酸。〔杲曰〕甘、辛，寒。可升可降，阳中阴也。〔好古曰〕甘厚而辛薄，入手太阴经。〔之才曰〕续断、桂心、麻子为之使。

【主治】伤中，五劳六极，赢瘦，崩中绝脉，补虚益气。本经。去肺中水气，唾血热渴，水肿腹满胪胀，利水道，去寸白，可以缝金疮。别录。治肺气喘满，虚劳客热头痛，内补不足。甄权。煮汁饮，利五脏。入散用，下一切风气水气。孟诜。调中下气，消痰止渴，开胃下食，杀腹脏虫，止霍乱吐泻。研汁，治小儿天吊掠痫客忤，及傅鹅口疮，大验。大明。泻肺，利大小肠，降气散血。时珍。

【发明】〔杲曰〕桑白皮，甘以固元气之不足而补虚，辛以泻肺气之有余而止嗽。又云：桑白皮泻肺，然性不纯良，不宜多用。〔时珍曰〕桑白皮长于利小水，乃实则泻其子也，故肺中有水气及肺火有余者宜之。十剂云：燥可去湿，桑白皮、赤小豆之属是矣。宋医钱乙治肺气热盛，咳嗽而后喘，面肿身热，泻白散：用桑白皮（炒）一两，地骨皮（焙）一两，甘草（炒）半两。每服一二钱，入粳米百粒，水煎，食后温服。桑白皮、地骨皮皆能泻火从小便去，甘草泻火而缓中，粳米清肺而养血，此乃泻肺诸方之准绳也。元医罗天益言其泻肺中伏火而补正气，泻邪所以补正也。若肺虚而小便利者，不宜用之。〔颂曰〕桑白皮作线缝金疮肠出，更以热鸡血涂之。唐安金藏剖腹，用此法而愈。

皮中白汁

【主治】小儿口疮白漫，拭净涂之便愈。又涂金刃所伤燥痛，须臾血止，仍以白皮裹之，甚良。苏颂。涂蛇。蜈蚣、蜘蛛伤，有验。取枝烧沥，治大风疮疥，生眉、发。时珍。

桑椹一名文武实。

【主治】单食，止消渴。苏恭。利五脏关节，痛[1]血气。久服不饥，安魂镇神，令人聪明，变白不老。多收暴干为末，蜜丸日服。藏器。捣汁饮，解中酒毒。酿酒服，利水气消肿。时珍。

【发明】〔宗奭曰〕本经言桑甚详，然独遗乌椹，桑之精英尽在于此。采摘微研，以布滤汁，石器熬成稀膏，量多少入蜜熬稠，贮瓷器中。每抄一二钱，食后、夜卧，以沸汤点服。治服金石发热口渴（生精神）及小肠热，其性微凉故也。仙方日干为末，蜜和为丸，酒服亦良。〔时珍曰〕椹有乌、白二种。杨氏产乳云：孩子不得与桑椹，令儿心寒，而陆玑诗疏云，鸠食桑椹多则醉伤其性，何耶？四时月令云：四月宜饮桑椹酒，能理百种风热。其法用椹汁三斗，重汤煮至一斗半，入白蜜二合，酥油一两，生姜一合，煮令得所，瓶收。每服一合，和酒饮之。亦可以汁熬烧酒，藏之经年，味力愈佳。史言魏武帝军乏食，得干椹以济饥。金末大荒，民皆食椹，获活者不可胜计。则椹之干湿皆可救荒，平时不可不收采也。

叶

【气味】苦、甘，寒，有小毒。〔大明曰〕家桑叶暖，无毒。

【主治】除寒热，出汗。本经。汁：解蜈蚣毒。别录。煎浓汁服，能除脚气水肿，利大小肠。苏恭。炙熟煎饮。代茶止渴。孟诜。煎饮，利五脏，通关节，下气。嫩叶煎酒服，治一切风。蒸熟（捣），署风痛出汗，并扑损瘀血。挪烂，涂蛇、虫伤。大明。研汁，治金疮及小儿吻疮。煎汁服，止霍乱腹吐痛下，亦可以干叶煮之。鸡桑叶：煮汁熬膏服，去老风及宿血。藏器。治劳热咳嗽，明目长发。时珍。

【发明】〔颂曰〕桑叶可常服。神仙服食方：以四月桑茂盛时采叶。又十月霜后三分，二分

---

① 《政和本草》卷十三桑根白皮条作"通"。

已落时，一分在者，名神仙叶，即采取，与前叶同阴干捣末，丸、散任服，或煎水代茶饮之。又霜后叶煮汤，淋渫手足，去风痹殊胜。又微炙和桑衣煎服，治痢及金疮诸损伤，止血。〔震亨曰〕经霜桑叶研末，米饮服，止盗汗。〔时珍曰〕桑叶乃手、足阳明之药，汁煎代茗，能止消渴。

【气味】苦，平

【主治】遍体风痒干燥，水气脚气风气，四肢拘挛，上气眼运，肺气咳嗽，消食利小便。久服轻身，聪明耳目，令人光泽。疗口干及痈疽后渴，用嫩条细切一升，熬香煎饮，亦无禁忌。久服，终身不患偏风。苏颂。出近效方，名桑枝煎。一法：用花桑枝寸锉，炒香，瓦器煮减一半，再入银器，重汤熬减一半。或入少蜜亦可。

【发明】〔颂曰〕桑枝不冷不热，可以常服。抱朴子言：仙经云，一切仙药，不得桑煎不服。〔时珍曰〕煎药用桑者，取其能利关节，除风寒湿痹诸痛也。观灵枢经治寒痹内热，用桂酒法，以桑炭炙布巾，熨痹处；治口僻用马膏法，以桑钩钩其口，及坐桑灰上，皆取此意也。又痈疽发背不起发。或瘀肉不腐溃，及阴疮、瘰疬、流注、臁疮、顽疮、恶疮久不愈者，用桑木炙法，未溃则拔毒止痛，已溃则补接阳气，亦取桑通关节，去风寒，火性畅达，出郁毒之意。其法以干桑木劈成细片，扎作小把，燃火吹息，炙患处。每吹炙片时，以瘀肉腐动为度，内服补托药，诚良方也。又按赵芳养疴漫笔云：越州一学录少年苦嗽，百药不效。或令用南向柔桑条一束，每条寸折纳锅中，以水五碗，煎至一碗，盛瓦器中，渴即饮之，服一月而愈。此亦桑枝煎变法尔。

桑柴灰

【气味】辛，寒，有小毒。〔诜曰〕淋汁入炼五金家用，可结汞、伏硫硇。

【主治】蒸淋取汁为煎，与冬灰等分，同灭痣疵黑子，蚀恶肉。煮小豆食，大下水胀。傅金疮，止血生肌。苏恭。桑霜，治噎食积块。时珍。

桑耳、桑黄见菜部木耳。

桑花见草部苔类。

桑寄生见后寓木类。

桑柴火见火部。

桑螵蛸见虫部。

桑蠹见虫部。

柘（宋嘉祐）

【释名】〔时珍曰〕按陆佃埤雅云：柘宜山石，柞宜山阜。柘之从石，其取此义欤？

【集解】〔宗奭曰〕柘木里有纹，亦可旋为器。其叶可饲蚕，曰柘蚕，然叶硬，不及桑叶。入药以无刺者良。〔时珍曰〕处处山中有之。喜丛生。干疏而直。叶丰而厚，团而有尖。其叶饲蚕，取丝作琴瑟，清响胜常。尔雅所谓棘茧，即此蚕也。考工记云：弓人取材以柘为上。其实状如桑子，而圆粒如椒，名佳子（佳音锥）。其木染黄赤色，谓之柘黄，天子所服。相感志云：柘木以酒醋调矿灰涂之，一宿则作间道鸟木文。物性相伏也。

木白皮　东行根白皮

【气味】甘，温，无毒。

【主治】妇人崩中血结，疟疾。大明。煮汁酿酒服，主风虚耳聋，补劳损虚羸，腰肾冷，梦与人交接泄精者。藏器。

【发明】〔时珍曰〕柘能通肾气，故圣惠方治耳鸣耳聋一二十年者，有柘根酒。用柘根二十斤，菖蒲五斗，各以水一石，煮取汁五斗。故铁二十斤煅赤，以水五斗浸取清。合水一石五斗，用米二石，面二斗，如常酿酒成。用真磁石三斤为末，浸酒中三宿，日夜饮之，取小醉而眠。闻人声乃止。

柘黄 见菜部木耳。

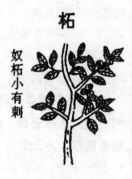

柘

奴柘小有刺

奴柘 <small>（拾遗）</small>

【集解】〔藏器曰〕生江南山野。似柘，节有刺，冬不调。〔时珍曰〕此树似柘而小，有刺。叶亦如柞叶而小，可饲蚕。

刺

【气味】苦，小温，无毒。

【主治】老妇血瘕，男子疝癖闷痞。取刺和三棱草、马鞭草作煎，如稠糖。病在心，食后；在脐，空心服。当下恶物。藏器。

楮 <small>（别录上品）</small>

【释名】榖（音媾）亦作构、榖桑〔颂曰〕陆玑诗疏云：构，幽州谓之榖桑，或曰楮桑。荆扬、交广谓之榖。〔时珍曰〕诸本作柠，其皮可绩为紵故也。楚人呼乳为榖，其木中白汁如乳，故以名之。陆佃埤雅作榖米之榖，训为善者，误矣。或以楮、构为二物者，亦误矣。详下文。

【集解】〔别录曰〕楮实生少室山，所在有之。八月、九月采实日干，四十日成。〔弘景曰〕此即今构树也。南人呼榖纸亦为楮纸。武陵人作榖皮衣，甚坚好。〔恭曰〕此有二种：一种皮有斑花文，谓之斑榖，今人用皮为冠者；一种皮白无花，枝叶大相类。但取其叶似葡萄叶作瓣而有子者为佳。其实初夏生，大如弹丸，青绿色，至六七月渐深红色，乃成熟。八九月采，水浸去皮、穰，取中子。段成式酉阳杂俎云：谷田久废必生构。叶有瓣曰楮，无曰构。陆氏诗疏云：江南人绩其皮以为布。又捣以为纸，长数丈，光泽甚好。又食甚嫩芽，以当菜茹。今楮纸用之最博，楮布不见有之。医方但贵楮实，余亦稀用。〔大明曰〕皮斑者是楮，皮白者是榖。〔时珍曰〕按许慎说文言楮榖乃一种也，不必分别，惟辨雌雄耳，雄者皮斑而叶无桠叉，三月开花成长穗，如柳花状，不

楮

构

结实，歉年人采花食之。雌者皮白而叶有桠叉，亦开碎花，结实如杨梅，半熟时水操①去子，蜜煎作果食。二种树并易生，叶多涩毛。南人剥皮捣煮造纸，亦绩练为布，不坚易朽。裴渊广州记言：蛮夷取榖皮熟捶为揭里屩布，以拟毡，甚暖也。其木腐后生菌耳，味甚佳好。

楮实亦名榖实别录**楮桃**纲目。

【修治】〔敩曰〕采得后，水浸三日，搅旋投水，浮者去之。晒干，以酒浸一伏时了，蒸之，从巳至亥，焙干用。经验方：煎法：六月六日，取榖子五升，以水一斗，煮取五升，去滓，微火煎如饧用。

【气味】甘，寒，无毒。

【主治】**阴痿水肿，益气充肌明目。久服，不饥不老，轻身。**别录。**壮筋骨，助阳气，补虚劳，健腰膝，益颜色。**大明。

【发明】〔弘景曰〕仙方采捣取汁和丹用，亦干服，使人通神见鬼。〔颂曰〕仙方单服，其实正赤时，收子阴干，筛末，水服二钱匕，益久乃佳。抱朴子云：柠木实赤者服之，老者成少，令人彻视见鬼神。道士梁须年七十，服之更少壮，到百四十岁，能行及走马。〔时珍曰〕别录载楮实功用大补益，而修真秘旨书言久服令人成骨软之痿。济生秘览治骨哽，用楮实煎汤服之，岂非软骨之征乎？按南唐书云：烈祖食饴喉中哽，国医莫能愈。吴廷绍独请进楮实汤，一服疾失去。群医他日取用皆不验，扣廷绍。答云：哽因甘起，故以此治之。愚谓此乃治骨鲠软坚之义尔，群医用治他哽，故不验也。

叶

【气味】甘，凉，无毒。

【主治】**小儿身热，食不生肌。可作浴汤。又主恶疮生肉。**别录。**治刺风身痒。**大明。**治鼻衄数升不断者，捣汁三升，再三服之，良久即止。嫩茹之，去四肢风痹，赤白下痢。**苏颂。**炒研搜面作饦饨食之，主水痢。**甄权。**利小便，去风湿肿胀，白浊疝气癣疮。**时珍。

枝茎

【主治】**瘾疹痒，煮汤洗浴。**别录。**捣浓汁饮半升，治小便不通。**时珍。

树白皮

【气味】甘，平，无毒。

【主治】**逐水，利小便。**别录。**治水肿气满。**甄权。**喉痹。**吴普。**煮汁酿酒饮，治水肿入腹，短气咳嗽。为散服，治下血血崩。**时珍。

皮间白汁

【释名】**构胶**纲目、**五金胶漆**〔大明曰〕能合朱砂为团，故名五金胶漆。〔时珍曰〕构汁最粘。今人用粘金薄。古法粘经书，以楮树汁和白及、飞面调糊，接纸永不脱解，过于胶漆。

【气味】甘，平，无毒。

【主治】**疗癣。**别录。**傅蛇、虫、蜂、蝎、犬咬。**大明。

---

① 操：张本作"澡"。

楮皮纸

楮耳见菜部木耳。

枳（本经中品）

【校正】并入开宝枳壳。

【释名】子名积实本经**枳壳**宋开宝〔宗奭曰〕枳实、枳壳一物也。小则其性酷而速，大则其性详而缓。故张仲景治伤寒仓卒之病，承气汤中用枳实；皆取其疏通、决泄、破结实之义。他方但导败风壅之气，可常服者，故用枳壳，其义如此。〔恭曰〕既称枳实，须合核瓤，今殊不然。〔时珍曰〕枳乃木名，从只①，谐声也。实乃其子，故曰枳实。后人因小者性速，又呼老者为枳壳，生则皮厚而实，熟则壳薄而虚，正如青橘皮、陈橘皮之义。宋人复出枳壳一条，非矣。寇氏以为破结实而名，亦未必然。

枳

枳实小
枳壳大

【集解】〔别录曰〕枳实生河内川泽。九月、十月采，阴干。〔志曰〕枳壳生商州川谷。九月、十月采，阴干。〔藏器曰〕本经枳实用九月、十月，不如七月、八月，既厚且辛。旧云江南为橘，江北为枳。周礼亦云：橘逾淮而北，为枳。今江南枳、橘俱有，江北有枳无橘。此自别种，非关变易也。〔颂曰〕今洛西、江湖州郡皆有之，以商州者为佳。木如橘而小，高五七尺。叶如橙，多刺。春生白花，至秋成实。七月、八月采者为实，九月、十月采者为壳。今医家以皮厚而小者为枳实，完大者为枳壳，皆以翻肚如盆口状、陈久者为胜。近道所出者，俗呼臭橘，不堪用。

【修治】〔弘景曰〕枳实采，破令干，除核，微炙令干用、以陈者为良。俗方多用，道家不须。〔敩曰〕枳实、枳壳性效不同。若使枳壳，取辛苦腥并有隙油者，要尘久年深者为佳。并去穰核，以小麦麸炒至麸焦，去麸用。

枳实

【气味】苦，寒，无毒。〔别录曰〕酸，微寒。〔普曰〕神农：苦。雷公：酸，无毒。李当之：大寒。〔权曰〕辛、苦。〔元素曰〕性寒味苦，气厚味薄，浮而升（微降），阴中阳也。〔杲曰〕沉也，阴也。

【主治】大风在皮肤中，如麻豆苦痒，除寒热结，止痢，长肌肉，利五脏，益气轻身。本经。**除胸胁痰癖，逐停水，破结实，消胀满，心下急痞痛逆气，胁风痛，安胃气，止溏泄，明目。**别录。**解伤寒结胸，主上气喘咳，肾内伤冷，阴痿而有气，加而用之。**甄权。**消食，散败血，破积坚，去胃中湿热。**元素。

【发明】〔震亨曰〕枳实泻痰，能冲墙倒壁，滑窍破气之药也。〔元素曰〕心下痞及宿食不消，并宜枳实、黄连。〔杲曰〕以蜜炙用，则破水积以泄气，除内热。洁古用去②脾经积血。脾无

---

① 只：原作"枳"，据张本改。
② 去：原作"云"，据张本改。与《汤液本草》卷下枳实条符合。

积血，则心下不痞也。〔好古曰〕益气则佐之以人参、白术、干姜，破气则佐之以大黄、牵牛、芒硝，此本经所以言益气而复言消痞也。非白术不能去湿，非枳实不能除痞。故洁古制枳术丸方，以调胃脾；张仲景治心下坚大如盘，水饮所作，枳实白术汤，用枳实七枚，术三两，水一斗，煎三升，分三服，腹中软，即消也。余见枳壳下。

枳壳

【气味】苦、酸，微寒，无毒。〔权曰〕苦、辛。〔元素曰〕气味升降，与枳实同。〔杲曰〕沉也，阴也。

【主治】风痹淋[①]痹，通利关节，劳气咳嗽，背膊闷倦，散留结胸膈痰滞，逐水，消胀满大胁[②]风，安胃，止风痛。开宝。遍身风疹，肌中如麻豆恶疮，肠风痔疾痔，心腹结气，两胁胀虚，关膈壅塞。甄权。健脾开胃，调五脏，下气，止呕逆，消痰，治反胃霍乱泻痢，消食，破癥结痃癖五膈气，及肺气水肿，大小肠，除风明目。炙热，熨痔肿。大明。泄肺气，除胸痞。元素。治里急后重。时珍。

【发明】〔元素曰〕枳壳破气，胜湿化痰，泄肺走大肠，多用损胸中至高之气，止可二三服而已。禀受素壮而气刺痛者，看在何部经分，以别经药导之。〔杲曰〕气血弱者不可服，以其损气也。〔好古曰〕枳壳主高，枳实主下；高者主气，下者主血。故壳主胸膈皮毛之病，实主心腹脾胃之病，大同小异。朱肱活人书言，治痞宜先用桔梗枳壳汤，非用此治心下痞也。果知误下，气将陷而成痞，故先用此，使不致于痞也。若已成痞而用此，则失之晚矣，不惟不能消痞，反损胸中之气，先之一字有谓也。〔时珍曰〕枳实、枳壳气味功用俱同，上世亦无分别。魏、晋以来，始分实、壳之用。洁古张氏、东垣李氏又分治高治下之说。大抵其功皆能利气。气下则痰喘止，气行则痞胀消，气通则痛刺止，气利则后重除。故以枳实利胸膈，枳壳利肠胃。然张仲景治胸痹痞满，以枳实为要药；诸方治下血痔痢、大肠秘塞、里急后重，又以枳壳为通用。则枳实不独治下，而壳不独治高也。盖自飞门至魄门，皆肺主之，三焦相通，一气而已。则二物分之可也，不分亦无伤。杜壬方载湖阳公主苦难产，有方士进瘦胎饮方。用枳壳四两，甘草二两，为末。每服一钱，白汤点服。自五月后一日一服，至临月，不惟易产，仍无胎中恶病也。张洁古活法机要改以枳术丸日服，令胎瘦易生，谓之束胎丸。而寇宗奭衍义言，胎壮则子有力易生，令服枳壳药反致无力，兼子亦气弱难养，所谓缩胎易产者，大不然也。以理思之，寇氏之说似觉为优。或胎前气盛壅滞者宜用之，所谓八九月胎必用枳壳、苏梗以顺气，胎前元滞，则产后无虚也。若气禀弱者，即大非所宜矣。〔震亨曰〕难产多见于郁闷安逸之人，富贵奉养之家。古方瘦胎饮，为湖阳公主作也。予妹苦于难产，其形肥而好坐，予思此与公主正相反也。彼奉养之人，其气必实，故耗其气使平则易产。今形肥则气虚，久坐则气不运，当补其母之气。以紫苏饮加补气药，十数贴服之，遂快产。

枳茹树皮也。或云：枳壳上刮下皮也。

【主治】中风身直，不得屈伸反复，及口僻眼斜。刮皮一升，酒三升，渍一宿，每温服五合，酒尽再作。苏颂。树茎及皮，主水胀暴风，骨节疼急。弘景。

---

① 痹淋：《政和本草》卷十三枳壳条作"痒麻"。

② 胁：同上，作"肠"。

根皮

【主治】浸酒，漱齿痛。甄权。煮汁服，治大便下血。末服，治野鸡病有血。藏器。

嫩叶

【主治】煎汤代茶，去风。时珍。出茶谱。

枸橘 (纲目)

【释名】臭橘。

【集解】〔时珍曰〕枸橘处处有之。树、叶并与橘同，但干多刺。三月开白花，青蕊不香。结实大如弹丸，形如枳实而壳薄，不香。人家多收种为藩篱，亦或收小实，伪充枳实及青橘皮售之，不可不辨。

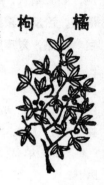

枸橘

叶

【气味】辛，温，无毒。

【主治】下痢脓血后重，同萆薢等分炒存性研，每茶调二钱服。又治喉瘘，消肿导毒。时珍。

刺

【主治】风虫牙痛，每以一合煎汁含之。时珍。

橘核

【主治】肠风下血不止。同樗根白皮等分炒研，每服一钱，皂荚子煎汤调服。时珍。

树皮

【主治】中风强直，不得屈伸。细切一升，酒二升，浸一宿。每日温服半升。酒尽再作。时珍。

卮子 (本经中品)

【释名】木丹本经、越桃别录、鲜支纲目、花名薝卜〔时珍曰〕卮，酒器也。卮子象之，故名。俗作栀。司马相如赋云：鲜支黄烁。注云：鲜支即支子也。佛书称其花为薝卜，谢灵运谓之林兰，曾端伯呼为禅友。或曰：薝卜金色，非卮子也。

【集解】〔别录曰〕卮子生南阳川谷。九月采实，暴干。〔弘景曰〕处处有之。亦两三种小异，以七棱者为良。经霜乃取，入染家用，于药甚稀。〔颂曰〕今南方及西蜀州郡皆有之。木高七八尺。叶似李而厚硬，又似樗蒲子；二三月生白花，花皆六出，甚芬香，俗说即西域匿名薝卜也。夏秋结实如诃子状，生青熟黄，中仁深红。南人竞种以售利。史记货殖传云：卮、茜千石，与千户侯等。言获利博也。入药用山卮子，方书所谓越桃也，皮薄而圆小，刻房七棱至九棱者为佳。

其大而长者，雷敩炮炙论谓之伏尸卮子，入药无力。〔时珍曰〕卮子叶如兔耳，厚而深绿，春荣秋瘁。入夏开花，大如酒杯，白瓣黄蕊。随即结实，薄皮细子有须，霜后收之。蜀中有红卮子，花烂红色，其实染物则赭红色。

【修治】〔敩曰〕凡使须要如雀脑，并须长有九路赤色者为上。先去皮、须取仁，以甘草水浸一宿，漉出焙干，捣筛为末用。〔震亨曰〕治上焦、中焦连壳用，下焦去壳，洗去黄浆，炒用。治血病，炒黑用。〔好古曰〕去心胸中热，用仁；去肌表热，用皮。

【气味】苦，寒，无毒。〔别录曰〕大寒。〔元素曰〕气薄味厚，轻清上行，气浮而味降，阳中阴也。〔杲曰〕沉也，阴也。入手太阴肺经血分。丹书：卮子柔金。

【主治】五内邪气，胃中热气，面赤酒疱皶鼻，白癞赤癞疮疡。本经。疗目赤热痛，胸心大小肠大热，心中烦闷。别录。去热毒风，除时疾热，解五种黄病，利五淋，通小便，解消渴，明目。主中恶，杀䗪虫毒。甄权。解玉支毒。弘景。羊踯躅也。主暗哑，紫癜风。孟诜。治心烦懊憹不得眠，脐下血滞而小便不利。元素。泻三焦火，清胃脘血，治热厥心痛。解热郁，行结气。震亨。治吐血衄血，血痢下血血淋，损伤瘀血，及伤寒劳复，热厥头痛，疝气，汤火伤。时珍。

【发明】〔元素曰〕卮子轻飘而象肺，色赤而象火，故能泻肺中之火。其用有四：心经客热一也，除烦躁二也，去上焦虚热三也，治风四也。〔震亨曰〕卮子泻三焦之火，及痞块中火邪，最清胃脘之血。其性屈曲下行，能降火从小便中泄去。凡心痛稍久，不宜温散，反助火邪。故古方多用卮子以导热药，则邪易伏而病易退。〔好古曰〕本草不言卮子能吐，仲景用为吐药。卮子本非吐药，为邪气在上，拒而不纳，食令上吐，则邪因以出，所谓"其高者因而越之"也。或用为利小便药，实非利小便，乃清肺也。肺清则化行，而膀胱津液之府，得此气化而出也。本草言治大小肠热，乃辛与庚合，又与丙合，又能泄戊，先入中州故也。仲景治烦躁用卮子豉汤，烦者气也。躁者血也。气主肺，躁主血。故用卮子以治肺烦，香豉以治肾躁。〔杲曰〕仲景以卮子色赤味苦，入心而治烦；香豉色黑味咸，入肾而治躁。〔宗奭曰〕仲景治伤寒发汗吐下后，虚烦不得眠；若剧者，必反覆颠倒，心中懊憹，卮子豉汤治之。因其虚，故不用大黄，有寒毒故也。卮子虽寒而无毒，治胃中热气，既亡血亡津液，腑脏无润养，内生虚热，非此物不可去也。又治心经留热，小便赤涩，用去皮卮子（火煨）、大黄、连翘、炙甘草等分末之，水煎三钱服，无不利也。〔颂曰〕张仲景及古今名医治发黄，皆用卮子、茵陈、甘草、香豉四物作汤饮。又治大病后劳复，皆用卮子、鼠矢等汤，利小便而愈。其方极多，不可悉载。

花

【主治】悦颜色，千金翼面膏用之。时珍。

【附录】木戟〔别录有名未用曰〕生山中。叶如卮子。味辛，温，无毒。主疟癖气在脏腑。

酸枣 (本经上品)

【释名】樲尔雅山枣

【集解】〔别录曰〕酸枣生河东川泽。八月采实，阴干，四十日成。〔弘景曰〕今出东山间，云即山枣树。子似武昌枣而味极酸，东人噉之以醒睡，与经文疗不得眠正相反。〔恭曰〕此即樲枣也。树大如大枣，实无常形，但大枣味酸者是。今医以棘实为酸枣，大误矣。〔藏器曰〕酸枣既是大枣中之酸，此即是真枣，何复名酸？既名酸，又云小。今枣中，酸者未必即小，小者未必即酸。惟嵩阳子云：余家于滑台。今酸枣县，即滑之属邑也。其树高数丈，径围一二尺，木理极细，坚而且重，可为车轴及匙、箸等。其树皮亦细而硬，文似蛇鳞。其枣圆小而味酸，其核微圆而仁稍长，色赤如丹。此医之所重，居人不易得。今市人卖者，皆棘子也。又云：山枣树如棘，其子如生枣，其核如骨，其肉酸滑好食，山人以当果。〔颂曰〕今近汴洛及西北州郡皆有之，野生多在坡坂及城垒间。似枣木而皮细，其木心赤色，茎叶俱青，花似枣花。八月结实，紫红色，似枣而圆小味酸。当月采实，取核中仁，孟子曰养其樲枣是也。嵩阳子言酸枣县所出为真，今之货者皆是棘实，用者尤宜详辨。〔志曰〕酸枣即棘实，更非他物。若云是大枣味酸者，全非也。酸枣小而圆，其核中仁微扁；其大枣仁大而长，不相类也。〔宗奭曰〕天下皆有之，但以土产宜与不宜尔。嵩阳子言酸枣木高大，今货者皆棘子，此说未尽。盖不知小则为棘，大则为酸枣。平地则易长，居崖堑则难生，故棘多生崖堑上，久不樵则成千。人方呼为酸枣，更不育棘，其实一本也。此物才及三尺。便开花结予。但科小者气味薄木大者气味厚。今陕西临潼山野所出亦好，乃土地所宜也。后有白棘条。乃酸枣未长太时枝上刺也。及至长成，其实大。其刺亦少。故枣取大木，刺取小科，不必强分别焉。

酸枣

【气味】酸，平，无毒。〔宗奭曰〕微热。〔时珍曰〕仁；味甘。气平。〔敦曰〕用仁，以叶拌蒸半日，去皮、尖。〔之才曰〕恶防己。

【主治】心腹寒热，邪结气聚。四肢酸痛湿痹。久服，轻身延年。本经。烦心不得眠，脐上下痛，血转久泄，虚汗烦渴，补中，益肝气，坚筋骨，助阴气。能令人肥健。别录。筋骨风，炒仁研汤服。甄权。

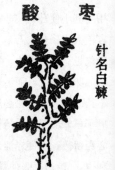

酸　枣

针名白棘

【发明】〔恭曰〕本经用实疗不得眠，不用青仁。今方皆用仁。补中益肝，坚筋骨，助阴气，皆酸枣仁之功也。〔寒奭曰〕酸枣经不吉用仁，而今天下皆用之。〔志曰〕按五代史：后唐刊石药验云：酸枣仁，睡多生使，不得睡炒熟。陶云食之醒睡，而经云疗不得眠。盖其子肉味酸，食之使不思睡；核中仁服之，疗不得眠。正如麻黄发汗，根节止汗也。〔时珍曰〕酸枣实味酸性收，故主肝病，寒热结气，酸痹久泄，脐下满痛之证。其仁甘而润，故熟用疗胆虚不得眠、烦渴虚汗之证，生用疗胆热好眠，皆足厥阴、少阳药也。今人专以为心家药，殊味此理。

白棘（本经中品）

【校正】并入别录棘刺花。

【释名】棘刺别录、棘针别录、赤龙瓜纲目、花名刺原别录、菥蓂别录、马胸（音旬）。〔时珍曰〕独生而高者为枣，列生而低者为棘。故重束为枣，平束为棘，二物观名即可辨矣。束即刺字。蒢荑与大荑同名，非一物也。

【集解】〔别录曰〕白棘生雍州川谷：棘刺花生道旁，冬至后一百二十日采之，四月采实。〔当之曰〕白棘是酸枣树针。今人用天门冬苗代之，非真也。〔恭曰〕棘有赤、白二种。白棘茎自如粉，子、叶与赤棘同，棘中时复有之，亦为难得。其刺当用白者为佳。然刺有钩、直二种：直者宜入补益，钩者宜序疮肿。花即其花。更无别物。天门冬一名颠棘，南人以代棘针，非矣。〔保升曰〕棘宥赤、白二种。切韵云：棘，小枣也。田野间皆有之，丛高三二尺，花、叶、茎、实俱似枣也。〔宗奭曰〕本文自棘一名棘针、棘刺，如此分明。诸家强生疑惑，今不取之。白棘乃是肥盛紫色，枝自有皱薄白膜先剥起者，故白棘取白之义，不过如此尔。

白棘

【气味】辛，寒，无毒。

【主治】心腹痛，痈肿溃脓，止痛，决刺结。本经。疗丈夫虚损，阴痿精自出，补肾气，益精髓。枣针疗腰痛。喉痹不通。别录。

枝

【主治】烧油涂发，解垢腻。宗奭。

棘刺花　别录

【气味】苦，平，无毒。

【主治】金疮内漏。别录。

实

【主治】心腹痿痹，除热。利小便。别录。

叶

【主治】胫臁疮，捣傅之。亦可晒研，麻油调傅。时珍。

蕤核　（蕤，儒谁切　本经上品）

【释名】白桵（音蕤）。〔时珍曰〕尔雅棫白桵即此也。其花实蕤蕤下垂，故谓之桵，后人作蕤。柞①木亦名棫而物异。

【集解】〔别录曰〕蕤核生函谷川谷及巴西。〔弘景曰〕今出彭城。大如乌豆，形圆而扁，有文理，状似胡桃核。今人皆合壳用。此应破取仁秤之。〔保升曰〕今出雍州。树生，叶细似枸杞而狭长。花白。子附茎生，紫赤色，大如五味子。茎多细刺。五月、六月熟，采实日干。〔颂曰〕今河东并州亦有之。木高五七尺，茎间有刺。〔时珍曰〕郭璞云：白桵，小木也。丛生有刺，实如耳珰，紫赤可食，即此也。

仁

【修治】〔敩曰〕凡使蕤核仁，以汤浸去皮、尖，擘作两片。每四两，用芒硝一两，木通草

---

① 柞：原作"祚"，据张本改，正与《毛诗陆疏》卷上"棫即柞也"符合。

七两，同水煮一伏时，取仁研膏入药。

【气味】甘，温，无毒。〔别录曰〕微寒。〔普曰〕神农、雷公：甘，无毒。生平也，八月采之。

【主治】心腹邪热结气，明目，目赤痛伤泪出，目肿眦烂。久服。轻身益气不饥。本经。强志，明耳目。吴普。破心下结痰痞气，齆鼻。别录。治鼻衄。甄权。生治足睡，熟治不眠。藏器。

【发明】〔弘景曰〕医方惟以疗眼，仙经以合守中丸也。〔颂曰〕按刘禹锡传信方所著治眼法最奇。云：眼风痒，或生翳或赤眦，一切皆主之。宣州黄连（末）、蕤核仁（去皮，研膏）等分和匀，取无蚛干枣二枚，割下头，去核，以二物填满，却以割下头合定。用少薄绵裹之，大茶碗盛于银器中，文武火煎取一鸡子大。以绵滤罐收，点眼万万不失。前后试验数十人皆应，今医家亦多用得效也。

山茱萸 （本经中品）

【释名】蜀酸枣本经、肉枣纲目、魁实别录、鸡足吴普、鼠矢吴普。〔宗奭曰〕山茱萸与吴茱萸甚不相类，治疗大不同，未审何缘命此名也？〔时珍曰〕本经一名蜀酸枣，今人呼为肉枣，皆象形也。

【集解】〔别录曰〕山茱萸生汉中山谷及琅琊、冤句、东海承县。九月、十月采实，阴干。〔颂曰〕叶如梅，有刺。二月开花如杏。四月实如酸枣。赤色。五月采实。〔弘景曰〕出遒遒诸山中大树。子初熟未干。赤色，如胡颓子，亦可啖；即干。皮甚薄，当合核用也。〔颂曰〕今海州兖州亦有之。木高丈余，叶似榆，花白色。雷敩炮炙论青一种雀儿苏，真相似只是核八棱，不入药用。〔时珍曰〕雀儿苏，即胡颓子也。

实

【修治】〔敩曰〕凡使以酒润，去核取皮。一斤只取四两已来，缓火熬干方用。能壮元气，秘精。其核能滑精，不可服。

【气味】酸。平。无毒。〔别录曰〕微温。〔普曰〕神农、黄帝、雷公、扁鹊：酸，无毒。歧伯；辛。〔权曰〕咸、辛、大热。〔好古曰〕阳中之阴。入足厥阴、少阴经气分之。〔才曰〕蓼实为之使。恶桔梗、防风、防己。

【主治】心下邪气寒热，温中，逐寒湿痹。去三虫。久服轻身。本经。肠胃风邪，寒热疝瘕，头风风气去来鼻塞目黄。耳聋面疱。下气出汗，强阴益精，安五脏，通九窍，止小便利。久服。明目强力长年。别录。治脑骨痛，疗耳鸣，补肾气。兴阳道，坚阴茎，添精髓，止老人尿不节。治面上疮，能发汗，止月水不定。甄权。暖腰膝。助水脏，除一切风，逐一切气，破癥结，治酒齇。大明。温肝。元素。

【发明】〔好古曰〕滑则气脱，涩剂所以收之。山茱萸止小便利，秘精气，取其味酸涩以收滑也。仲景八味丸用之为君，其性味可知矣。

胡颓子 _{（拾遗）}

【释名】蒲颓子纲目、**卢都子**纲目、**雀儿酥**炮炙、**半含春**纲目、**黄婆奶**〔时珍曰〕陶弘景注山茱萸及樱桃，皆言似胡颓子（凌冬不凋，亦应益人），陈藏器又于山茱萸下详著之，别无识者。今考访之，即雷敩炮炙论所谓雀儿酥也，雀儿喜食之。越人呼为蒲颓子。南人呼为卢都子。吴人呼为半含春，言早熟也。襄汉人呼为黄婆奶，象乳头也。刘绩罪雪录言安南有小果，红色，名卢都子，则卢都乃蛮语也。

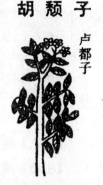

胡 颓 子
卢都子

【集解】〔藏器曰〕胡颓子生平林间，树高丈余，冬不凋，叶卧白，冬花，春熟最早，小儿食之当果。又有一种大相似，冬凋春实夏熟，人呼为木半夏，无别功效。〔时珍曰〕胡颓即卢都子也。其树高六七尺，其枝柔软如蔓。其叶微似棠梨，长狭而尖，面青背白，俱有细点如星，老则星起如麸，经冬不凋。春前生花朵如丁香，蒂极细，倒垂，正月乃敷白花。结实小长。俨如山茱萸，上亦有细星斑点，生青熟红，立夏前采食，酸涩。核亦如山茱萸，但有八棱，软而不坚。核内白绵如丝，中有小仁。其木半夏，树，叶、花、实及星斑气味，并与卢都同；但枝强硬，叶微团而有尖，其实圆如樱桃而不长为异耳。立夏后始熟。故吴楚人呼为四月予，亦曰野樱桃。其核亦八棱，大抵是一类二种也。

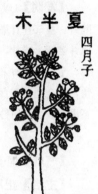

木 半 夏
四月子

子

【气味】酸，平，无毒。〔弘景曰〕寒热病不可用。

【主治】止水痢。藏器。

根

【气味】同子。

【主治】煎汤，洗恶疮疥并犬马病疮。藏器。**吐血不止，煎水饮之；喉痹痛塞，煎酒灌之，皆效。**时珍。

叶

【气味】同子。

【主治】肺虚短气喘咳剧者，取叶焙研，米饮服二钱。时珍。

【发明】〔时珍曰〕蒲颓叶治喘咳方，出中藏缝，云甚者亦效如神。云有人患喘三十年，服之顿愈。甚者服药后，胸上生小瘾疹作痒，则痒也。虚甚，加入参等分，名清肺散。大抵皆取其酸涩，收敛肺气耗散之功耳。

金樱子 _{（蜀本草）}

【释名】刺梨子开宝**山石榴**纲目**山鸡头子**〔时珍曰〕金樱当作金罂，谓其子形如黄罂也。石榴、鸡头皆象形。又杜鹃花、小檗并名山石榴，非一物也。〔敩曰〕林檎、向里子亦曰金樱子，与此同名而异物。

【集解】〔韩保升曰〕金樱子在处有之。花白。予形似榅桲而小，色黄有刺。方术多用之，〔颂曰〕今南中州郡多有，而以江西、剑南、岭外者为胜。丛生郊野中，大类蔷薇，有刺。四月开白花。夏秋结实，亦有刺，黄赤色，形似小石榴，十一月、十二月采。江南、蜀中人熬作煎，酒服，云补治有殊效。宜州所供，云本草谓之营实。今校之，与营实殊别也。〔时珍曰〕山林间甚多。花最白腻。其实大如指头，状如石榴而长。其核细碎而有白毛，如营实之核而味甚涩。

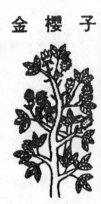

金樱子

子

【气味】酸。涩，平，无毒。

【主治】脾泄下痢，止小便利，涩精气。久服。令人耐寒轻身。蜀本。

【发阴】〔颂曰〕洪州、昌州皆煮其子作煎，寄馈人。服食家用煎和鸡头实粉为丸服，名水陆丹。益气补真最佳。〔慎微曰〕沈存中笔谈云：金樱子止遗泄，取其温且涩也。世人待红熟时取汁熬膏，味甘，全断涩味。都全失本性，太误也。惟当取半黄者，干捣末用之。〔宗奭曰〕九月、十月霜熟时采用。不尔，反令人利。〔震亨曰〕经络隧道，以通畅为平和。而味者取涩性为快，熬金樱为煎食之。自不作靖，咎将谁执？〔时珍固〕无故而服之，以取快欲则不可。若精气不固者服之，何咎之有？

花

【气味】同子。

【主治】止冷热痢，杀寸白虫。和铁粉研匀，拔白发涂之，即生黑者。亦可染须。大明。

叶

【主治】痈肿，嫩叶研烂。入少盐涂之，留头泄气。又金疮出血五月五日采，同桑叶、苎叶等分，阴干研末傅之。血止口合，名军中一捻金。时珍。

东行根

【气味】同子。

【主治】寸白虫，锉二两。入糯米三十粒，水二升，煎五合，空心服，须臾泻下。神验。其皮炒用，止泻血及崩中带下。大明。止滑痢，煎醋服，化骨硬①。时珍。

郁李（本经下品）

【释名】薁李诗疏、郁李　车下李别录、爵李本经、雀梅诗疏、棠棣〔时珍曰〕郁，

---

① 硬：刘衡如校对本据文义改为"鲠"。

山海经作栯，馥郁也，花、实俱香，故以名之。陆玑诗疏作奠字，非也。尔雅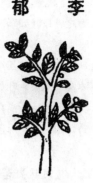
棠棣即此。或以为唐棣，误矣。唐棣乃栘杨，白杨之类也。

【集解】〔别录曰〕郁李生高山川谷及丘陵上。五月，六月采根。〔弘景
曰〕山野处处有之。子熟赤色，亦可啖。〔保升曰〕树高五六尺，叶、花及树
并似大李；惟子小若樱桃甘酸而香，有少涩味也。〔禹锡曰〕按郭璞云，棠棣
生山中，子如樱桃，可食。诗小雅云：常棣之华，鄂不韡韡楈。陆玑注云：白
棣树也，如李而小，正白，今官园种之，一名奠李。又有赤棣树，亦似白棣，
叶如刺榆叶而微圆，子正赤如郁李而小，五月始熟，关西天水、陇西多有之。
〔宗奭曰〕郁李子如御李子，红熟堪啖，微涩，亦可蜜煎，陕西甚多。〔时珍
曰〕，其花粉红色，实如小李。〔颂曰〕今汴洛人家园圃植一种，枝茎作长条，花极繁密而多叶
者，亦谓之郁李，不堪入药。

核仁

【修治】〔敩曰〕先以汤浸，去皮、尖，用生蜜浸一宿，漉出阴干，研如膏用之。

【气味】酸，平，无毒。〔权曰〕苦。辛。〔元素曰〕辛、苦，阴中之阳，脾经气分药也。

【主治】大腹水肿，面目四肢浮肿，利小便水道。本经。**肠中结气，关格不通。**
甄权。**泄五脏膀胱急痛，宣腰胯冷脓，消宿食下气。**大明。**破癖气。下四肢水。酒服
四十九粒，能泻结气。**孟诜。**破血润燥。**元素。**专治大肠气滞，燥涩不通。**李杲。**研
和龙脑，点赤眼。**宗奭。

【发明】〔时珍曰〕郁李仁甘苦而润，其性降，故能下气利水。按宋史钱乙传云：一乳妇因
悸而病，既愈。目张不得瞑。乙曰：煮郁李酒饮之使醉，即愈。所以然者，目系内连肝胆，恐则
气结，胆横不下。郁李能去结，随酒入胆，结去胆下，则目能瞑矣。此盖得肯綮之妙者也。〔颂
曰〕必效方；疗癖。取车下李仁，汤润去皮及并仁者。与干面相拌。捣如饼。若干，入水少许，
作面饼，大小一如病人掌。为二饼，微炙使黄，勿令至熟。空腹食一饼，当快利。如不利，更食
一饼，或饮热米汤，以利为度。利不止，以醋饭止之。利后当虚。若病未尽，一二日量力更进一
服，以病尽为限。不得食酪及牛、马肉等。累试神验，但须量病轻重。以意加减，小儿亦可用。

根

【气味】酸，凉，无毒。

【主治】齿龈肿，龋齿，坚齿。本经。**去白虫。**别录。**治风虫牙痛，浓煎含漱。
治小儿身热，作汤浴之。**大明。**宣结气，破积聚。**甄权。

鼠李 (本经下品)

【释名】楮李钱氏、**鼠梓**别录、**山李子**图经、**牛李**别录、**皂李**苏恭、**赵李**苏恭、**牛皂
子**纲目、**乌槎子**纲目、**乌巢子**图经、**椑**音卑。〔时珍曰〕鼠李方音亦作楮李，未详名义。可以
染绿，故俗称皂李及鸟巢。巢、槎、赵，皆皂子之音讹也。一种苦楸，亦名鼠梓，与此不同。见
梓下。

【集解】〔别录曰〕鼠李生田野，采无时。〔颂曰〕即乌巢子也。今蜀川多有之。枝叶如李。其实若五味子，色璧黑（其汁紫色）。熟时采。日干用。皮采无时。〔宗奭曰〕即牛李也。木高七八尺。叶如李，但狭而不泽。子于条上四边生。黑（其汁紫色）。熟时采，日干用。皮采无时。〔宗奭曰〕即牛李也。木高七八尺。叶如李，但狭而不泽。子于条上四边生，生时青，熟则紫黑色。至秋叶落，子尚在枝。是处皆有，今关陕及湖南、江南北甚多。〔时珍曰〕生道路边。其实附棱如穗。人采其嫩者。取汁刷染绿色。

子

【气味】苦，凉，微毒。

【主治】寒热瘰疬疮。本经。**水肿腹胀满。**大明。**下血及碎肉。除疝瘕积冷，九蒸酒渍，服三合，日再服。又捣傅牛马六畜疮中生虫。**苏恭。**痘疮黑陷及疥癣有虫。**时珍。

【发明】〔时珍曰〕牛李治痘疮黑陷及出不快，或触秽气黑陷。古昔无知之者。惟钱乙小儿直诀必胜膏用之。云牛李子即鼠李子，九月后采黑熟者，入砂盆擂烂，生绢挞汁，用银、石器熬成膏，瓷瓶收贮。常令透风。每服一皂子大，煎桃胶汤化下。如人行二十里，再进一服，其疮自然红活。入麝香少许尤妙。如无生者，以干者为末，水熬成膏。又九籥卫生方亦云：瘦疮黑陷者，用牛李子一两（炒研）。桃胶半两。每服一钱，水七分，煎四分，温服。

皮

【气味】苦。微寒，无毒。〔恭曰〕皮、子俱有小毒。忌铁。

【主治】身皮热毒。别录。**风痹。**大明。**诸疮寒热。**苏恭。**口疮齲齿。及瘑虫蚀人脊骨者，煮浓汁灌之，神良。**孟诜。

【发明】〔颂曰〕刘禹锡传信方：治大人口中疳疮、发背，万不失一。用山李子根（一名牛李子）、蔷薇根（野外者）各（细切）五升；水五大斗，煎半日，汁浓，即于银、铜器中盛之，重汤煎至一二升，待稠，瓷瓶收贮。每少少含咽。必瘥。忌酱、醋、油腻、热面及肉。如发背，以帛徐贴之，神效，襄州军事柳岸妻窦氏，患口疳十五年齿尽落断不可近，用此而愈。

女贞（本经上品）

【释名】贞木山海经冬青纲目蜡树〔时珍曰〕此木凌冬青翠，有贞守之操，故以贞女状之。琴操载鲁有处女见女贞木而作歌，即此也。苏彦颂序云：女贞之木，一名冬青。负霜葱翠，振柯凌风。故清士钦其质，而贞女慕其名。是矣。别有冬青与此同名。今方书所用冬青，皆此女贞。近时以放蜡虫，故俗呼为蜡树。

【集解】〔别录曰〕女贞实生武陵川谷。立冬采。〔弘景曰〕诸处时有。叶茂盛，凌冬不调，皮青肉白，与秦皮为表里。其树以冬生可爱，仙方亦服食之。俗方不复用，人无识者。〔恭曰〕女贞叶似冬青树及枸骨。其实九月熟，黑似牛李子。陶言与秦皮为表里，误矣。秦皮叶细冬枯，女贞叶大冬茂，殊非类也。〔颂曰〕女贞处处有之。山海经云"泰山多贞木"是也。其叶似枸骨及冬青木，凌冬不调。五月开细花：青白色。九月实成，似牛李子。或看即今冬青树也。而冬青木理肌白，文如象齿，实亦治病。岭南一种女贞，花极繁茂而深红色，与此殊异，不闻入药。〔时珍曰〕女贞、冬青、枸骨，三树也。女贞即今俗呼蜡树者，冬青即今俗呼冻青树者，枸骨即今俗呼猫儿刺者。东人因女贞茂盛，亦呼为冬青。与冬青同名异物，盖一类二种尔。二种皆因子自生，最易长。其叶厚而柔长，绿色，面青背淡。女贞叶长者四五寸，子黑色；冻青叶微团，子红色，为异。其花皆繁，子并累累满树，冬月鸜鸰喜食之，木肌皆白腻。今人不知女贞，但呼为蜡树。立夏前后取蜡虫之种子，裹置枝上。半月其虫化出，延缘枝上，造成自蜡，民间大获其利。详见虫部白蜡下。枸骨详本条。

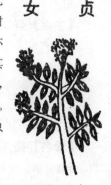

女贞

实

【气味】苦，平，无毒。〔时珍曰〕：温。

【主治】补中，安五脏，养精神，除百病。久服，肥健轻身不老。本经。强阴，健腰膝，变白发，明目。时珍。

【发明】〔时珍曰〕女贞实乃上品无毒妙药，丽古方罕知用者，何哉？典术云：女贞木乃少阴之精，故冬不落叶。观此，则其益肾之功，尤可推矣。世传女贞丹方云：女贞实（即冬青树子）去梗叶，酒浸一日夜，布袋擦去皮，晒干为末。待旱莲草出多，取数石捣汁熬浓，和丸梧子大。每夜酒送百丸。不旬日间，膂力加倍，老者即不夜起。又能变白发为黑色，强腰膝，起阴气。

叶

【气味】微苦。平，无毒。

【主治】除风散血。消肿定痛。治头目昏痛。诸恶疮肿，胻疮溃烂久者。以水煮乘热贴之。频频换易，米醋煮亦可。口舌生疮。舌肿胀出，捣汁含浸吐涎。时珍。

冬青（纲目）

【校正】原附女贞下，今分出。

【释名】冻青〔藏器曰〕冬月青翠，故名冬青。江东人呼为冻青。

【集解】〔藏器曰〕冬青木肌白，有文作象齿笏。其叶堪染绯。李邕云：冬青出五台山，似椿，子赤如郁李，微酸性热。与此小异，当是两种冬青。〔时珍曰〕冻青亦女贞别种也。山中时有之。但以叶微团而子赤者为冻青，叶长而子黑者为女贞。按救荒本草云：冻青树高丈许，树似枸骨子树而极茂盛。又叶似栌子树叶而小，亦似椿叶微窄而头颇圆，不尖。五月开细白花，结子如豆大，红色。其嫩芽炸熟，水浸去苦①味，淘洗，五味调之可食。

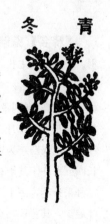

冬青

子及木皮

【气味】甘，苦，凉，无毒。

【主治】浸酒，去风虚。补益肌肤。皮之功同。藏器。

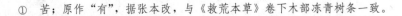

① 苦：原作"有"，据张本改，与《救荒本草》卷下木部冻青树条一致。

叶

【主治】烧灰，人面膏，治瘰瘃，灭瘢痕。殊效。苏颂。

枸骨 （纲目）

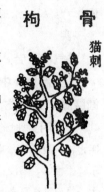
枸骨
猫刺

【校正】原附女贞下，今分出。

【释名】猫儿刺〔藏器曰〕此木肌白，如狗之骨。〔时珍曰〕叶有五刺，如猫之形。故名。又卫矛亦名枸骨，与此同名。

【集解】〔藏器曰〕枸骨树如桂仲。诗云"南山有枸"是也。陆玑诗疏云：山木也。其状如栌，木理自滑，可为函板。有木虻在叶中，卷之如子，羽化为虻。〔颂曰〕多生江浙间。南人取以旋鑫器甚佳。〔时珍曰〕狗骨树如女贞，肌理甚自。叶长二三寸，青翠而厚硬，有五刺角，四时不调。王月开细白花。结实如女贞及菝葜子，九月熟时，绯红色，皮薄味甘，核有四瓣。人采其木皮煎膏，以粘鸟雀，谓之粘黐。

木皮

【气味】微苦，凉，无毒。

【主治】浸酒，补腰脚令健。藏器。

枝叶

【气味】同皮。

【主治】烧灰淋汁或煎膏，涂白癜风。藏器。

卫矛 （本经中品）

【释名】鬼箭别录、神箭〔时珍曰〕刘熙释名言齐人谓箭羽为卫。此物干有直羽，如箭羽、矛刃自卫之状，故名。张揖广雅谓之神箭，寇宗奭衍义富人家多燔之遣祟，则三名又或取此义也。

【集解】〔别录曰〕卫矛生霍山山谷。八月采。阴干。〔普曰〕叶如桃，箭如羽，正月、二月、七月采，阴干。或生田野。〔弘景曰〕山野处处有之。削取皮、羽入药，为用甚稀。〔颂曰〕今江淮卅郡亦或有之。三月以后生茎，茎长四五尺许。其干有三羽，状如箭翎羽。叶似山茶，青色。八月、十一月、十二月采条茎，阴干。其木亦名狗骨。〔宗奭曰〕所在山谷皆有，平陆未尝见也。叶绝少。其茎黄褐色，若藁皮。三面如锋刃。人家多燔之遣祟，方药少用。〔时珍曰〕鬼箭生山石间，小株成丛。春长嫩条。条上四面有羽如箭羽。视笔着三羽尔。青叶状似野茶，对生，味酸涩。三四月开碎花，黄绿色。结实大如冬青子。山人不识。惟樵采之。〔敩曰〕凡使勿用石茆，根头真相似，只是上

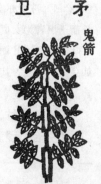
卫矛
鬼箭

叶不同，味名别耳。

【修治】〔敦曰〕采得只使箭头用。拭去赤毛，以酥拌缓炒。每一两，用酥二钱半。

【气味】苦，寒，无毒。〔普曰〕神农、黄帝：苦，无毒。〔大明曰〕甘，涩。〔权曰〕有小毒。

【主治】女子崩中下血，腹满汗出，除邪，杀鬼毒蛊疰。本经。**中恶腹痛，去白虫，消皮肤风毒肿，令阴中解。**别录。**疗妇人血气，大效。**苏恭。**破陈血，能落胎，主百邪鬼魅。**甄权。**通月经，破癥结，止血崩带下，杀腹脏虫及产后血咬腹痛。**大明。

【发明】〔颂曰〕古方崔氏疗恶疰在心，痛不可忍，有鬼箭羽汤；姚僧垣集验方，疗卒暴心痛，中恶气毒痛，大黄汤亦用之，并大方也。见外台秘要、千金诸书中。〔时珍曰〕一妇人产后血运血结，血聚于胸中，或偏于少腹，或连于胁肋者。四物汤四两，倍当归，加鬼箭、红花、玄胡索各一两，为末，煎服。

山矾 (纲目)

【释名】芸香（音云）、**椗花**（音定）、**柘花**（柘音郑）、**场花**（音畅）、**春桂**俗、**七里香**〔时珍曰〕芸，盛多也。老子曰"万物芸芸"是也。此物山野丛生甚多，而花繁香馥，故名。按周必大云：柘音阵，出南史。荆俗讹柘为郑，呼为郑矾，而江南又讹郑为场也。黄庭坚云：江南野中碇花极多。野人采叶烧灰，以染紫为黝，不借矾而成。予因以易其名为山矾。

【集解】〔时珍曰〕山矾生江、淮、湖、蜀野中。树之[1]大者，株高丈许。其叶似卮子，叶生不对节，光泽坚强，略有齿，凌冬不凋。三月开花繁白，如雪六出，黄蕊甚芬香。结子大如椒，青黑色，熟则黄色，可食。其叶味涩，人取以染黄及收豆腐，或杂入茗中。按沈括笔谈云：古人藏书辟蠹用芸香，谓之芸草，即今之七里香也。叶类豌[2]豆，作小丛生，嗅之极芬香。秋间叶上微白如粉污，辟蠹殊验。又按苍颉解诂云：芸似邪蒿，可食，辟纸蠹。许慎说文云：芸，似苜蓿。成公绥芸香赋云：茎类秋竹，枝象青松。郭义恭广志有芸香胶。杜阳编云：芸香，草也，出于阗国。其香洁白如玉，入土不朽。元载造芸晖堂，以此为屑涂壁也。据此数说，则芸香非一种。沈氏指为七里香者，不知

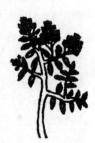

山矾

何据？所云叶类豌豆，嗅嗅芬香，秋间有粉者，亦与今之七里香不相[3]类，状颇似乌药叶，恐沈氏亦自臆度尔。曾端伯以七里香为玉蕊花，未知的否？

叶

【气味】酸，涩、微甘。无毒。

【主治】久痢，止渴，杀蚤、蠹。用三十片，同老姜三片，浸水蒸热，洗烂弦风眼。时珍。

---

① 之：原作"者"，据张本改。

② 豌：原作"豌"，据张本改，与沈括《梦溪笔谈》卷三所作"豌"字一致。

③ 相：原作"用"，据江西本及张本改。

棂木（拾遗）

【集解】〔藏器曰〕棂木生江东林箐间。树如石榴，叶细，高丈余。四月开花，白如雪。〔时珍曰〕此木今无识者，其状颇近山矾，恐古今称谓不：同尔，姑附其后。

【气味】 苦，平，无毒。

【主治】 破产后血，煮汁服之。其叶煎汁洗疮癣，捣研封蛇伤。藏器。

南烛（宋开宝）

【释名】 南天烛图经、**南烛草木**隐诀、**男续**同上、**染菽**同上、**猴菽草**同上、**草木之王**同上、**惟那木**同上、**牛筋**拾遗、**乌饭草**日华、**墨饭草**纲目、杨桐纲目、**赤者名文烛**〔时珍曰〕南烛诸名，多不可解。〔藏器曰〕取汁渍米作乌饭，食之健如牛筋，故曰牛筋。

【集解】〔藏器曰〕南烛生高山，经冬不凋。〔颂曰〕今惟江东州郡有之。株高三五尺。口十类苦楝而小，凌冬不凋。冬生红子作穗。人家多植庭除间，俗谓之南天烛。不拘时采枝叶用。陶隐居登真隐诀载太极真人青精干石饐饭法云：其种是木而似草，故号南烛草木。一名男续，一名猴药，一名猴草，一名惟那木，一名草木之王，凡有八名，各从其邦域所称，而正号是南烛也。生嵩高少室、抱犊、鸡头山，江左吴越至多。土人名曰猴菽，或曰染寂，粗与真名相仿佛也。此木至难长，初生三四年，状若菘菜之属，亦颇似巵子，二三十年乃成大株，故曰木而似草也，其子如茱萸，九月熟，酸美可食。叶不相对，似茗而圆厚，味小酢，冬夏常青。枝茎微紫，大者亦高四五丈，而甚肥脆，易摧折也。作饭之法，见谷部青精干石饐饭下。〔时珍曰〕南烛，吴楚山中甚多。叶似山矾，光滑而味酸涩。□月开□□花①草。结实如朴树子成簇，生青，九月熟则紫色，内有细子，其味甘酸，小儿食之。按古今诗话云：即杨桐也。叶似冬青而小，临水生者尤茂。寒食采其叶，渍水染饭，色青而光，能资阳气。又沈括笔谈云，南烛草木，本草及传记所说，人少识者。北人多误以乌白为之，全非矣。今人所谓南天烛是矣。茎如蒴藋有节，高三四尺，庐山有盈丈者。南方至多。叶微似楝而小，秋则实赤如丹。

枝叶

【气味】 苦，平，无毒。〔时珍曰〕酸、涩。

【主治】 止泄除睡，强筋益气力。久服，轻身长年，令人不饥，变白却老。藏器。

【发明】〔颂曰〕孙思邈千金月令方：南烛煎：益髭发及容颜，兼补暖。三月三日采叶并蕊子，入大净瓶中，干盛，以童子小便浸满瓶，固济其口，置闲处，经一周年取开。每用一匙温酒

---

① □月开□□花：此处原缺三字，张本作"七月开小白花"。

调服，一日二次，极有效验。上元宝经曰：服草木之王，气与神通；子食青烛之精，命不复殒。

　　子

　　【气味】酸、甘、平，无毒。

　　【主治】弓虽筋骨，益气力，固精驻颜。时珍。

　　青精饭见谷部。

五加 （本经上品）

　　【释名】五佳纲目、**五花**炮炙论、**文章草**纲目、**白刺**纲目、**追风使**图经、**木骨**图经、**金盐**仙经、**豺漆**本经、**豺节**别录〔时珍曰〕此药以五叶交加者良，故名五加，又名五花。杨慎丹铅录作五佳，云一枝五叶者佳故也。蜀人呼为白刺。谯周巴蜀异物志名文章草。有赞云：文章作酒，能成其味。以金买草，不言其贵。是矣。本草豺漆、豺节之名，不知取何义也？〔颂曰〕蕲州人呼为木骨，吴中俗名追风使。

　　【集解】〔别录曰〕五加皮五叶者良，生汉中及冤句。五月、七月采茎，十月采根，阴干。〔弘景曰〕近道处处有之，东间弥多。四叶者亦好。〔颂曰〕今江淮、湖南州郡皆有之。春生苗，茎、叶俱青，作丛。赤茎又似藤葛①，高三五尺，上有黑刺。叶生五叉作簇者良。四叶、三叶者最多，为次。每一叶下生一刺。三四月开白花，结青子，至六月渐黑色。根若荆根，皮黄黑，肉白色，骨硬。一说今有数种：汴京、北地者，大片类秦皮、黄檗辈，平直如板而色白，绝无气味，疗风痛颇效，余无所用。吴中乃剥野椿根皮为五加，柔韧而无味，殊为乖失。今江淮所生者，根类地骨皮，轻脆芬香。其苗茎有刺类蔷薇，长者至丈余。叶五出，香气如橄榄。春时结实，如豆粒而扁，青色，得霜乃紫黑。俗名为追风使，以渍酒疗风，乃不知其为真五加皮也。今江淮、吴中往往以为藩篱，正似蔷薇②、金银③辈，而北间多不知用此种。〔敩曰〕五加皮树本是白楸树。其上有叶如蒲叶，三花者是雄，五花者是雌。阳人使阴，阴人使阳，剥皮阴干。〔机曰〕生南地者类草，故小；生北地者类木，故大。〔时珍曰〕春月于旧枝上抽条□④，山人采为蔬茹。正如枸杞生北方沙地者皆木类也，南方坚地者如草类也。唐时惟取峡州者充贡。雷氏言叶如蒲者，非也。

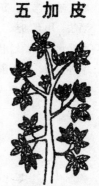

五加皮

　　根皮同茎。

　　【气味】辛，温，无毒。〔之才曰〕远志为之使。恶玄参、蛇皮。

　　【主治】心腹疝气腹痛，益气疗躄，小儿三岁不能行，疽疮阴蚀。本经。男子阴痿，囊下湿，小便余沥，女人阴痒及腰脊痛，两脚疼痹风弱，五缓虚羸，补中益精，

---

　　① 葛：《政和本草》卷十二五加皮条及张本均作"蔓"。

　　② 蔷：江西本及张本均"薇"。

　　③ 银：《政和本草》卷十二加皮条及张本均作"樱"。

　　④ 口：此处原缺1字，张本作"叶"。

坚筋骨，强志意。久服，轻身耐老。别录。破逐恶风血，四肢不遂，贼风伤人，软脚膝腰，主多年瘀血在皮肌，治痹湿内不足。甄权。明目下气，治中风骨节挛急，补五劳七伤。大明。酿酒饮，治风痹四肢挛急。苏颂。作末浸酒饮，治目僻眼睱。雷敩。叶作蔬食。去皮肤风湿。大明。

【发明】〔弘景曰〕煮根茎酿酒饮，益人。道家用此作灰煮石，与地榆并有秘法。〔慎微曰〕东华真人煮石经云：昔有西域真人王屋山人王常云：何以得长久？何不食石蓄金盐。母何以得长寿？何不食石用玉豉。玉豉，地榆也。金盐，五加也。皆是煮石而饵得长生之药也。昔孟绰子、董士固相与言云：宁得一把五加，不用金玉满车。宁得一斤地榆，不用明月宝珠。又昔鲁定公母服五加酒，以致不死，尸解而去。张子声、杨建始、王叔牙、于世彦等，皆服此酒而房室不绝，得寿三百年。亦可为散以代汤茶。王君云：五加者，五车星之精也。水应五湖，人应五德，位应五方，物应五车。故青精入茎，则有东方之液；白气入节，则有西方之津；赤气入华，则有南方之光；玄精入根，则有北方之饴；黄烟入皮，则有戊己之灵。五神镇生，相转育成。饵之者真仙，服之者反婴。〔时珍曰〕五加治风湿痿痹，壮筋骨，其功良深。仙家所述，虽若过情，盖奖辞多溢，亦常理尔。造酒之方：用五加根皮洗净，去骨、茎、叶，亦可以水煎汁，和麹酿米酒成，时时饮之。亦可煮酒饮。加远志为使更良。一方：加木瓜煮酒服。谈野翁试验方云：神仙煮酒法：用五加皮、地榆（刮去粗皮）各一斤，袋盛，入无灰好酒二斗中，大坛封固，安大锅内，文武火煮之。坛上安米一合，米熟为度。取出火毒，以渣晒干为丸。每旦服五十丸，药酒送下，临卧再服，能去风湿，壮筋骨，顺气化痰，添精补髓。久服延年益老，功难尽述。王纶医论云：风病饮酒能生痰火，惟五加一味浸酒，日饮数杯，最有益。诸浸酒药，惟五加与酒相合，且味美也。

枸杞　地骨皮（本经上品）

【释名】**枸檵**尔雅（音计），别录作枸杞、**枸棘**衍义、**苦杞**诗疏、**甜菜**图经、**天精**抱朴、**地骨**本经、**地节**本经、**地仙**日华、**却老**别录、**羊乳**别录、**仙人杖**别录、**西王母杖**〔时珍曰〕枸、杞二树名。此物棘如枸之刺，茎如杞之条，故兼名之。道书言千载枸杞，其形如犬，故得枸名，未审然否？〔颂曰〕仙人杖有三种：一是枸杞；一是菜类，叶似苦苣；一是枯死竹竿之黑者也。

【集解】〔别录曰〕枸杞生常山平泽，及诸丘陵阪岸。〔颂曰〕今处处有之。春生苗，叶如石榴叶而软薄堪食，俗呼为甜菜。其茎干高三五尺，作丛。六月、七月生小红紫花。随便结红实，形微长如枣核。其根名地骨。诗小雅云：集于苞杞。陆玑诗疏云：一名苦杞。春生，作羹茹微苦。其茎似莓。其子秋熟，正赤。茎叶及子服之，轻身益气。今人相传谓枸杞与枸棘一二种类。其实形长而枝无刺者，真枸杞也。圆而有刺者，枸棘也，不堪入药。马志注溲疏条云：溲疏有刺，枸杞无刺，以此为别。溲疏亦有巨骨之名，如枸杞之名地骨，当亦相类，用之宜辨。或云：溲疏以高大者为别，是不然也。今枸杞极有高大者，入药尤神良。〔宗奭曰〕枸杞、枸棘，徒劳分别。凡杞未有无刺者。虽大至于成架，尚亦有棘。但此物小则刺多，大则刺少，正如酸枣与棘，其实一物也。〔时珍曰〕古者枸杞、地骨取常山者为上，其他丘陵阪岸者皆可用。后世惟取陕西者良，而又以甘州者为绝品。今陕之兰州、灵州、九原以西枸杞，并是大树，其叶厚根粗。河西及甘州者，其子圆如樱桃，暴干紧小少核，干亦红润甘美，味如葡萄，可作果食，异于他处者。沈存中笔谈亦言：陕西极边生者高丈余，大可作柱。叶长数寸，无刺。根皮如厚朴。则入药大抵以河西者为上也。种树书言：收子及掘根种于肥壤中，待苗生，剪为蔬食。甚佳。

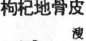

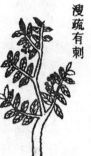

【气味】枸杞，苦，寒，无毒。〔别录曰〕根，大寒。子：微寒，无毒。冬采根，春、夏采叶，秋采茎、实。〔权曰〕枸杞：甘，平。子、叶同。〔宗奭曰〕枸杞当用梗皮，地骨当用根皮，子当用红实。其皮寒，根大寒，子微寒。今人多用其子为补肾药。是未曾考竟经意，当量其虚实冷热用之。〔时珍曰〕今考本经止云枸杞，不指是根、茎、叶、子。别录乃增根大寒、子微寒字，似以枸杞为苗；而甄氏药性论乃云枸杞甘、平，子、叶皆同，似以枸杞为根；寇氏衍义又以枸杞为梗皮，皆是臆说。按陶弘景言枸杞根、实为服食家用。西河女子服枸杞法，根、茎、叶、花、实俱采用。则本经所列气主治，盖通根、苗、花、实而言，初无分别也。后世以枸杞子为滋补药，地骨皮为退热药，始歧而二之，窃谓枸杞苗叶味苦甘而气凉，根味甘淡气寒，子味甘气平。气味既殊，则功用当别。此后人发前人未到之处者也。

【主治】枸杞，主五内邪气，热中消渴，周痹风湿。久服，坚筋骨，轻身不老，耐寒暑。本经。下胸胁气，客热头痛，补内伤大劳嘘吸，强阴，利大小肠。别录。补精气诸不足，易颜色，变白，明目安神，令人长寿。甄权。

【发明】〔时珍曰〕此乃通指枸杞根、苗、花、实并用之功也。其单用之功，今列于下：

苗

【气味】苦，寒。〔权曰〕甘，平。〔时珍曰〕甘，凉。伏砒、砂。

【主治】除烦益志，补五劳七伤，壮心气，去皮肤骨节间风，消热毒，散疮肿。大明。和羊肉作羹，益人，除风明目。作饮代茶，止渴，消热烦，益阳事，解面毒，与乳酪相恶。汁注目中，去风障赤膜昏痛。甄权。去上焦心肺客热。时珍。

地骨皮

【修治】〔敩曰〕凡使根，掘得以东流水浸，刷去土，捶去心，以熟甘草汤浸一宿，焙干用。

【气味】苦，寒。〔别录曰〕大寒。〔权曰〕甘，平。〔时珍曰〕甘、淡，寒。〔杲曰〕苦，平，寒。升也，阴也。〔好古曰〕入足少阴、手少阳经。制硫黄、丹砂。

【主治】细锉，拌面煮熟，吞之，去肾家风，益精气。甄权。去骨热消渴。孟诜。解骨蒸肌热消渴，风湿痹，坚筋骨，凉血。元素。治在表无定之风邪，传尸有汗之骨蒸。李杲。泻肾火，降肺中伏火，去胞中火，退热，补正气。好古。治上膈吐血。煎汤漱口，止齿血，治骨槽风。吴瑞。治金疮神验。陈承。去下焦肝肾虚热。时珍。

枸杞子

【修治】〔时珍曰〕凡用拣净枝梗，取鲜明者洗净，酒润一夜，捣烂入药。

【气味】苦，寒。〔权曰〕甘，平。

【主治】坚筋骨，耐老，除风，去虚劳，补精气。孟诜。主心病嗌干心痛，渴而引饮，肾病消中。好古。**滋肾润肺。榨油点灯，明目。**时珍。

【发明】〔弘景曰〕枸杞叶作羹，小苦。俗谚云：去家千里，勿食萝摩、枸杞。此言二物补益精气，强盛阴道也。枸杞根、实为服食家用，其说甚美，名为仙人之杖，远有旨乎？〔颂曰〕茎、叶及子，服之轻身益气。淮南枕中记，载西河女子服枸杞法：正月上寅采根，二月上卯治服之；三月上辰采茎，四月上巳治服之；五月上午采其叶，六月上未治服之；七月上申采花，八月上酉治服之；九月上戌采子，十月上亥治服之；十一月上子采根，十二月上丑治服之。又有花、实、根、茎、叶作煎，或单榨子汁煎膏服之者，其功并同。世传蓬莱县南丘村多枸杞，高者一二丈，其根盘结甚固。其乡人多寿考亦饮食其水土之气使然。又润州开光寺大井旁生枸杞，岁久。土人目为枸杞井，云饮其水甚益人也。〔敩曰〕其根似物形状者为上。〔时珍曰〕按刘禹锡枸杞井诗云：僧房药树依寒井，井有清泉药有灵。翠黛叶生笼石甃，殷红子熟照铜瓶。枝繁本是仙人杖，根老能成瑞犬形。上品功能甘露味，还知一勺可延龄。又续仙传云：朱孺子见溪侧二花犬，逐入于枸杞丛下。掘之得根、形如二犬。烹而食之，忽觉身轻。周密浩然斋日抄云：宋徽宗时，顺州筑城，得枸杞于土中，其形如葵状，驰献阙下，乃仙家所谓千岁枸杞，其形如犬者。据前数说，则枸杞之滋益不独子，而根亦不止于退热而已。但根、苗、子之气味稍殊，而主治亦未必无别。盖其苗乃天精，苦甘而凉，上焦心肺客热者宜之；根乃地骨，甘淡而寒，下焦肝肾虚热者宜之。此皆三焦气分之药，所谓热淫于内，泻以甘寒也。至于子则甘平而润，性滋而补，不能退热，止能补肾润肺，生精益气。此乃平补之药，所谓精不足者，补之以味也。分而用之，则各有所主；兼而用之，则一举两得。世人但知用黄芩、黄连，苦寒以治上焦之火；黄蘗、知母，苦寒以治下焦阴火。谓之补阴降火，久服致伤元气。而不知枸杞、地骨甘寒平补，使精气充而邪火自退之妙，惜哉！予尝以青蒿佐地骨退热，屡有殊功，人所未喻者。兵部尚书刘松石，讳天和，麻城人。所集保寿堂方，载地仙丹云：昔有异人赤脚张，传此方于猗氏县一老人，服之寿百余，行走如飞，发白反黑，齿落更生，阳事强健。此药性平，常服能除邪热，明目轻身。春采枸杞叶（名天精草），夏采花（名长生草），秋采子（名枸杞子），冬采根（名地骨皮），并阴干，用无灰酒浸一夜，晒露四十九昼夜，取日精月华气，待干为末，炼蜜丸如弹子大。每早晚各用一丸细嚼，以隔夜百沸汤下。此药采无刺味甜者，其有刺者服之无益。

溲疏（本经下品）

【释名】**巨骨**别录。

【集解】〔别录曰〕溲疏生熊耳川谷，及田野故丘墟地。四月采。〔当之曰〕溲疏一名杨栌，一名牡荆，一名空疏。皮白中空，时时有节。子似枸杞子，冬月熟，赤色，味甘苦。未代乃无识者。此非人篱垣之杨栌也。〔恭曰〕溲疏形似空疏，树高丈许，白皮。其子八九月熟，赤色，似枸杞，必两两相对，味苦，与空疏不同，空疏即杨栌，其子为荚，不似溲疏。〔志曰〕溲疏、枸杞虽则相似，然溲疏有刺，枸杞无刺，以此为别。〔颂曰〕溲疏亦有巨骨之名，如枸杞之名地骨，当亦相类。方书鲜用，宜细辨之。〔机曰〕按李当之但言溲疏子似枸杞子，不曾言树相似。马志因其子相似，遂谓树亦相似，以有刺、无刺为别。苏颂又因巨骨、地骨之名，疑其相类。殊不知枸杞未尝无刺，但小则刺多，大则刺少耳。本草中异物同名甚多，况一骨字之同耶？以此为言，尤见穿凿。〔时珍曰〕汪机所断似矣，而自亦不能的指为何物也。

【气味】辛，寒，无毒。〔别录曰〕苦，微寒。〔之才曰〕漏卢为之使。

【主治】皮肤中热，除邪气，止遗溺，利水道。本经。除胃中热，下气。可作浴汤。别录。〔时珍曰〕按孙真人千金方，治妇人下焦三十六疾。承泽丸中用之。

杨栌（唐本草）

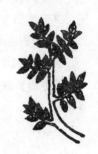

【集解】〔恭曰〕杨栌一名空疏，所在皆有，生篱垣间。其子为荚。

叶

【气味】苦，寒，有毒。

【主治】疽瘘恶疮，水煮汁洗之，立瘥。唐本。

木耳菜部本条①。

石南（本经下品）

【释名】风药〔时珍曰〕生于石间向阳之处，故名石南，桂阳呼为风药，充茗及浸酒饮能愈头风，故名。按范石湖②集云：修江出栾茶，治头风。今南人无所谓栾茶者，岂即此物耶？

【集解】〔别录曰〕石南生华阴山谷。三月、四月采叶，八月采实，阴干。〔弘景曰〕今东间皆有之。叶如枇杷叶。方用亦稀。〔恭曰〕叶似莽草，凌冬不凋。关中者叶细为好。江山以南者，叶长大如枇杷叶，无气味，殊不任用。〔保升曰〕终甫斜谷有石处甚饶。今市人以石韦为之，误矣。〔颂曰〕今南北皆有之。生于石上。株极有高大者。江湖间出者，叶如枇杷，上有小刺，凌冬不凋。春生白花成簇。秋结细红实。关陇间出者，叶似莽草，青黄色，背有紫点，雨多则并生，长及二三寸。根横，细紫色。无花实，叶至茂密。南北人多移植亭院间，阴翳可爱，不透日气。入药以关中叶细者为良。魏王花木志云：南方石南树野生。二月开花，连着实。实如燕覆子，八月熟。民采取核，和鱼羹尤美。今无用者。〔宗奭曰〕石南叶似枇杷叶之小者，而背无毛，光而不皱。正二月间开花。冬有二叶为花苞，苞既开，中有十五余花，大小如椿花，甚细碎。每一苞约弹许大，成一球。一花六叶，一朵有七八球，淡白绿色，叶末微淡赤色。花既开，蕊满花，但见蕊不见花。花才罢，去年绿叶尽脱落，渐生新叶。京洛、河北、河东、山东颇少，人故少用。湖南北、江西、二浙甚多，故人多用。

叶

【气味】辛、苦、平，有毒。〔之才曰〕五加皮为使。恶小蓟。

---

① 菜部本条：原脱，据张本补。
② 湖：原作"明"，据本书卷一引据经史百家书目改。

【主治】养肾气，内伤阴衰，利筋骨皮毛。本经。疗脚弱五脏邪气，除热。女子不可久服，令思男。别录。能添肾气、治软脚烦闷疼，杀虫，逐诸风。甄权。浸酒饮，治头风。时珍。

【发明】〔恭曰〕石南叶为疗风邪丸散之要，今医家不复用其实矣。〔权曰〕虽能养肾，亦令人阴痿。〔时珍曰〕古方为治风痹肾弱要药。今人绝不知用，识者亦少，盖由甄氏药性论有令阴痿之说也。殊不知服此药者，能令肾强，嗜欲之人藉此放恣，以致痿弱，归咎于药，良可慨也。毛文锡茶谱云：湘人四月采杨桐草，捣汁浸米蒸，作为饭食；必采石南芽为茶饮，乃去风也。暑月尤宜。杨桐即南烛也。

实一名鬼目。

【主治】杀蛊①毒，破积聚，逐风痹。本经。

牡荆（另碌上品）

【校正】并入别录有名未用荆茎。

【释名】黄荆图经、小荆本经、楚〔弘景曰〕既是牡荆，不应有子。小荆应是牡荆。牡荆子大于蔓荆子，而反呼小荆，恐以树形为言。不知蔓荆树亦高大也。〔恭曰〕牡荆作树，不为蔓生，故称为牡，非无实之谓也。蔓荆子大，牡荆子小，故呼小荆。〔时珍曰〕古者刑杖以荆，故字从刑。其生成丛而疏爽，故又谓之楚（从林，从匹，匹即疏字也），济楚之义取此。荆楚之地，因多产此而名也。

牡　荆
黄荆

【集解】〔别录曰〕牡荆实生河间、南阳、冤句山谷，或平寿、都乡高岸上及田野中。八月、九月采实，阴干。〔弘景曰〕论蔓荆即应是今②作棰之荆。其子殊细，正如小麻于，色青黄。牡荆乃出北方，始如豆大，正圆黑。仙术多用牡荆，今人都无识者。李当之药录言：溲疏一名杨栌，一名牡荆，理白中虚，断植即生。按今溲疏主疗与牡荆都不同，形类乖异。而仙方用。牡荆，云能通神见鬼、非惟其实，枝叶并好。又云：荆树必枝叶相对者是牡荆，不对者即非牡荆也。并莫详虚实，更须博访。〔恭曰〕牡荆即作棰杖者，所在皆有之。实细黄色，茎劲作树生。汉书郊祀志以牡荆茎为幡竿，则明知非蔓荆也。有青、赤二种，以青者为佳。今人相承多以牡荆为蔓荆，此极误也。〔颂曰〕牡荆，今眉州、蜀州及近汴京亦有之，俗名黄荆是也。枝茎坚劲，作科不作蔓。叶如蓖麻，更疏瘦。花红作穗。实细而黄，如麻子大。或云即小荆也。按陶隐居登真隐诀云：荆木之叶、华，通神见鬼精。注云：荆有三种。荆木即今作棰杖者，叶香，亦有花、子，子不入药。方术则用牡荆，其子入药，北人元识其木者。天监三年，天子将合神仙饮。奉敕论牡荆曰：荆，花白多子，子粗者，历历疏生，不过三两茎，多不能圆，或扁或

---

① 杀蛊：原作"虫虫"，据张本改，与《唐本草》卷十四、《千金翼方》卷三及《政和本草》卷十四石南条均一致。

② 今：原作"即"，据张本改。

异，或多似竹节。叶与余荆不殊。蜂多采牡荆，牡荆汁冷而甜。余荆被烧，则烟火气苦。牡荆慢质实，烟火不入其中，主治心风第一。于时远近寻觅，遂不值也。〔保升曰〕陶氏不惟不别蔓荆，亦不识牡荆。蔓荆蔓生，牡荆树生，理自明矣。〔时珍曰〕牡荆处处山野多有，樵采为薪。年久不樵者，其树大如碗也。其木心方，其枝对生，一枝五叶或七叶。叶如榆叶，长而尖，有锯齿。五月杪间开花成穗，经紫色。其子大如胡荽子，而有白膜皮裹之，苏颂云叶似蓖麻者，误矣。有青、赤二种：青者为荆，赤者为楛。嫩条皆可为笛囷。古者贫妇以荆为钗，即此二木也。按裴渊广州记云：荆有三种：金荆可作枕，紫荆可作床，白荆可作履。与他处牡荆、蔓荆全异。宁浦有牡荆，指病自愈。节不相当者，月晕时刻之，与病人身齐等，置床下，病虽危亦无害也。杜宝拾遗录云：南方林邑诸地，在海中。山中多金荆，大者十围，盘屈瘤瘿，文如美锦，色如真金。工人用之，贵如沉、檀。此皆荆之别类也。春秋运斗枢云：玉衡星散而为荆。

实

【气味】苦，温，无毒。〔时珍曰〕辛，温。〔之才曰〕防己为之使，畏石膏。

【主治】除骨间寒热，通利胃气，止咳逆，下气。别录。得柏实、青葙、术，疗风。之才。炒焦为末，饮服，治心痛及妇人白带。震亨。用半升炒熟，入酒一盏，煎一沸。热服。治小肠和疝气甚效。浸酒饮，治耳聋。时珍。

叶

【气味】苦，寒，无毒。

【主治】久病，霍乱转筋，血淋，下部疮，湿蜃薄脚，主脚气肿满。别录。

【发明】崔[1]元亮海上集验方：治腰脚风湿痛蒸法：用荆叶不限多少，蒸置大瓮中，其下着火温之。以病人置叶中，须臾当汗出。蒸时常旋旋吃饭，稍倦即止。便以被盖避风，仍进葱豉酒及豆酒亦可，以瘥为度。〔时珍曰〕蒸法虽妙，止宜施之野人。李仲南永类方云：治脚气诸病，用荆茎于坛中烧烟，熏涌泉穴及痛处，使汗出则愈。此法贵贱皆可用者。又谈坤翁试验方：治毒蛇、望板归螫伤，满身洪肿发泡。用黄荆嫩头捣汁涂泡上，渣盦咬处，即消。此法乃出于葛洪肘后方（治诸蛇，以荆叶捣烂袋盛，薄于肿上）者也。物类相感志云：荆叶逼蚊。

根

【气味】甘，苦，平，无毒。〔时珍曰〕苦，微辛。

【主治】水煮服，治心风头风，肢体诸风，解肌发汗。别录。

【发明】〔时珍曰〕牡荆苦能降，辛温能散；降则化痰，散则祛风，故风痰之病宜之。其解肌发汗之功，世不知者。按王氏奇[2]方云：一人病风数年。予以七叶黄荆根皮、五加根皮、接骨草等分，煎汤日服，遂愈。盖得此意也。

荆茎〔别录有名未用云〕八月、十月采，阴干。〔藏器曰〕即今荆杖也。煮汁堪染。

【主治】灼烂。别录 治灼疮发热焮疮，有效。藏器。同荆芥、荜拔煎水，漱风牙痛。时珍。

---

① 崔：原作"集"，据张本改，并与本书卷一引据古今医家书目一致。

② 奇：原作"寄"，据张本改，与本书卷一引据古今医家书目一致。

荆沥

【修治】〔时珍曰〕取法：用新采荆茎，截尺五长，架于两砖上，中间烧火炙之，两头以器承取，热服，或入药中。又法：截三四寸长，束入瓶中，仍以一瓶合住固，外以糠火煨烧，其汁沥入下瓶中，亦妙。

【气味】甘，平，无毒。

【主治】饮之，去心闷烦热，头风旋运目眩，心漾漾欲吐，卒失音，小儿心热惊痫，止消渴：除痰唾，令人不睡。藏器。除风热，开经络，导痰涎，行血气，解热痢。时珍。

【发明】〔时珍曰〕荆沥气平味甘，化痰去风为妙药。故孙思邈千金翼云：凡患风人多热，常宜以竹沥、荆沥、姜汁各五合，和匀热服，以搓为度。陶弘景亦云：牡荆汁治心风为第一。延年秘录云：热多用竹沥，寒多用荆沥。〔震亨曰〕二汁同功，并以姜汁助送，则不凝滞，但气虚不能食者，用竹沥；气实能食者，用荆沥。

蔓荆 (本经上品)

【释名】〔恭曰〕蔓荆苗蔓生，故名。

【集解】〔恭曰〕蔓荆生水滨。苗茎蔓延长丈余。春因旧枝而生小叶，五月叶成，似杏叶。六月有花，红白色，黄蕊。九月有实，黑斑，大如梧子而虚轻。冬则叶凋。今人误以小荆为蔓荆，遂将蔓荆为牡荆也。〔大明曰〕海盐亦有之。大如豌豆，蒂有轻软小盖子，六、七、八月采之。〔颂曰〕近汴京及秦、陇、明、越州多有之。苗茎高四五尺，对节生枝。叶类小楝，至夏盛茂。有花作穗淡红色，蕊黄白色，花下有青萼。至秋结子。旧说蔓生，而今所有并非蔓也。〔宗奭曰〕诸家所解，蔓荆、牡荆纷乱不一。经既言蔓荆明是蔓生，即非高木也；既言牡荆，则自木上生，又何疑焉？〔时珍曰〕其枝小弱如蔓，故名蔓生。

蔓 荆

实

【修治】〔敩曰〕凡使，去蒂子下白膜一重，用酒浸一伏时，蒸之从巳至未，焙干用。〔时珍曰〕寻常只去膜打碎用之。

【气味】苦，微寒，无毒。〔别录曰〕辛。平，温。〔元素曰〕味辛温，气清。阳中之阴。入太阳经。胃虚人不可服，恐生痰疾。〔之才曰〕恶乌头、石膏。

【主治】筋骨间寒热，湿痹拘挛，明目坚齿，利九窍，去白虫。久服，轻身耐老。小荆实亦等。本经。风头痛，脑鸣，目泪出，益气。令人光泽脂致。别录。治贼风，长髭发。甄权。利关节，治痫疾，赤眼。大明。太阳头痛，头沉昏闷，除昏暗，散风邪，凉诸经血，止目睛内痛。元素。搜肝风。好古。

【发明】〔恭曰〕小荆实即牡荆子，其功与蔓荆同，故曰亦等也。〔时珍曰〕蔓荆气清味辛，体轻而浮，上行而散。故所主者，皆头面风虚之证。

栾荆（唐本草）

【释名】顽荆图经。

【集解】〔恭曰〕栾荆茎、叶都似石南，干亦反卷，经冬不死，叶上有细黑点者，真也，今雍州所用者是。而洛州乃用石荆当之，非也。俗方大用，而本草不载，亦无别名。但有栾华，功用又别，非此物花也。〔颂曰〕栾荆今生东海及淄州、汾。所生者皆枝茎白，叶小圆而青色，颇似榆叶而长，冬夏不凋。六月开花，花有紫、白二种。子似大麻。四月采苗叶，八月采子。〔宗奭曰〕栾荆即牡荆也，子青色如茱萸，不合更立此条。苏恭又称石荆当之，转见穿凿。〔时珍曰〕按许慎说文云：栾，似木兰。木兰叶似桂，与苏恭所说叶似石南者相近。苏颂所图者即今牡荆，与唐本草者不合。栾荆是苏恭收入本草，不应自误。盖后人不识，遂以牡荆充之，寇氏亦指为牡荆耳。

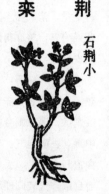

栾荆

石荆小

子

【气味】辛、苦，温，有小毒。〔权曰〕甘、辛，微热，无毒。决明为之使。恶石膏。

【主治】大风，头面手足诸风，癫痫狂痉，湿痹寒冷疼痛。唐本。四肢不遂，通血脉，明目，益精光。甄权。合柏油同熬，涂人畜疮疥。苏颂。

石荆（拾遗）

【集解】〔藏器曰〕石荆似荆而小，生水旁，广济方一名水荆是也。苏颂言洛人以当栾荆者，非也。

【主治】烧灰淋汁浴头，生发令长。藏器。

紫荆（宋开宝）

【校正】并入拾遗紫珠。

【释名】紫珠拾遗、皮名肉红纲目、内消。〔时珍曰〕其木似黄荆而色紫，故名。其皮色红而消肿，故疡科呼为肉红，又曰内消，与何首乌同名。

【集解】〔颂曰〕紫荆处处有之，人多种于庭院间。木似黄荆，叶小无丫，花深紫可爱。〔藏器曰〕即田氏之荆也。至秋子熟，正紫，圆如小珠，名紫珠。江东林泽间尤多。〔宗奭曰〕春开紫花甚细碎，共作朵生，出无常处，或生于本身之上，或附根上枝下，直出花。花罢叶出，光紧微圆。园圃多植之。〔时珍曰〕高树柔条，其花甚繁，岁二三次。其皮入药，以川中厚而紫色、味苦如胆者为胜。

木并皮

【气味】苦，平，无毒。〔藏器曰〕苦，寒。〔大明曰〕皮、梗及花，气味功用并同。

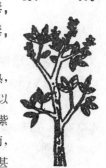

【主治】破宿血，下五淋，浓煮汁服。开宝。通小肠。大明。解诸毒物，痈疽喉痹，飞尸蛊毒，肿下瘘，蛇、虺、虫、蚕、狂犬毒，并煮汁服。亦以汁洗疮肿，除血长肤。藏器。活血行气，消肿解毒，治妇人血气疼痛，经水凝涩。时珍。

【发明】〔时珍曰〕紫荆气寒味苦，色紫性降，入手足厥阴血分。寒胜热，苦走骨，紫入营。故能活血消肿，利小便而解毒。杨清叟仙传方有冲和膏，以紫荆为君，盖亦得此意也。其方治一切痈疽发背流注诸肿毒，冷热不明者。紫荆皮（炒）三两，独活（去节，炒）三两，赤芍药（炒）二两，生白术一两，木蜡（炒）一两，为末。用葱汤调，热敷。血得热则行，葱能散气也。疮不甚热者，酒调之。痛甚者，加乳香。筋不伸者，亦加乳香。大抵痈疽流注，皆是气血凝滞所成。遇温则散。遇凉则凝。此方温平。紫荆皮乃木之精，破血消肿。独活乃土之精，止风动血，引拔骨中毒，去痹湿气。芍药乃火之精，生血止痛。木蜡乃水之精，消肿散血，同独活能破石肿坚硬，白芷乃金之精，去风生肌止痛。盖血生则不死，血动则流通，肌生则不烂，痛止则不娇，风去则血自散，气破则硬可消，毒自除。五者交治，病安有不愈者乎？

木槿 （日华）

【释名】槿音徒乱切。櫬音衬。蕣音舜。曰及纲目、朝开暮落花纲目、藩篱草纲目、花奴玉蒸。〔时珍曰〕此花朝开暮落，故名日及。曰槿曰櫬，犹仅荣一瞬之义也。尔雅云：椴，木槿。櫬，木槿。郭璞注云，别二名也。或云：白曰椴，赤曰櫬。齐鲁谓之玉蒸，言其美而多也。诗云"颜如舜华"即此。

【集解】〔宗奭曰〕木槿花如小葵，淡红色，五叶成一花，朝开暮敛。湖南北人家多种植为篱障。花与枝两用。〔时珍曰〕槿，小木也。可种可插，其木如李。其叶末尖而有丫齿。其花小而艳，或白或粉红，有单叶、千叶者。五月始开，故逸书月令云"仲夏之月木槿荣"是也。结实轻虚，大如指头，秋深自裂，其中子如榆荚、泡桐、马兜铃之仁。种之易生。嫩叶可茹，作饮代茶。今疡医用皮治疮癣，多取川中来者，厚而色红。

皮并根

【气味】甘，平，滑，无毒。〔大明曰〕凉。

【主治】止肠风泻血，痢后热渴，作饮服之，令人得睡，并炒用。藏器。治赤白带下，肿痛疥癣，洗目令明，润燥活血。时珍。

【发明】〔时珍曰〕木槿皮及花，并滑如葵花，故能润燥。色如紫荆，故能活血。川中来者，气厚力优，故尤有效。

花

【气味】同皮。

【主治】肠风泻血，赤白痢，并焙入药。作汤代茶，治风。大明。消疮肿，利小便，除湿热。时珍。

子

【气味】同皮。

【主治】偏正头风，烧烟熏患处。又治黄水脓疮，烧存性，猪骨髓调涂之。时珍。

扶桑 <small>（纲目）</small>

【释名】**佛桑**<small>霏雪录</small>、**朱槿**<small>草木状</small>、**赤槿**<small>同</small>、**曰及**〔时珍曰〕东海日出处有扶桑树。此花光艳照日，其叶似桑，因以比之。后人讹为佛桑。乃木槿别种，故曰及诸名亦与之同。

【集解】〔时珍曰〕扶桑产南方，乃木槿别种。其枝柯柔弱，叶深绿，微涩如桑。其花有红、黄、白三色，红看尤贵，呼为朱槿。嵇含草木状云：朱槿一名赤槿，一名曰及，出南凉郡。花、茎、叶皆如桑。其叶光而厚。木高四五尺，而枝叶婆娑。其花深红色，五出，大如蜀葵，重敷柔泽。有蕊一条，长如花叶，上缀金屑，日光所烁，疑若焰生。一丛之上，日开数百朵，朝开暮落。自二月始，至中冬乃歇。插树即活。

扶　　桑

叶及花

【气味】甘，平，无毒。

【主治】痈疽腮肿，取叶（或花）同白芙蓉叶、牛旁叶、白蜜研膏傅之，即散。时珍。

木芙蓉 <small>（纲目）</small>

【校正】并入图经地芙蓉。

【释名】**地芙蓉**<small>图经</small>、**木莲**<small>纲目</small>、**华木**<small>纲目</small>、**柂木**<small>音化</small>、**拒霜**〔时珍曰〕此花艳如荷花，放有芙蓉、木莲之名。八九月始开，故名拒霜。俗呼为柂皮树。相如赋谓之华木。注云：皮可为索也。苏东坡诗云：唤作拒霜犹未称，看来却是最宜霜。苏颂图经本草有地芙蓉，云出鼎州，九月采叶，治疮肿，盖即此物也。

【集解】〔时珍曰〕木芙蓉处处有之，插条即生，小木也。其干丛生如荆，高者丈许。其叶大如桐，有五尖及七尖者，冬凋夏茂。秋半始着花，花类牡丹、芍药，有红者、白者、黄者、千叶者，最耐寒而不落。不结实。山人取其皮为索。川、广有添色拒霜花，初开白色，次日稍红，又明日则深红，先后相间如数色。霜时采花，霜后采叶，阴干入药。

叶并花

【气味】微辛，平，无毒。

【主治】清肺凉血，散热解毒，治一切大小痈疽肿毒恶疮，消肿排脓止痛。时珍。

【发明】〔时珍曰〕芙蓉花并叶，气平而不寒不热，味微辛而性滑涎粘，其治痈肿之功，殊有神效。近时疡医秘其名为清凉膏、清露散、铁箍散，皆此物也。其方治一切痈疽发背，乳痈恶疮，不拘已成未成，已穿未穿。并用芙蓉叶，或根皮，或花，或生研，或干研末，以蜜调涂于肿处四围，中间留头，干则频换。初起者，即觉清凉，痛止肿消。已成者，即脓聚毒出。已穿者，即脓出易敛。妙不可言。或加生赤小豆末，尤妙。

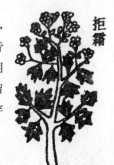
木芙蓉 拒霜

山茶 （纲目）

【释名】〔时珍曰〕其叶类茗，又可作饮，故得茶名。

【集解】〔时珍曰〕山茶产南方。树生，高者丈许，枝干交加。叶颇似茶叶，而厚硬有棱，中阔头尖，面绿背淡。深冬开花，红瓣黄蕊。格古论云：花有数种：宝珠者，花簇如珠，最胜。海榴茶花蒂青，石榴茶中有碎花，踯躅茶花如杜鹃花，宫粉茶、串珠茶皆粉红色。又有一捻红、千叶红、千叶白等名，不可胜数，叶各小异。或云亦有黄色者。虞衡志云：广中有南山茶，花人倍中州者，色微淡，叶薄有毛。结实如梨，大如拳，中有数核，如肥皂子大。周定王救荒本草石：山茶嫩叶炸熟水淘可食，亦司蒸晒作饮。

花

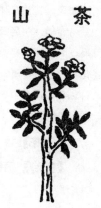
山茶

【主治】吐血衄血，肠风下血，并用红者为末，入童溺、姜汁及酒调服，可代郁金。震亨。汤火伤灼，研末，麻油调涂。时珍。

子

【主治】好人发〓，研末掺之。时珍。摘玄方。

蜡梅 （纲目）

【释名】黄梅花〔时珍曰〕此物本非梅类，因其与梅同时，香又相近，色似蜜蜡，故得此名。

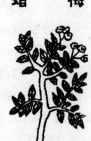
蜡梅

【集解】〔时珍曰〕蜡梅小树，丛枝尖叶。种凡三种：以子种出不经接者，腊月开小花而香淡，名狗蝇梅；经接而花疏，开时含口者，名磬口梅；花密而香浓，色深黄如紫檀者，名檀香梅，最佳。结实如垂铃，尖长寸余，子在其中。其树皮浸水磨黑，有光采。

花

【气味】辛，温，无毒。

【主治】解暑生津。时珍。

伏牛花 （宋开宝）

【校正】并入图经虎刺。

【释名】隔虎刺花未详。

【集解】〔颂曰〕伏牛花生蜀地，所在皆有，今惟益州蜀地有之，多生川泽中。叶青细，似黄蘗叶而不光，茎亦有刺。开花淡黄色作穗，似杏花而小。三月采。阴干。又睦州所生虎刺，云凌冬不调，彼人无时采根、叶，治风肿疾。

花

【气味】苦、甘，平，无毒。

【主治】久风湿痹，四肢拘挛，骨肉疼痛。作汤，治风眩头痛，五痔下血。开宝。

【发明】〔时珍曰〕伏牛花治风湿有名，而用者颇少。杨子建护命方，有伏牛花散，治男女一切头风，发作有时，甚则大腑热秘。用伏牛花、山茵陈、桑寄生、白牵牛、川芎䓖、白僵蚕、蝎梢各二钱，荆芥穗四钱，为末，每服二钱，水煎一沸，连滓服。

根 叶 枝

【主治】一切肿痛风疾，细锉焙研，每服一钱匕，用温酒调下。颂。

密蒙花 （宋开宝）

【校正】慎微曰：自草部移入木部。

【释名】水锦花炮炙论。〔时珍曰〕其花繁密蒙茸如簇锦，故名。

【集解】〔颂曰〕密蒙花，蜀中州郡皆有之。树高丈余。叶似冬青叶而厚，背白有细毛，又似橘叶。花微紫色。二月、三月采花，暴干用。〔宗奭曰〕利州甚多。叶冬不调，亦不似冬青，柔而不光洁，不深绿。其花细碎，数十房成一朵，冬生春开。

花

【修治】〔敩曰〕凡使拣净，酒浸一宿，漉出候干，拌蜜令润，蒸之从卯至酉，日干再拌蒸，如此三度，日干用。每一两用酒八两，蜜半两。

【气味】甘，平，微寒，无毒。

【主治】青盲肤翳，赤肿多眵泪，消目中赤脉，小儿麸豆及疳气攻眼。开宝。羞明怕日。刘守真。入肝经气、血分，润肝燥。好古。

木绵 （纲目）

【释名】古贝纲目、古终〔时珍曰〕木绵有二种：似木者名古贝，似草者名古终。或作吉贝者，乃古贝之讹也。梵书谓之睒婆，又曰迦罗婆劫。

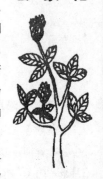

密蒙花

【集解】〔时珍曰〕木绵有草、木二种。交广木绵，树大如抱。其枝似桐。其叶大如胡桃叶。入秋开花，红如山茶花，黄蕊，花片极厚，为房甚繁，短侧相比。结实大如拳，实中有白绵，绵中有子。今人谓之斑枝花，讹为攀枝花。李延寿南史所谓林邑诸国出古贝花，中如鹅毳，抽其绪，纺为布；张勃吴录所谓交州，永昌木绵树高过屋，有十余年不换者，实大如杯，花中绵软白，可为绳絮及毛布者，皆指似木之木绵也。江南、淮北所种木绵，四月下种，茎弱如蔓，高者四五尺，叶有三尖如枫叶，入秋开花黄色，如葵花而小，亦有红紫者，结实大如桃，中有白绵，绵中有子，大如梧子，亦有紫绵者，八月采棳，谓之绵花；李延寿南史所谓高昌国有草，实如茧，中丝为细垆，名曰白叠，取以为帛，甚软白；沈怀远南越志所谓桂州出古终藤，结实如鹅毳，核如珠珣，治出其核，纺如丝绵，染为斑布者，皆指似草之木绵也。此种出南番，宋末始人江南，今则遍及江北与中州矣。不蚕而绵，不麻而布，利被天下，其益大哉。又南越志言：南诏诸蛮不养蚕，惟收娑罗木子中白絮，纫为丝，织为幅，名娑罗笼段。祝穆方舆志言：平缅出姿罗树，大者高三五丈，结子有绵，纫绵织为白毡兜罗绵。此亦斑枝花之类，各方称呼不同耳。

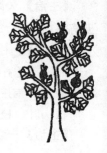

木　绵

白绵及布

【气味】甘，温，无毒。

【主治】血崩金疮，烧灰用。时珍。

子油用两瓶合烧取沥。

【气味】辛，热，微毒。

【主治】恶疮疥癣。燃灯，损目。时珍。

柞木 （宋嘉祐）

【释名】凿子木〔时珍曰〕此木坚韧，可为凿柄，故俗名凿子木。方书皆作柞木，盖昧此义也。柞乃橡栎之名，非此木也。

【集解】〔藏器曰〕柞木生南方，细叶，今之作梳者是也。〔时珍曰〕此木处处山中有之，高者丈余。叶小而有细齿，光滑而韧。其木及叶丫皆有针刺，经冬不凋。五月开碎白花，不结子。其木心理皆白色。

柞　木

木皮

【气味】苦，平，无毒。〔时珍曰〕酸，涩。

【主治】黄疸病，烧末，水服方寸匕，日三。藏器。治鼠瘘难产，催生利窍。时珍。

叶

【主治】肿毒痈疽。时珍。

黄杨木 (纲目)

【集解】〔时珍曰〕黄杨生诸山野中，人家多栽插之。枝叶攒簇上耸，叶似初生槐芽而青厚，不花不实，四时不凋。其性难长，俗说岁长一寸，遇闰则退。今试之，但闰年不长耳。其木坚腻，作梳剜印最良。按段成式酉阳杂俎云：世重黄杨，以其无火也。用水试之，沉则无火。凡取此木，必以阴晦，夜无一星，伐之则不裂。

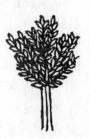

黄杨木

叶

【气味】苦，平，无毒。

【主治】妇人难产，入达生散中用。又主暑月生疖，捣烂涂之。时珍。

不凋木 (拾遗)

【集解】〔藏器曰〕生太白山岩谷。树高二三尺，叶似槐，茎赤有毛如棠梨，四时不凋。

【气味】苦，温，无毒。

【主治】调中补衰，治腰脚，去风气，却老变白。藏器。

卖子木 (唐本草)

【释名】买子木。

【集解】〔恭曰〕卖子木出岭南、邛州山谷中。其叶似柿。〔颂曰〕今惟川西、渠州岁贡，作买子木。木高五七尺，径寸许。春生嫩枝条，叶尖，长一二寸，俱青绿色，枝梢淡紫色。四五月开碎花，百十枝围攒作大朵，焦红色。随花便生子如椒目，在花瓣中黑而光洁，每株花裁三五大朵尔。五月采其枝叶用，〔时珍曰〕宋史渠州贡买子木并子，则子亦当与枝叶同功，而本草缺载，无从考访。

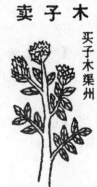

卖子木

买子木渠州

木

【修治】〔敩曰〕凡采得粗捣，每一两用酥五钱，向炒干入药。

【气味】甘、微咸，平，无毒。

【主治】折伤血内溜，续绝补骨髓，止痛安胎。唐本。

木天蓼（唐本草）

【校正】 并入拾遗小天蓼。

【释名】〔时珍曰〕其树高而味辛如蓼，故名。又马蓼亦名天蓼而物异。

【集解】〔恭曰〕木天蓼所在皆有，生山谷中。今安州、申州作藤蔓，叶似柘，花白，子如枣许，无定形，中瓤似茄子，味辛，啖之以当姜、蓼。〔藏器曰〕木蓼，今时所用出山南风州。树高如冬青，不凋。不当以藤天蓼为注，既云木蓼，岂是藤生？自有藤蓼耳。藤蓼生江南、淮南山中，藤着树生，叶如梨，光而薄，子如枣，即苏恭以为木天蓼者。又有小天蓼，生天目山、四明山，树如厄子，冬月不凋，野兽食之。是有三天蓼，俱能逐风，而小者为胜。〔颂曰〕木天蓼今出信阳。木高二三丈。三月、四月开花似柘花。五月采子，子作球形似樂麻，子可藏作果食。苏恭所说自是藤天蓼也。〔时珍曰〕天蓼虽有三种，而功用仿佛，盖一类也。其子可为烛，其芽可食。故陆玑云：木蓼为烛，明如胡麻。薛田咏蜀诗，有"地丁叶嫩和岚采，天蓼芽新入粉煎"之句。

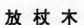

木 天 蓼　申州

枝叶

【气味】 辛，温，有小毒。

【主治】 癥结积聚，风劳虚冷，细切酿酒饮。唐本。

小天蓼

【气味】 甘，温，无毒。

【主治】 一切风虚羸冷，手足疼痹，无论老幼轻重，浸酒及煮汁服之。十许日，觉皮肤间风出如虫行。藏器。

【发明】〔藏器曰〕木天蓼出深山中，人云久服损寿，以其逐风损气故也。藤天蓼、小天蓼三者，俱能逐风。其中优劣，小者为胜。

子

【气味】 苦、辛，微热，无毒。

【主治】 贼风口面㖞斜，冷痃癖气块，女子虚劳。甄权

根

【主治】 风虫牙痛，捣丸塞之，连易四五次，除根。勿咽汁。时珍。出普济。

放 杖 木

放杖木（拾遗）

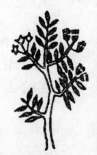

【集解】〔藏器曰〕生温、括、睦、婺诸州山中。树如木天蓼。老人服之，一月放杖，故以为名。

【气味】甘，温，无毒。

【主治】一切风血，理腰脚，轻身变白不老，浸酒服之。藏器。

接骨木 （唐本草）

【释名】续骨木纲目、木蒴藋〔颂曰〕接骨以功而名。花、叶都类蒴藋、陆英、水芹辈，故一名木蒴藋。

【集解】〔恭曰〕所在皆有之。叶如陆英，花亦相似。但作树高一二丈许，木体轻虚无心。斫枝插之便生，人家亦种之。

【气味】甘、苦，平，无毒。〔藏器曰〕捣汁亦吐人。有小毒。

【主治】折伤，续筋骨，除风痹龋齿，可作浴汤。唐本。根皮：主痰饮，下水肿及痰疟，煮汁服之，当利下及吐出。不可多服。藏器。打伤瘀血及产妇恶血，一切血不行，或不止，并煮汁服。时珍。出千金。

叶

【主治】痰疟，大人七叶，小儿三叶，生捣汁服，取吐。藏器。

灵寿木 （拾遗）

【释名】扶老杖孟康、椐。

【集解】〔藏器曰〕生剑南山谷。圆长皮紫。汉书：孔光年老，赐灵寿杖。颜师古注云：木似竹有节，长不过八九尺，围三四寸，自然有合杖制，不须削理。作杖，令人延年益寿。〔时珍曰〕陆氏诗疏云：椐即榽也。节中肿，似扶老，即今灵寿也。人以作杖及马鞭。弘农郡共北山有之。

根皮

【气味】苦，平。

【主治】止水。藏器。

楤木 （音葱。拾遗）

【集解】〔藏器曰〕生江南山谷。高丈余，直上无枝，茎上有刺。山人折取头茹食，谓之吻头。〔时珍曰〕今山中亦有之。树顶丛生叶，山人采食，谓之鹊不踏，以其多刺而无枝故也。

白皮

【气味】辛，平，有小毒。

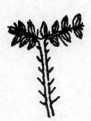

【主治】水癖，煮汁服一盏，当下水。如病已困，取根捣碎，坐之取气，水自下。又能烂人牙齿，有虫者取片许内孔中，当自烂落。藏器。

木麻 (拾遗)

【集解】〔藏器曰〕生江南山谷林泽。叶似胡麻相对，山人取以酿酒饮。

【气味】甘，温，无毒。

【主治】老血，妇人月闭，风气羸瘦癥瘕。久服，令人有子。藏器。

大空 (唐本草)

【集解】〔恭曰〕大空生襄州，所在山谷中亦有之，秦陇人名独空。作小树，抽条高六七尺。叶似楮，小圆厚。根皮赤色。〔时珍曰〕小树大叶，似桐叶而不尖，深绿而皱纹。根皮虚软，山人采杀虱极妙。捣叶筛蔬圃中，杀虫。

根皮

【气味】苦、平，有小毒。

【主治】杀三虫。作末和油涂发，虮虱皆死。藏器。

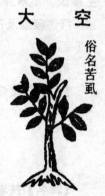

大空

俗名苦虱

第三十七卷木部四至六目录

木之四 （寓木类一十二种）

木之五 （苞木类四种）

木之六

（杂木类七种　附录一十九种）

淮木 本经

城东腐木 别录

东家鸡栖木 拾遗

古厕木 拾遗

古榇板 拾遗

震烧木 拾遗

河边木 拾遗

上附方新一。

【附录】 别录八种，海药二种，拾遗九种。

新雉木	合新木
俳蒲木	遂阳木
学木核	枸核
水核	荻皮
栅木皮	乾陀木
马疡木	角落木
芙树	白马骨
慈母	黄屑
那耆悉	帝休
大木皮	

第三十七卷木部四至六

木之四 (寓木类一十二种)

茯苓 (本经上品)

【释名】伏灵纲目、**伏菟**本经、**松腴　不死面**记事珠、**抱根者名伏神**别录〔宗奭曰〕多年樵斫之松根之气味，抑郁未绝，精英未沦。其精气盛者，发泄于外。结为茯苓，故不抱根，离其本体，有零之义也。津气不盛，止能附结本根，既不离本，故曰伏神。〔时珍曰〕茯苓，史记龟策传作伏灵。盖松之神灵之气，伏结而成，故谓之伏灵、伏神也。仙经言伏灵大如拳者，佩之令百鬼消灭，则神灵之气，亦可征矣。俗作苓者，传写之讹尔。下有伏灵，上有兔丝，故又名伏兔。或云"其形如兔故名"亦通。

【集解】〔别录曰〕茯苓、获神生大山山谷大松下。二月、八月采，阴干。〔弘景曰〕今出郁州。大者如三四升器，外皮黑而细皱，内坚白，形如鸟、兽、龟、鳖者良。虚赤者不佳。性无朽蛀，埋地中三十年，犹色理无异也。〔恭曰〕今太山亦有茯苓，实而理小，不复采用。第一出华山，形极粗大。雍州南山亦有，不如华山。〔保升曰〕所在大松处皆有，惟华山最多。生枯松树下，形块无定，以似龟、鸟形为佳。〔禹锡曰〕范子计然言：茯苓出嵩山及三辅。淮南子言：千年之松，下有茯苓，上有兔丝。典术言：松脂入地千岁为茯苓，望松树赤者下有之。广志言：获神乃松汁所作，胜于茯苓。或云即茯苓贯着松根者。生朱提濮阳县。〔颂曰〕今太、华、嵩山皆有之。出大松下，附根而生，无苗、叶、花、实，作块如拳在土底，大者至数斤，有赤、白二种。或云松脂变成，

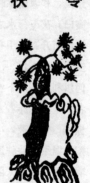

茯苓

或云假松气而生。今东人见山中古松久为人斩伐，其枯折搓桩，枝叶不复上生者，谓之茯苓拨。即于四面丈余地内，以铁头锥刺地。如有茯苓，则锥固不可拔，乃掘取之。其拨大者，茯苓亦大。皆自作块，不附着根。其包根而轻虚者为茯神。则假气生者，其说胜矣。龟策传云：茯苓在兔丝之下，状如飞鸟之形。新雨已霁，天静无风，以火夜烧兔丝去之，即篝烛此地罩之，火灭即记其处。明乃掘取，人地四尺或七尺得矣。此类今不闻有之。〔宗奭曰〕上有兔丝之说，甚为轻信。〔时珍曰〕下有茯苓，则上有灵气如丝之状，山人亦时见之。非兔丝子之兔丝也。注淮南子者，以兔丝子及女萝为说，误矣。茯苓有大如斗者，有坚如石者，绝胜其轻虚者不佳，盖年浅未

坚故尔。刘宋王微茯苓赞云：皓苓下居，彤丝上荟。中状鸡凫，其容龟蔡。神侔少司，保延幼艾。终志不移，柔红可佩。观此彤丝，即兔丝之证矣。寇氏未解此义。

【修治】〔敩曰〕凡用皮，去心，捣细，于水盆中搅浊，浮者滤去之。此是茯苓赤筋，若误服饵，令人瞳子并黑睛点小，兼盲目。〔弘景曰〕作丸散者，先煮二三沸乃切，暴干用。

【气味】甘，平，无毒。〔元素曰〕性温，味甘而淡，气味俱薄，浮而升，阳也。〔之才曰〕马间为之使。得甘草、防风、芍药、紫石英、麦门冬，共疗五脏。恶白敛，畏牡蒙、地榆、雄黄、秦艽、龟甲，忌米醋及酸物。〔弘景曰〕药无马间，或是马茎也。〔恭曰〕李氏本草：马刀为茯苓使。间字草书似刀字，传讹尔。〔志曰〕二注恐皆非也。当是马蔺字。

【主治】胸胁逆气，忧恚惊邪恐悸，心下结痛，寒热烦满咳逆，口焦舌干，利小便。久服，安魂养神，不饥延年。本经。止消渴好睡，大腹淋沥，膈中痰水，水肿淋结，开胸腑，调脏气，伐肾邪，长阴，益气力，保神气。别录。开胃止呕逆，善安心神，主肺痿痰壅，心腹胀满，小儿惊痛，女人热淋。甄权。补五劳七伤，开心益志，止健忘，暖腰膝，安胎。大明。止渴，利小便，除湿益燥，和中益气，利腰脐间血。元素。逐水缓脾，生津导气，平火止泄，除虚热，开腠理。李杲。泻膀胱，益脾胃，治肾积奔豚。好古。

赤茯苓

【主治】破结气。甄权。泻心、小肠、膀胱湿热，利窍行水。时珍。

茯苓皮

【主治】水肿肤胀，开水道，开腠理。时珍。

【发明】〔弘景曰〕茯苓白色者补，赤色者利。俗用甚多，仙方服食亦为至要。云其通神而致灵，和魂而炼魄，利窍而益肌，厚肠而开心，调营而理卫，上品仙药也。善能断谷不饥。〔宗奭曰〕茯苓行水之功多，益心脾不可缺也。〔元素曰〕茯苓赤泻白补，上古无此说。气味俱薄，性浮而升。其用有五：利小便也，开腠理也，生津液也，除虚热也，止泻也。如小便利或数者，多服则损人目。汗多人服之，亦损元气，夭人，为其淡而渗也。又云：淡为天之阳，阳当上行，何以利水而泻下？气薄者阳中之阴，所以茯苓利水泻下。不离阳之体，故入手太阳。〔杲曰〕白者入壬癸，赤者入丙丁。味甘而淡，降也，阳中阴也。其用有六：利窍而除湿，益气而和中，治惊悸，生津液，小便多者能止，小便结者能通。又云：湿淫所胜，小便不利。淡以利窍，甘以助阳。温平能益脾逐水，乃除湿之圣药也。〔好古曰〕白者入手太阴，足太阳经气分，赤者入足太阴、手少阴、太阳气分。伐肾邪，小便多，能止之；小便涩，能利之。与车前子相似，虽利小便而不定气。酒浸与光明朱砂同用，能秘真元。味甘而平，如何是利小便耶？〔震亨曰〕茯苓得松之余气而成，属金，仲景利小便多用之，此暴新病之要药也。若阴虚者，恐未为宜，此物有行水之功；久服损人。八味丸用之者，亦不过接引他药归就肾经，去胞中久陈积垢，为搬运之功尔。〔时珍曰〕茯苓本草又言利小便，伐肾邪，至李东垣、王海藏乃言小便多者能止，涩者能通，同朱砂能秘真元。而朱丹溪又言阴虚者不宜用，义似相反，何哉？茯苓气味淡而渗，其性上行，生津液，开腠理，滋水之源而下降，利小便。故张洁古谓其属阳，浮而升，言其性也；东垣谓其阳中之阴，降而下，言其功也。素问云：饮食入胃，游溢精气，上输于肺，通调水道，下输膀胱。观此，则知淡渗之药，俱皆上行而后下降，非直下行也。小便多，其源亦异。素问云：肺气盛则小便数而欠；虚则欠欬，小便遗数。心虚则少气遗溺。下焦虚则。遗溺。胞移热于膀胱则遗溺。膀胱不利为癃，不约为遗。厥阴病则遗溺闭癃。所谓肺气盛者，实热也。其人必气壮脉强。宜用茯苓甘淡以渗其热，故曰小便多者能止也。若夫肺虚、心虚、胞热、厥阴病者，皆虚热也。其人必上热下寒，脉虚而弱。法当用升阳之药，以升水降火。膀胱不约、下焦虚者，乃火投于水，水泉不藏，脱阳之证。其人必肢冷脉迟。法当用温热之药，峻补其下，交济坎离。二证皆非茯苓辈淡渗之药所可治，故曰阴虚者不宜用也。仙家虽有服食之法，亦当因人而用焉。

茯神

【气味】甘，平，无毒。

【主治】辟不祥，疗风眩风虚，五劳口干，止惊悸、多恚怒、善忘，开心益智，安魂魄，养精神。别录。补劳乏，主心下急痛坚满。人虚而小肠不利者，加而用之。甄权。

神木即伏神心内木也。又名黄松节。

【主治】偏风，口面㖞斜，毒风，筋挛不语，心神惊掣，虚而健忘。甄权。治脚气痹痛，诸筋牵缩。时珍。

【发明】〔弘景曰〕仙方止云茯苓而无茯神，为疗既同，用应元嫌。〔时珍曰〕神农本草止言茯苓，名医别录始添茯神，而主治皆同。后人治心病必用茯神。故洁古张氏云：风眩心虚，非茯神不能除。然茯苓亦未尝不治心病也。陶弘景始言茯苓赤泻白补。李杲复分赤入丙丁，白入壬癸。此其发前人之秘者。时珍则谓茯苓、茯神，只当云赤入血分，白入气分，各从其类，如牡丹、芍药之义，不当以丙丁、壬癸分也。若以丙丁、壬癸分，则白茯神不能治心病，赤茯苓不能入膀胱矣。张元素不分赤白之说，于理欠通。圣济录松节散：用茯神心中木一两，乳香一钱，石器炒，研为末。每服二钱，木瓜酒下。治风寒冷湿搏于筋骨，足筋挛痛，行步艰难，但是诸筋挛缩疼痛并主之。

琥珀（别录上品）

【释名】江珠〔时珍曰〕虎死则精魄入地化为石，此物状似之，散谓之虎魄。俗文从玉，以其类玉也。梵书谓之阿湿摩揭婆。

【集解】〔别录曰〕琥珀生永昌。〔弘景曰〕旧说松脂沦入地千年所化。今烧之亦作松气。亦有中有一蜂，形色如生者。博物志乃云"烧蜂巢所作"，恐非实也。此或蜂为松脂所沾。因坠地沦没尔。亦有煮虾鸡子及青鱼鲀作者，并非真。惟以手心摩热拾芥为真。今并从外国来，而出茯苓处并无，不知出琥珀处复有茯苓否也？〔敩曰〕琥珀是海松木中津液，初若桃胶，后乃凝结。复有南珀，不及舶上来者。〔保升曰〕枫脂入地千年变为琥珀，不独松脂变也。大抵木脂入地千年皆化，但不及枫、松有脂而多经年岁尔。蜂巢既烧，安有蜂形尚在其间？〔宗奭曰〕今西戎亦有。其色差淡而明澈。南方方者色深而重浊，彼土人多碾为物形，若谓千年茯苓所化，则其沾着蜂、蚁宛然具在，极不然也。地理志云：海南林邑多出琥珀，松脂沦入地所化。有琥珀则旁无草木。入土浅者五尺，深者八九尺。大者如斛，削去皮乃成。此说为胜。但土地有所宜、不宜，故有能化、不化。烧蜂之说，不知何据？〔承曰〕诸家所说茯苓、琥珀，虽有小异同，皆云松脂所化。但茯苓、茯神，乃大松摧折或斫伐，而根瘤不朽，津液下流而结成，故治心肾，通津液也。若琥珀乃是松树枝节荣盛时。为炎日所灼，流脂出树身外，日渐厚大，因堕土中，津润岁久，为土所渗泄，而光莹之体独存。今可拾芥，尚有粘性。故其虫蚁之类，乃未入土时所粘者。二物皆自松出，而所禀各异，茯苓生于阴而成于阳，琥珀生于阳而成于阴，故皆治营安心而利水也。〔敦曰〕凡用须分红松脂、石珀、水珀、花珀、物象琅、瑿珀、琥珀。其红松脂如琥珀，只是浊，太脆，文横。水珀多无红，色如浅黄，多皱文。石珀如石重，色黄不堪用。花珀文似新马尾松心文，一路赤，一路黄。物象珀其内自有物命，入用神妙。瑿珀是众珀之长。琥珀如血色，以布拭热，吸得芥子者，真也。〔时珍曰〕琥珀拾芥，乃草芥，即禾草也。雷氏言拾芥子，误矣。唐书载西域康干河松木，入水一二年化为石，正与松、枫诸木沈入土化珀，同一理也。今金齿、丽江亦有之。其茯苓千年化琥珀之说，亦误传也。按曹昭格古论云：琥珀出西番、南番，乃枫木津液多年所化。色黄而明莹者名蜡珀，色若松香红而且黄者名明珀，有香者名香珀，出高丽、倭国者色深红。有蜂、蚁、松枝者尤好。

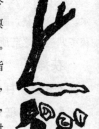

琥珀瑿

【修治】〔敦曰〕入药，用水调侧柏子末，安瓷锅中，置琥珀于内煮之，从巳至申，当有异光，捣粉筛用。

【气味】甘，平，无毒。

【主治】安五脏，定魂魄，杀精魅邪鬼，消瘀血，通五淋。别录。**壮心，明目磨翳，止心痛癫邪，疗蛊毒，破结瘕，治产后血枕痛。**大明。**止血生肌，合金疮。**藏器。**清肺，利小肠。**元素。

【发明】〔震亨曰〕古方用为利小便，以燥脾土有功，脾能运化，肺气下降，故小便可通。若血少不利者，反致其燥急之苦。〔弘景曰〕俗中多带之辟恶。刮削服，疗瘀血至验。仙经无正用。〔藏器曰〕和大黄、鳖甲作散，酒下方寸匕，下恶血、妇人腹内血，尽即止。宋高祖时，宁州贡琥珀枕，碎以赐军士，傅金疮。

瑿（音黳　宋嘉祐）

【释名】瑿珀〔敦曰〕瑿是众珀之长，故号瑿珀。〔时珍曰〕亦作黳。其色黳黑，故名。

【集解】〔恭曰〕古来相传松脂千年为茯苓，又千年为琥珀，又千年为瑿。二物烧之皆有松气。状似玄玉而轻。出西戎，而有茯苓处无此物。今西州南三百里碛中得者，大则方尺，黑润而轻，烧之腥臭。高昌人名为木瑿，谓玄玉为石瑿。洪州土石间得者，烧作松气，功同琥珀，见风拆破，不堪为器。恐此二种及琥珀，或非松脂所为也。〔慎微曰〕梁四公子传杰公云：交河之间平碛中，掘深一丈，下有瑿珀，黑逾纯漆，或大如车轮。末服，攻妇人小肠瘕癥诸疾。〔时珍曰〕瑿即琥珀之黑色者，或因土色熏染，或是一种木沈结成，未必是千年琥珀复化也。玉策经言：松脂千年作茯苓，茯苓千年作琥珀，琥珀千年作石胆，石胆千年作威喜。大抵皆是神异之说，未可深凭。雷敦琥珀下所说诸珀可据。

【气味】甘，平，无毒。

【主治】补心安神。破血生肌，治妇人癥瘕。唐本。小儿带之辟恶，磨滴目翳赤障。藏器。

猪苓 （本经中品）

【释名】豭猪屎本经、豕橐庄子、地乌桃图经〔弘景曰〕其块黑似猪屎，故以名之。司马彪注庄子云：豕橐一名苓，其根似猪矢是也。〔时珍曰〕马屎曰通，猪屎曰豨（即苓字），其块零落而下故也。

【集解】〔别录曰〕猪苓生衡山山谷，及济阴、冤句。二月、八月采，阴干。〔弘景曰〕是枫树苓，其皮黑色，肉白而实者佳，削去皮用。〔颂曰〕今蜀州、习州亦有之。生土底，不必枫根下始有也。〔时珍曰〕猪苓亦是木之余气所结，如松之余气结茯苓之义。他木皆有，枫木为多耳。

【修治】〔敩曰〕采得，铜刀削去粗皮，薄切，以东流水浸一夜。至明漉出，细切，以升麻叶对蒸一日，去叶，晒干用。〔时珍曰〕猪苓取其行湿，生用更佳。

【气味】甘，平，无毒。〔普曰〕神农：甘。雷公：苦，无毒。〔权曰微热。〔元素曰〕气平味甘，气味俱薄，升而微降，与茯苓同。〔杲曰〕淡甘平，降也，阳中阴也。〔好古曰〕甘重于苦，阳也。入足太阳、足少阴经。

【主治】痎疟，解毒蛊疰不祥，利水道。久服轻身耐老。本经。解伤寒温疫大热，发汗，主肿胀满腹急痛。甄权。治渴除湿，去心中懊憹。元素。泻膀胱。好古。开腠理，治淋肿脚气，白浊带下。妊娠子淋胎肿，小便不利。时珍。

【发明】〔颂曰〕张仲景治消渴脉浮、小便不利、微热者，猪苓散发其汗。病欲饮水而复吐，名为水逆，冬时寒嗽如疟状者，亦与猪苓，此即五苓散也。猪苓、茯苓、术各三两，泽泻五分，桂二分。细捣筛，水服方寸匕，日三。多饮暖水，汗出即愈。利水道诸汤剂，无若此快。今人皆用之。〔杲曰〕苦以泄滞，甘以助阳，淡以利窍。故能除湿利小便。〔宗奭曰〕猪苓引水之功多。久服必损肾气，昏人目。久服者宜详审之。〔元素曰〕猪苓淡渗，大燥亡津液，无湿证者勿服之。〔时珍曰〕猪苓淡渗，气升而又能降。故能开腠理，利小便，与茯苓同功。但入补药不如茯苓也。

雷丸 （本经下品）

【释名】雷实别录、雷矢同上、竹苓〔时珍曰〕雷斧、雷楔，皆霹雳击物精气所化。此物生土中，无苗叶而杀虫逐邪，犹雷之丸也。竹之余气所结，故曰竹苓。苓亦屎也，古者屎、矢字通用。

【集解】〔别录曰〕雷丸生石城山谷及汉中土中。八月采根，暴干。〔弘景曰〕今出建平、宜都间。累累相连如丸。〔恭曰〕雷丸，竹之苓也。无有苗蔓，皆零，无相连者。今出房州、金州。

〔时珍曰〕雷丸大小如栗，状如猪苓而圆，皮黑肉白，甚坚实。

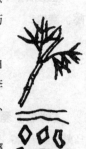
雷　　丸

【修治】〔敩曰〕凡使，用甘草水浸一夜，铜刀刮去黑皮，破作四五片。以甘草水再浸一宿，蒸之，从巳至未、日干。酒拌再蒸，日干用。〔大明曰〕入药炮用。

【气味】苦，寒，有小毒。〔别录曰〕咸，微寒，有小毒。赤者杀人，白者善。〔普曰〕神农：苦。黄帝、岐伯、桐君：甘，有毒。扁鹊：甘，无毒。李当之：大寒。〔权曰〕苦：有小毒。〔时珍曰〕甘，微苦，平。〔之才曰〕荔实、厚朴、芫花为之使，恶蓄根、葛根。

【主治】杀三虫，逐毒气胃中热。利丈夫，不利女子。本经。**作摩膏。除小儿百病，逐邪气恶风汗出，除皮中热结积蛊毒，白虫寸白自出不止。久服，令人阴痿。**别录。**逐风，主癫痫狂走。**甄权。

【发明】〔弘景曰〕本经云利丈夫，〔别录曰〕久服阴痿，于事相反。〔志曰〕经言利丈夫不利女子，乃疏利男子元气，不疏利女子脏气，故曰久服令人阴痿也。〔时珍曰〕按范正敏遁斋闲览云：杨勔中年得异疾，每发语，腹中有小声应之，久渐声大。有道士见之，曰：此应声虫也。但读本草，取不应者治之。读至雷丸，不应。遂顿服数粒而愈。

桑上寄生（本经上品）

桑 寄 生

【释名】寄屑本经、**寓木**本经、**宛童**本经、**茑**鸟、吊二音。〔时珍曰〕此物寄寓他木而生，如鸟立于上，故曰寄生、寓木、茑木。俗呼为寄生草。东方朔传云：在树为寄生，在地为窦薮。

诸寄生同

【集解】〔别录曰〕桑上寄生，生弘农川谷桑树上。三月三日采茎叶，阴干。〔弘景曰〕寄生松上、杨上、枫上皆有，形类是一般，但根津所因处为异，则各随其树名之。生树枝间，根在枝节之内。叶圆青赤，厚泽易折。旁自生枝节。冬夏生，四月花白。五月实赤，大如小豆。处处皆有，以出彭城者为胜。俗呼为续断用之，而本经续断别在上品，主疗不同，市人混杂无识者。〔恭曰〕此多生枫、槲、榉柳、水杨等树上。叶无阴阳，如细柳叶而厚脆。茎粗短。子黄色、大如小枣。惟虢州有桑上者，子汁甚粘，核大似小豆，九月始熟，黄色。陶言五月实赤，大如小豆，盖未见也。江南人相承用其茎为续断，殊不相关。〔保升曰〕诸树多有寄生，茎、叶并相似，云是乌鸟食一物子，粪落树上，感气而生。叶如橘而厚软，茎如槐而肥脆。处处虽有，须桑上者佳。然非自采，即难以别。可断茎视之，色深黄者为验。又图经云：叶似龙胆而厚阔。茎短似鸡脚，作树形。三月、四月花，黄白色。六月、七月结子，黄绿色，如小豆，以汁稠粘者良也。〔大明曰〕人多收榉树上者为桑寄生。桑上极少。纵有，形与榉上者亦不同。次即枫树上者，力与榉树上者相同，黄色。七月、月采。〔宗奭曰〕桑寄生皆言处处有之，从官南北，处处难得。岂岁岁斫践之，苦不能生耶？抑方宜不同耶？若以为鸟食物子落枝节间感气而生，则麦当生麦，谷当生谷，不当生此一物也。自是感造化之气，别是一物。古人惟取桑上者，是假其气尔。第以难得真者，真者下咽，必验如神。向有求此于吴中

本草纲目

诸邑者。予遍搜不可得，遂以实告之。邻邑以他木寄生送上，服之逾月而死。可不慎哉？〔震亨曰〕桑寄生药之要品。而人不谙其的，惜哉。近海州邑及海外之境，其地暖而不蚕，桑无采拐之苦，气厚意浓，自然生出也。何尝节间可容他子耶？〔时珍曰〕寄生高者二三尺。其叶圆而微尖，厚而柔，面青而光泽，背淡紫而有茸。人言川蜀桑多，时有生者。他处鲜得。须自采或连桑采者乃可甩。世俗多以杂树上者充之，气性不同，恐反有害也。按郑樵通志云：寄生有两种：一种大者，叶如石榴叶；一种小者，叶如麻黄叶。其子皆相似。大者曰茑，小者曰女萝。今观蜀本韩氏所说亦是两种，与郑说同。

【修治】〔教曰〕采得，铜刀和根、枝、茎、叶细锉，阴干用。勿见火。

【气味】苦，平，无窜。〔别录曰〕甘，无毒。

【主治】腰痛，小儿背强，痈肿，充肌肤，坚发齿，长须眉。安胎。本经。去女子崩中内伤不足，产后余疾，下乳汁，主金疮，去痹。别录。助筋骨，益血脉。大明。主怀好漏血不止，令胎牢固。甄权。

实

【气味】甘，平，无毒。

【主治】明目，轻身，通神。本经。

松萝 （本经中品）

【释名】女萝别录、松上寄生〔时珍曰〕名义未详。

【集解】〔别录曰〕松萝生熊耳山谷松树上。五月采，阴干。〔弘景曰〕东山甚多。生杂树上，而以松上者为真。诗云：茑与女萝施于松上，茑是寄生，以桑上者为真。不用松上者，互有异同尔。〔时珍曰〕按毛苌诗注云：女萝，兔丝也。吴普本草：兔丝一名松萝。陶弘景谓：茑是桑上寄生，松萝是松上寄生。陆佃埤雅言，茑是松、柏上寄生，女萝是松上浮蔓。又言：在木为女萝，在草为兔丝。郑樵通志言：寄生有二种：大曰葛，小曰女萝。陆玑诗疏言：兔丝蔓生草上，黄赤如金，非松萝也。松萝蔓延松上生枝正青，与兔丝殊异。罗愿尔雅翼云：女萝色青而细长，无杂蔓。故山鬼云"被薜荔兮带女萝"，谓青长如带也。兔丝黄赤不相类。然二者附物而生，有时相结。故古乐府云：南山幂幂兔丝花，北陵青青女萝树。由来花叶同一心，今日枝条分两处。唐乐府云：兔丝故无情，随风任颠倒。谁使女萝枝，而来强索抱。两草犹一心，人心不如草。据此诸说，则女萝之为松上蔓，当以二陆、罗氏之说为的。其曰兔丝者，误矣。

【气味】苦、甘，平，无毒。

【主治】嗔怒邪气，止虚汗头风，女子阴寒肿痛。本经。疗痰热温疟，可为吐汤，利水道。别录。治寒热、胸中客痰涎，去头疮、项上瘤瘿，令人得眠。甄权。

【发明】〔时珍曰〕松萝能平肝邪，去寒热。同瓜蒂诸药则能吐痰，非松萝能吐人也。葛洪肘后方：治胸中有痰，头痛不欲食，气壮者。用松萝、杜蘅三两，瓜蒂三十枚，酒一升二合渍再宿。日饮一合，取吐。不吐，晚再服一合。孙思邈千金方：治胸膈痰澼积热，断膈汤：用松萝、甘草各一两，恒山三两，瓜蒂二十一枚，水、酒各一升半，煮取一升。分三服，取吐。

枫柳 （唐本草）

【集解】〔恭曰〕枫柳出原州。叶似槐，茎赤根黄。子六月熟，绿色而细。剥取茎皮用。〔时珍曰〕苏恭言枫柳有毒，出原州。陈藏器驳之，以为枫柳皮即今枫树皮，性涩能止水痢。按斗门方言即今枳树上寄生，其叶亦可制粉霜，此说是也。若是枫树则处处甚多，何必专出原州耶？陈说误矣。枫皮贝前枫香脂下。

皮

【气味】辛，大热，有毒。

【主治】风，龋齿痛。唐本。积年痛风不可忍，久治无效者。细锉焙，不限多少，入脑、麝浸酒常服，以醉为度。斗门方。

桃寄生 （纲目）

【气味】苦，辛，无毒。

【主治】小儿中蛊毒，腹内坚痛，面目青黄，淋露骨立。取二两为末，如茶点服，日四五服。时珍。圣惠方。

柳寄生 （纲目）

【集解】〔时珍曰〕此即寄生之生柳上者。

【气味】苦，平，无毒。

【主治】膈气刺痛，捣汁服一杯。时珍。

占斯 （别录下品）

【释名】炭皮别录、良无极纲目。〔时珍曰〕占斯，范汪方谓之良无极，刘涓子鬼遗方谓之木占斯，盛称其功。而别录一名炭皮，殊不可晓。

【集解】〔别录曰〕占斯生太山山谷。采无时。〔弘景曰〕李当之云：是樟树上寄生，树大衔枝在肌肉。今人皆以胡桃皮为之，非是真也。按桐君采药录云：生上洛。是木皮，状如厚朴，色似桂白，其理二纵一横。今市人皆削，乃似厚朴，而无正纵横理。不知此复是何物，莫测真假也。

【气味】苦，温，无毒。〔权曰〕辛，平，无毒。茱萸为之使。

【主治】邪气湿痹，寒热疽疮，除水竖积血癥，月闭无子，小儿躄不能行，诸恶疮痈肿，止腹痛，令女人有子。别录。主脾热，洗手足水烂伤。甄权。解狼毒毒。藏器。

石刺木（拾遗）

【集解】〔藏器曰〕石刺木乃木上寄生也。生南方林便问。其树江西人呼为靳刺，亦种为篱院，树似棘而大，枝上有逆钩。

根皮

【气味】 苦，平，无毒。

【主治】 破血，产后余血结瘕，煮汁服，神验不可言。藏器。

木之五 （苞木类四种）

竹（本经中品）

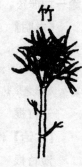

竹

【释名】〔时珍曰〕竹字象形。许慎说文云："竹，冬生艸也。"故字从倒艸。戴凯之竹谱云：植物之中，有名曰竹。不刚不柔，非草非木。小异实虚，大同节目。

【集解】〔弘景曰〕竹类甚多，入药用䈽竹，次用淡、苦竹。又一种薄壳者，名甘竹，叶最胜。又有实中竹、篁竹，并以笋为佳，于药无用。〔颂曰〕竹处处有之。其类甚多，而入药惟用䈽竹、淡竹、苦竹三种，人多不能尽别。按竹谱：䈽竹坚而促节。体圆而质劲，皮白如霜，大者宜刺船，细者可为笛。苦竹有白有紫。甘竹似䈽而茂，即淡竹也。然今之刺船者多用桂竹。作笛自有一种，亦不名䈽竹。苦竹亦有二种：一出江西、闽中，本极粗大，笋味殊苦，不可啖；一出江浙，肉厚而叶长阔，笋微有苦味，俗呼甜苦笋是也。今南人入药烧沥，惟用淡竹一品，肉薄，节间有粉者。〔时珍曰〕竹惟江河之南甚多，故曰九河鲜有，五岭实繁。大抵皆土中苞笋，各以时而出。旬日落箨而成竹也。茎有节，节有枝；枝有节，节有叶。叶必三之，枝必两之。根下之枝，一为雄，二为雌，雌者生笋。其根鞭喜行东南，而宜死猫，畏皂刺、油麻。以五月十三日为醉日。六十年一花，花结实，其竹则枯。竹枯曰箹，竹实曰盦，小曰篠，大曰篠荡。其中皆虚，而有实心竹出滇广；其外皆圆，而有方竹出川蜀。其节或暴或无，或促或疏。暴节竹出蜀中，高节磈砢，即筇竹也。无节竹出溱州，空心直上，即通竹也。簹竹一尺数节，出荆南。笛竹一节尺余，出吴楚。箈簹竹一节近丈，出南广。其干或长或短，或巨或细。交广由吾竹长三四丈。其肉薄，可作屋柱。㦬竹大至数围，其肉厚，可为梁栋。永昌汉竹可为桶斛。等竹可为舟船。严州越王竹高止尺余。辰州龙丝竹细仅如针，高不盈尺。其叶或细或大。凤尾竹叶细三分。龙公竹叶若芭蕉，百叶竹一枝百叶。其性或柔或劲，或滑或涩。涩者可以错甲，谓之疗㦤。滑者可以为席，谓之桃枝。劲者可以为戈刀箭矢。谓之矛竹、箭竹、筋竹、石麻。柔者可为绳索，谓之蔓竹、弓竹、苦竹、把发。其色有青有黄，有白有赤，有乌有紫。有斑斑者驳文点染，紫者黯色黝然，乌者黑而害母，赤者厚而直，白者薄而曲，黄者如金，青者如玉。其别种有棘竹，一名笏竹，芒棘森然，大者围二尺，可御盗贼。棕竹一名实竹，其叶似棕，可为柱杖。慈竹一名义竹，丛生不散，人栽为玩。广人以筋竹丝为竹布。甚脆。

竹叶

【气味】苦，平，无毒。〔别录曰〕大寒。

【主治】咳逆上气，溢筋，急恶疡，杀小虫。本经。除烦热风痉，喉痹呕吐。别录。煎汤，熨霍乱转筋。时珍。

𥱾竹叶

【气味】辛，平、大寒，无毒。〔权曰〕甘，寒。

【主治】胸中痰热，咳逆上气。别录。吐血，热毒风，止消渴。压丹石毒。甄权。消痰，治热狂烦闷，中风失音不语。壮热头痛头风，止惊悸，温疫迷闷，妊妇头旋倒地，小儿惊痫天吊。大明。喉痹，鬼疰恶气，烦热，杀小虫。孟诜。凉心经，益元气，除热缓脾。元素。煎浓汁，漱齿中出血，洗脱肛不收。时珍。

苦竹叶

【气味】苦，冷，无毒。

【主治】口疮目痛，明目利九窍。别录。治不睡，止消渴，解酒毒，除烦热，发汗，疗中风喑哑。大明。杀虫。烧末，和猪胆，涂小儿头疮耳疮疥癣；和鸡子白，涂一切恶疮，频用取效。时珍。

【发明】〔弘景曰〕甘竹叶最胜。〔诜曰〕竹叶，𥱾、苦、淡、甘之外，余皆不堪入药，不宜人。淡竹为上，甘竹次之。〔宗奭曰〕诸竹笋性皆寒，故知其叶一致也。张仲景竹叶汤，惟用淡竹。〔元素曰〕竹叶苦平，阴中微阳。〔杲曰〕竹叶辛苦寒，可升可降，阳中阴也。其用有二：除新久风邪之烦热，止喘促气胜之上冲。

𥱾竹根

【主治】作汤，益气止渴，补虚下气。本经。消毒。别录。

淡竹根

【主治】除烦热，解丹石发热渴，煮汁服。藏器。消痰去风热，惊悸迷闷，小儿惊痫。大明。同叶煎汤，洗妇人子宫下脱。时珍。

甘竹根

【主治】煮汁服，安胎，止产后烦热。时珍。

苦竹根

【主治】下心肺五脏热毒气。锉一斤，水五升，煮汁一升，分三服。孟诜。

淡竹茹

【气味】甘，微寒，无毒。

【主治】呕啘，温气寒热，吐血崩中。别录。止肺痿唾血鼻衄，治五痔。甄权。

噎膈。孟诜。**伤寒劳复，小儿热痫，妇人胎动。**时珍。

苦竹茹

【主治】**下热壅。**孟诜。**水煎服，止尿血。**时珍。

箽竹茹

【主治】**劳热。**大明。

淡竹沥

【修治】〔机曰〕将竹截作二尺长，劈开。以砖两片对立，架竹于上。以火炙出其沥，以盘承取。〔时珍曰〕一法：以竹截长五六寸，以瓶盛，倒悬，下用一器承之。周围以炭火逼之，其油沥于器下也。

【气味】**甘，大寒，无毒。**〔时珍曰〕姜汁为之使。

【主治】**暴中风风痹，胸中大热，止烦闷，消渴，劳复。**别录。**中风失音不语，养血清痰，风痰虚痰在胸膈，使人癫狂，痰在经络四肢及皮里膜外，非此不达不行。**震亨。**治子冒风痉，解射罔毒。**时珍。

箽竹沥

【主治】**风痉。**别录。

苦竹沥

【主治】**口疮目痛，明目，利九窍。**别录。**功同淡竹。**大明。**治牙疼。**时珍。

慈竹沥

【主治】**疗热风，和粥饮服。**孟诜。

【发明】〔弘景曰〕凡取竹沥，惟用淡、苦、箽竹者。〔雷曰〕久渴心烦，直投竹沥。〔震亨曰〕竹沥滑痰，非助以姜汁不能行。诸方治胎产金疮口噤，与血虚自汗，消渴小便多，皆是阴虚之病，无不用之。产后不碍虚，胎前不损子。本草言其大寒，似与石膏、黄芩同类。而世俗因大寒二字，弃而不用。经云：阴虚则发热。竹沥味甘性缓，能除阴虚之有大热者。寒而能补，与薯蓣寒补义同。大寒言其功，非独言其气也。世人食笋，自幼至老，未有因其寒而病者。沥即笋之液也，又假于火而成，何寒如此之甚耶？但能食者用荆沥，不能食者用竹沥。〔时珍曰〕竹沥性寒而滑，大抵因风火燥热而有痰者宜之。若寒湿胃虚肠滑之人服之，则反伤肠胃。笋性滑利。多食泻人，僧家谓之刮肠篦，即此义也。丹溪朱氏谓大寒言其功不言其气，殊悖于理。谓大寒为气，何害于功？淮南子云：槁竹有火，不钻不然。今苗獠人以干竹片相戛取火，则竹性虽寒，亦未必大寒也。神仙传云：姜公服竹汁饵桂，得长生。盖竹汁性寒，以桂济之，亦与用姜汁佐竹沥之意相同。淡竹今人呼为水竹，有大小二种，此竹汁多而甘。沈存中言苦竹之外皆为淡竹，误矣。

竹笋见菜部。

慈竹箨

【主治】**小儿头身恶疮，烧散和油涂之。或入轻粉少许。**时珍。

竹实

【主治】**通神明，轻身益气。**本经。

【发明】〔别录曰〕竹实出益州。〔弘景曰〕竹实出蓝田。江东乃有花而无实，顷来斑斑有实，状如小麦，可为饭食。〔承曰〕旧有竹实，鸾凤所食。今近道竹间，时见开花小白如枣花，亦结实如小麦子，无气味而涩。江浙人号为竹米，以为荒年之兆，其竹即死，必非鸾凤所食者。近有余干人言：竹实大如鸡子，竹叶层层包裹，味甘胜蜜，食之令人心膈清凉，生深竹林茂盛蒙密处。顷因得之，但日久汁枯干而味尚存尔。乃知鸾凤所食，非常物也。〔时珍曰〕按陈藏器本草云：竹肉一名竹实，生苦竹枝上，大如鸡子，似肉脔，有大毒。须以灰汁煮二度，炼讫，乃依常菜茹食。炼不熟，则戟人喉出血，手爪尽脱也。此说与陈承所说竹实相似，恐即一物，但苦竹上者有毒尔。与竹米之竹实不同。

山白竹 即山间小白竹也。

【主治】烧灰，入腐烂痈疽药。时珍。

爆竹

【主治】辟妖气山魈。〔慎微曰〕李畋该闻集云：仲叟者，家为山魈所祟，掷石开户。畋令旦夜于庭中爆竹数十竿，若除夕然。其祟遂止。

竹黄 (宋开宝)

【释名】**竹膏**〔志曰〕天竺黄生天竺国。今诸竹内往往得之。人多烧诸骨及葛粉等杂之。〔大明曰〕此是南海边竹内尘沙结成者。〔宗奭曰〕此是竹内所生，如黄土着竹成片者。〔时珍曰〕按吴僧赞宁云：竹黄生南海镛竹中。此竹极大，又名天竹。其内有黄，可以疗疾。本草作天竺者，非矣。箣竹亦有黄。此说得之。

【气味】苦，寒，无毒。〔大明曰〕平。伏粉霜。

【主治】小儿惊风天吊，去诸风热，镇心明目，疗金疮滋养五脏。开宝。治中风痰坠，卒失音不语，小儿客忤痫疾。大明。制药毒发热。保升。

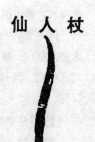

天竹黄

【发明】〔宗奭曰〕天竹黄凉心经，去风热。作小儿药尤宜，和缓故也。〔时珍曰〕竹黄出于大竹之津气结成，其气味功用与竹沥同，而无寒滑之害。

仙人杖

仙人杖 (宋嘉祐)

【集解】〔藏器曰〕此是笋欲成竹时立死者，色黑如漆，五六月收之。苦竹、桂竹多生此。别有仙人杖草，见草部。又枸杞亦名仙人杖，与此同名。

【气味】咸，平，无毒。〔大明曰〕冷。

【主治】哕气呕逆，小儿吐乳，大人吐食反胃，辟瘟，并水煮服之。藏器。小儿惊痫及夜啼，置身伴睡良。又烧为末，水服方寸匕，主痔病。忌牛肉。大明。煮汁服，下鱼骨鲠。时珍。

鬼齿（拾遗）

【释名】鬼针〔藏器曰〕此腐竹根先入地者。为其贼恶，故隐其名。草部亦有鬼针。

【气味】苦，平，无毒。

【主治】中恶注忤，心腹痛，煮汁服之。藏器。煮汁服，下骨鲠。烧存性，入轻粉少许，油调，涂小儿头疮。时珍。

木之六 （杂木类七种，附录二十种）

淮木 （本经下品）

【校正】并入别录有名未用城里赤柱。

【释名】百岁城中木本经、城里赤柱〔别录曰〕淮木生晋阳平泽。又云：城里赤柱生晋平阳。〔时珍曰〕按吴普本草，淮木生晋平阳、河东平泽，与别录城里赤柱出处及主治相同，乃一物也。即古城中之木，晋人用之，故云生晋平阳及河东。今并为一，但淮木字恐有差讹耳。

【气味】苦。平，无毒。〔别录曰〕辛。〔普曰〕神农、雷公：无毒。

【主治】久咳上气，伤中虚赢。本经。女子阴蚀漏下，赤白沃。城里赤柱：疗妇人漏血，白沃阴蚀，湿痹邪气，补中益气。并别录。煮汤服，主难产。杜正伦。

城东腐木 （别录有名未用）

【校正】并入拾遗腐木、地主二条。

【释名】地主〔藏器曰〕城东腐木，即城东古木在土中腐烂者，一名地主。城东者，犹东墙土之义也。杜正伦方：用古城柱木煮汤服，治难产。即其类也。

【气味】咸，温，无毒。〔藏器曰〕平。

【主治】心腹痛，止泄、便脓血。别录。主鬼气心痛，酒煮一合服。蜈蚣咬者，取腐木渍汁涂之，亦可研末和醋傅之。藏器。凡手足掣痛，不仁不随者，朽木煮汤，热渍痛处，甚良。时珍。

东家鸡栖木 （拾遗）

【释名】〔时珍曰〕酉阳杂俎作东门鸡栖木。

【主治】无毒。主失音不语，烧灰，水服，尽一升效。藏器。

古厕木 (拾遗)　厕筹附

【主治】鬼魅传尸温疫，魍魉神祟，以太岁所在日时，当户烧熏。又熏杖疮，令冷风不入。藏器。

【附录】厕筹：主难产及霍乱身冷转筋，中恶鬼气。并于床下烧取热气彻上，此物虽微，其功可录。藏器。

古榇板 (拾遗)

【集解】〔藏器曰〕此古冢中棺木也。弥古者佳，杉材最良。千岁者通神，宜作琴底。尔雅注云：杉木作棺，埋之不腐。

【主治】无毒。主鬼气注忤中恶，心腹痛，背急气喘，恶梦悸，常为鬼神所祟挠者。水及酒和东引桃枝煎服，当得吐下。藏器。

震烧木 (拾遗)

【释名】霹雳木〔时珍曰〕此雷所击之木也。方士取刻符印，以召鬼神。周日用注博物志云：用击鸟影，其鸟必自堕也。

【主治】火惊失心，煮汁服之。又挂门户，大厌火灾。藏器。

河边木 (拾遗)

【主治】令人饮酒不醉。五月五日，取七寸投酒中二遍，饮之，必能饮也。藏器。

附录诸木 (一十九种)

新雉木〔别录曰〕味苦，香，温，无毒。主风眩痛，可作沐药。七月采，阴干。实如桃。

合新木〔别录曰〕味辛，平，无毒。解心烦，止疮痛。生辽东。

俳蒲木〔别录曰〕味甘，平，无毒。主少气，止烦。生陵谷。叶如柰。实赤，三棱。

遂阳木〔别录曰〕味甘，无毒。主益气。生山中。如白杨叶。三月实，十月熟赤可食。

学木核〔别录曰〕味甘，寒，无毒。主胁下留饮，胃气不平，除热。如蕤核。五月采，阴干。

桏（音荀）核〔别录曰〕味苦。疗水，身面痈肿。五月采。

木核〔别录曰〕疗肠澼。花：疗不足。子：疗伤中。根：疗心腹逆气，止渴。十月采。

荻皮〔别录曰〕味苦。止消渴白虫，益气。生江南。如松叶，有别刺。实赤黄。十月采。

栅木皮〔恂曰〕味苦，温，无毒。主霍乱吐泻，小儿吐乳，暖胃正气。并宜水煎服。按广志云：生广南山野。其树如桑。

乾陀木皮〔恂曰〕按西域记云：生西国。彼人用染僧褐，故名。乾陀，褐色也。树大皮厚，叶如樱桃。安南亦有。温，平，无毒。主癥瘕气块，温腹暖胃，止呕逆，并良。破宿血，妇人血闭，腹内血块，酒煎服之。

马疡木根皮〔藏器曰〕有小毒。主恶疮，疥癣有虫。为末，和油涂之。出江南山谷。树如枥也。

角落木皮〔藏器曰〕味苦，温，无毒。主赤白痢，煮汁服之。生江西山谷。似茱萸独茎也。

芙树〔藏器曰〕有大毒。主风痹偏枯，筋骨挛缩瘫缓，皮肤不仁疼冷等。取枝叶捣碎，大甑蒸热，铺床上卧之，冷更易。骨节间风尽出，当得大汗。用补药及羹粥食之。慎风冷劳复。生江南深山。叶长厚，冬月不凋。山人识之。

白马骨〔藏器曰〕无毒。主恶疮。和黄连、细辛、白调、牛膝、鸡桑皮、黄荆等，烧末淋汁。取治瘰疬恶疮，蚀息肉。白癜风，揩破涂之。又单取茎叶煮汁服，止水痢。生江东。似石榴而短小，对节。

慈母枝叶〔藏器曰〕炙香作饭，下气止渴，令人不睡。主小儿痰痞。生山林间。叶如樱桃而小，树高丈余。山人并识之。

黄屑〔藏器曰〕味苦，寒，无毒。主心腹痛，霍乱破血，酒煎服之。酒疸目黄，及野鸡病，热痢下血，并水煮服之。从西南来者，并作屑，染黄用之。树如檀。

那耆悉〔藏器曰〕味苦，寒，无毒。主结热热黄，大小便涩赤，丹毒诸热，明目。取汁洗目，主赤烂热障。生西南诸国。一名龙花。

帝休〔藏器曰〕主不愁，带之愁自销。生少室山、嵩高山。山海经云：少室山有木名帝休，其枝五衢，黄花黑实，服之不愁。今嵩山应有此木，人未识。固宜求之，亦如萱草之忘忧也。

大木皮〔颂曰〕生施州。四时有叶无花，树。之大小不定。其皮味苦，涩，性温，无毒。采无时。土人与苦桃皮、樱桃皮，三皮刮洗净，焙干，等分捣罗。酒服一钱，治一切热毒气。服食无忌。

第三十八卷服器部一、二目录

李时珍曰：敝帷敝盖，圣人不遗，木屑竹头，贤者注意，无弃物也。中流之壶拯溺，雪窖之毡救危，无微贱也。服帛器物，虽属尾琐，而仓猝值用，亦奏奇功，岂可藐视而漫不经神耶？旧本散见草、木、玉石、虫鱼、人部。今集其可备医用者，凡七十九种，为服器部。分为二部：曰服帛，曰器物。草部十六种，木部十九种，玉石部二种，虫鱼部五种，人部一种，共四十三种。

《名医别录》三种梁·陶弘景注

《唐本草》唐·苏恭

《本草拾遗》三十五种唐·陈藏器

《药性本草》一种唐·甄权

《开宝本草》一种宋·马志

《嘉祐本草》一种宋·掌禹锡

《本草纲目》三十五种明·李时珍

【附注】魏吴《普本草》

唐·李珣《海药》

蜀·韩保升《重注》

宋·苏颂《图经》

宋·唐慎微《证类》

寇宗奭衍义

元·朱震亨《补遗》

服器之一　　(服帛类二十五种)

锦拾遗

绢纲目

帛拾遗

布拾遗

绵拾遗

裈裆拾遗　月经衣附

服器之二 （器物类五十四种）

上附方旧十六，新六十六。

第三十八卷服器部一、二

服器之一 <small>(服帛类二十五种)</small>

锦 <small>(拾遗)</small>

【释名】〔时珍曰〕锦以五色丝织成文章，故字从帛，从金，谐声，且贵之也。禹贡·兖州"厥筐织文"是也。

【主治】故锦：煮汁服，疗蛊毒。烧灰，傅小儿口中热疮。藏器。烧灰，主失血、下血、血崩，金疮出血，小儿脐疮湿肿。时珍。

绢 <small>(纲目)</small>

【释名】〔时珍曰〕绢，疏帛也。生曰绢，熟曰练。入药用黄丝绢，乃蚕吐黄丝所织，非染色也。

【主治】黄丝绢：煮汁服，止消渴，产妇脬陨，洗痘疮溃烂。烧灰，止血痢、下血、吐血、血崩。时珍。

绯绢：烧灰，入疟药。时珍。

帛 <small>(拾遗)</small>

【释名】〔时珍曰〕素丝所织，长狭如巾，故字巾白中。厚者曰缯，双丝者曰缣。后人以染丝造之，有五色帛

【主治】绯帛：烧研，傅初生儿脐未落时，肿痛，又疗恶疮疔肿，诸疮有根者，入膏用为上。仍以掌大一片，同露蜂房、棘刺钩、烂草节、乱发等分烧研。空腹服方寸匕。藏器。主坠马及一切筋骨损。好古。烧研，疗血崩，金疮出血，白驳风。时珍。

五色帛：主盗汗，拭干讫，弃道头。藏器。

布（拾遗）

【释名】〔时珍曰〕布有麻布、丝布、木绵布。字从手，从巾，会意也。

【主治】新麻布：能逐瘀血，妇人血闭腹痛、产后血痛。以数重包白盐一合，煅研，温酒服之。旧麻布：同旱莲草等分，瓶内泥固煅研。日用揩齿，能固牙乌须。时珍。

白布：治口唇紧小，不能开合饮食。不治杀人。作大炷安刀斧上，烧令汗出，拭涂之，日三五度。仍以青布烧灰，酒服。时珍。

青布：解诸物毒，天行烦毒，小儿寒热丹毒，并水渍取汁饮之。浸汁和生姜汁服，止霍乱。烧灰，傅恶疮经年不瘥者，及灸疮止血，令不伤风、水。烧烟，熏嗽，杀虫，熏虎狼咬疮。能出水毒。入诸膏药，疗疔肿、狐尿等恶疮。藏器。烧灰酒服，主唇裂生疮口臭。仍和脂涂之，与蓝靛同功。时珍。

绵（拾遗）

【集解】〔时珍曰〕古之绵絮，乃茧丝缠延，不可纺织者。今之绵絮，则多木绵也。入药仍用丝绵。

【主治】新绵：烧灰，治五野鸡病，每服酒二钱。衣中故绵絮：主下血，及金疮出血不止，以一握煮汁服。藏器。绵灰：主吐血衄血，下血崩中，赤白带下，疳疮脐疮，聤耳。时珍。

裈裆（拾遗）

【释名】裤纲目、犊鼻纲目、触衣纲目、小衣〔时珍曰〕裈亦作裈，亵衣也。以浑复为之，故曰裈。其当隐处者为裆，缝合者为裤，短者为犊鼻。犊鼻，穴名也，在膝下。

【主治】洗裈汁：解毒箭并女劳复。别录。阴阳易病，烧灰服之。并取所交女人衣裳覆之。藏器。主女劳疸，及中恶鬼忤。时珍。

【发明】〔时珍曰〕按张仲景云：阴阳易病，身体重，少气，腹里急。或引阴中拘急，热上冲胸，头重不欲举，眼中生花，膝胫拘急者，烧裈散主之。取中裈近隐处烧灰，水服方寸匕，日三服。小便即利，阴头微肿则愈。男用女，女用男。成无己解云：此以导阴气也。童女者尤良。

【附录】月经衣见人部天癸下。

汗衫 （纲目）

【释名】中单纲目、**禈裆羞袒**〔时珍曰〕古者短襦为衫，今谓长衣亦曰衫矣。王睿炙鳜子云：汉王与项羽战，汗透中单，改名汗衫。刘熙释名云：汗衣诗谓之泽，或曰鄙袒，或曰羞袒。用六尺裁，足覆胸背。言羞鄙于袒，故衣此尔。又前当胸，后当背，故曰袖裲裆。

【主治】卒中忤恶鬼气，卒倒不知人。逆冷，口鼻出清血，或胸胁腹内绞急切痛，如鬼击之状，不可按摩，或吐血衄血。用久垢汗衫烧灰，百沸汤或酒服二钱。男用女，女用男。中衬衣亦可。时珍。

孝子衫 （拾遗）

【释名】〔时珍曰〕枲麻布所为者。
【主治】面皯，烧灰傅之。藏器。
帽：主鼻上生疮，私窃拭之，勿令人知。时珍。

病人衣 （纲目）

【主治】天行疫瘟。取初病人衣服。于甑上蒸过，则一家不染。时珍。

衣带 （拾遗）

【主治】妇人难产及日月未至而产。临时取夫衣带五寸，烧为末，酒服之。棍带最佳。藏器。**疗小儿下痢客忤，妊妇下痢难产。**时珍。

头巾 （纲目）

【释名】〔时珍曰〕古以尺布裹头为巾。后世以纱、罗、布、葛缝合，方者曰巾，圆者曰帽，加以漆制曰冠。又束发之帛曰帩，覆发之巾曰帻，罩发之络曰网巾，近制也。
【主治】故头巾：治天行劳复后渴。取多腻者浸汁，暖服一升。时珍。千金方。

幞头 （纲目）

【释名】〔时珍曰〕幞头，朝服也。北周武帝始用漆纱制之，至唐又有纱帽之制，逮今用之。

【主治】烧烟，熏产后血运。烧灰水服。治血崩及妇人交肠病。时珍。

【发明】〔时珍曰〕按陈总领方，治暴崩下血，琥珀散用漆纱帽灰，云取阳气冲上之义。又夏子益奇疾方云：妇人因生产，阴阳易位，前阴出粪，名曰交肠病。取旧幞头烧灰，酒服。仍间服五苓散分利之。如无幞头，凡旧漆纱帽皆可代之。此皆取漆能行败血之义耳。

皮巾子（纲目）

【主治】下血及大风疠疮。烧灰入药。时珍。

皮腰袋（纲目）

【主治】大风疠疮。烧灰入药。时珍。

缴脚布（拾遗）

【释名】〔时珍曰〕即裹脚布也。李斯书云“天下之士裹足不入秦”，是矣。古名行縢。

【主治】无毒。主天行劳复，马骏风黑汗出者。洗汁服之。多垢者佳。藏器。妇人欲回乳。用男子裹足布勒住，经宿即止。时珍。

败天公（别录下品）

【释名】笠〔弘景曰〕此乃人所戴竹笠之败者。取竹烧灰用。〔时珍曰〕笠乃贱者御雨之具。以竹为胎，以箬叶夹之。穹天论云：天形如笠，而冒地之表。则天公之名。盖取于此。近代又以牛马尾、棕毛、皂罗漆制以蔽日者，亦名笠子，乃古所谓褦襶子者也。

【主治】平。主鬼疰精魅，烧灰酒服。别录。

故蓑衣（拾遗）

【释名】袯襫音泼适。〔时珍曰〕蓑草结衣，御雨之具。管子云：农夫首戴茅蒲，身服袯襫。即此也。

【主治】蠼螋溺疮，取故蓑衣结烧灰，油和傅之。藏器。

毡屉 (音替 纲目)

【释名】屟音替。韈音孌。〔时珍曰〕凡履中荐，袜下毡，皆日屟，可以代替也。

【主治】瘰疬。烧灰五匕，酒一升和，平旦向日服，取吐良。思邈。

皮尺 (纲目)

【释名】靴〔时珍曰〕尺，皮履也，所以华足，散字从革、华。刘熙释名云尺，跨也。便于跨马也。本胡服。赵武灵王好着短靿尺，后世乃作长靿尺。入药当用牛皮者。

【主治】癣疮，取旧尺底烧灰，同皂矾末掺之。先以葱椒汤洗净。时珍。

麻鞋 (唐本草)

【释名】履纲目、扉音费。靸音先立切。〔时珍曰〕鞋，古作鞵，即履也。古者以草为屦，以帛为履。周人以麻为鞋。刘熙释名云：鞋者解也，缩其上，易舒解也。履者礼也。饰足为礼也。靸者袭也。履头深袭覆足也。皮底日扉，扉者皮也。木底日舄，干腊不畏湿也。入药当用黄麻、苎麻结者。

【主治】旧底洗净煮汁服，止霍乱吐下不止，及食牛马肉毒，腹胀吐利不止，又解紫石英发毒。苏恭。煮汁服，止消渴。时珍。

草鞋 (拾遗)

【释名】草履纲目、属音跷。不借纲目、千里马〔时珍曰〕世本言黄帝之臣始作屦，即今草鞋也。刘熙释名云：屦者拘也，所以拘足也，属者跷也，着之跷跷轻便也。不借者，贱而易得，不假借人也。

【主治】破草鞋，和人乱发烧灰，醋调，傅小儿热毒游肿。藏器。催生，治霍乱。时珍。

屐屟鼻绳 (唐本草)

【释名】木屐〔时珍曰〕屐乃木履之下有齿者，其施铁者曰屩（音局）。刘熙释名云：屐傍者支也，支以踏泥也。〔志曰〕别本注云：屐屟，江南以桐木为底，用蒲为靸，麻穿其鼻，江北不识也。久着断烂者，乃堪入药。

【主治】哽咽，心痛，胸满，烧灰水服。唐本。

自经死绳 <small>(拾遗)</small>

【主治】卒发狂颠，烧末，水服三指撮。陈蒲煮汁服亦佳。藏器。

【发明】〔时珍曰〕按张耒明道志云：蕲水一富家子，游倡宅，惊走仆于刑人尸上，大骇发狂。明医庞安常取绞死囚绳烧灰，和药与服，遂愈。观此则古书所载冷僻之物，无不可用者，在遇圆机之士耳。

灵床下鞋 <small>(拾遗)</small>

【主治】脚气。藏器。

死人枕席 <small>(拾遗)</small>

【主治】尸疰、石蛔。又治疣目，以枕及席拭之二七遍令烂，去疣。藏器。疗自汗盗汗，死人席缘烧灰，煮汁浴身，自愈。时珍。圣惠方。

【发明】〔藏器曰〕有妪人患冷滞，积年不瘥。宋徐嗣伯诊之，曰：此尸疰也。当以死人枕煮服之，乃愈。于是往古冢中取枕，枕已一边腐缺。妪服之，即瘥。张景声十五岁，患腹胀面黄，众药不能治，以问嗣伯。嗣伯曰：此石蛔尔，极难疗，当取死人枕煮服之。得大蛔虫，头坚如石者五六升，病即瘥。沈僧翼患眼痛，又多见鬼物。嗣伯曰：邪气入肝，可觅死人枕煮服之，竟可埋枕于故处。如其言，又愈。王晏问曰：三病不同，皆用死人枕而俱瘥，何也？答曰：尸疰者，鬼气也，伏而未起，故令人沉滞。得死人枕治之，魂气飞越，不复附体，故尸疰自瘥。石蛔者，医疗既僻，蛔虫转坚，世间药不能遣，须以鬼物驱之，然后乃散，故用死人枕煮服之。邪气入肝，则使人眼痛而见魁魁，须邪物以钩之，故用死人枕之气。因不去之，故令埋于故处也。〔时珍曰〕按谢士泰删繁方：治尸疰，或见尸，或闻哭声者。取死人席（新棺内余，弃路上者）一虎口（长三寸），水三升，煮一升服，立效。此即用死人枕之意也，故附之。

服器之二 <small>(器物类五十四种)</small>

纸 <small>(纲目)</small>

【释名】〔时珍曰〕古者编竹炙青书字，谓之汗青，故简策字皆从竹。至秦汉间以缯帛书事，谓之幡纸，故纸字从系，或从巾也。从氏，谐声也。刘熙释名云：纸者砥也。其平如砥也。东汉和帝时，耒阳蔡伦始采树皮、故帛、鱼网、麻缯，煮烂造纸，天下乃通用之。苏易简纸谱云：蜀人以麻，闽人以嫩竹，北人以桑皮，剡溪以藤，海人以苔，浙人以麦秸、稻秆，吴人以茧，楚人以楮为纸。又云，凡烧药，以墨涂纸裹药，最能拒火。药品中有闪刀纸，乃折纸之际，一角叠在纸中，匠人不知漏裁者，医人取入药用。今方中未见用此。何欤？

【气味】诸纸：甘，平，无毒。

【主治】楮纸：烧灰，止吐血、衄血、血崩，金疮出血。时珍。

竹纸：包犬毛烧末，酒服，止疟。圣惠。

藤纸：烧灰，傅破伤出血，及大人小儿内热，衄血不止。用故藤纸（瓶中烧存性）二钱，入麝香少许。酒服。仍以纸捻包麝香，烧烟熏鼻。时珍。

草纸：作捻，纴痛疽，最拔脓。蘸油燃灯，照诸恶疮浸淫湿烂者，出黄水，数次取效。时珍。

麻纸：止诸失血，烧灰用。时珍。

纸钱：主痈疽将溃，以筒烧之，乘热吸患处。其灰止血。其烟久嗅，损人肺气。时珍。

青纸 （纲目）

【主治】妒精疮，以唾粘贴，数日即愈，且护痛也。弥久者良。上有青黛，杀虫解毒。时珍。

印纸 （拾遗）

【主治】妇人断产无子，剪有印处烧灰，水服一钱匕效。藏器。

桐油伞纸 （纲目）

【主治】蛀干阴疮。烧灰，出火毒一夜，傅之，便结痂。时珍。

历日 （纲目）

【集解】〔时珍曰〕太昊始作历日，是有书。礼记：十二月天于颁朔于诸侯。

【主治】邪疟。用隔年全历，端午午时烧灰，糊丸梧子大。发日早用无根水，下五十丸。卫生易简方。

钟馗 <small>(纲目)</small>

【集解】〔时珍曰〕逸史云：唐高祖时，钟馗应举不第，触阶而死。后明皇梦有小鬼盗玉笛，一太鬼（破帽蓝袍）捉鬼啖之。上问之。对曰：臣终南山进士钟馗也。蒙赐袍带之葬，誓除天下虚耗之鬼。乃命吴道子图象，传之天下。时珍谨按尔雅云：中馗，菌名也。考工记注云：终葵，椎名也。似菌椎形，椎似菌形，故得同称。俗画神执一椎击鬼，故亦名中馗。好事者因作钟馗传，言是未第进士，能啖鬼。遂成故事，不知其讹矣。

【主治】辟邪止疟。时珍

桃符 <small>(药性)</small>

【集解】〔时珍曰〕风俗通云：东海度朔山有大桃，蟠屈千里。其北有鬼门，二神守之，曰神荼、郁垒，主领众鬼。黄帝因立桃板于门，画二神以御凶鬼。典术云：桃乃西方之木，五木之精。仙木也。味辛气恶，故能厌伏邪气，制百鬼。今人门上用桃符辟邪，以此也。

【主治】中恶，精魅邪气，煮汁服。甄权。

【发明】〔时珍曰〕钱乙小儿方有桃符圆，疏取积热及结胸。用巴豆霜、黄柏、大黄各一钱一字，轻粉、硇砂各半钱，为末，面糊丸粟米大。量大小，用桃符汤下。无则以桃枝代之。盖桃性快利大肠，兼到厌伏邪恶之义耳。

桃橛 <small>(拾遗)</small>

【释名】桃杙〔时珍曰〕橛音厥，即杙也。人多削桃木钉于地上以镇家宅。三载者尤良。许慎云：羿死于桃棓。棓，杖也。故鬼畏桃，而今人以桃梗作杙橛，以辟鬼也。礼记云：王吊则巫祝以桃茢前引，以辟不祥。茢者，桃枝作帚也。博物志云：桃根为印，可以召鬼。甄异录云：鬼但畏东南桃枝尔。观诸说，则桃之辟鬼祟痊忤，其来有由矣。

【主治】卒心腹痛，鬼疰，破血，辟邪恶气，胀满，煮汁服之，与桃符同功。藏器。风虫牙痛，烧取汁，少少纳孔中，以蜡锢之。时珍。

救月杖 <small>(拾遗)</small>

【集解】〔藏器曰〕即月食时，救月，击物木也。

【主治】月蚀疮及月割耳，烧为灰。油和傅之。藏器。乃治罿之神药。思邈。

拨火杖 (拾遗)

【释名】火槽头拾遗、火柴头〔时珍曰〕拨火之杖，烧残之柴，同一理。

【主治】蝎螫，以横井上立愈。其上立炭，刮傅金疮，止血生肉。带之，辟邪恶鬼。带火纳水底，取得水银着出。藏器。止小儿惊忤夜啼。时珍。

吹火筒 (纲目)

【主治】小儿阴，被蚯蚓呵肿，令妇人以筒吹其肿处，即消。时珍。

凿柄木 (拾遗)

【释名】千椎草纲目。

【主治】难产。取入铁孔中木，烧末酒服。藏器。刺在肉中，烧末，酒服二方寸匕。思邈。

【发明】〔时珍曰〕女科有千锥草散：用凿柄承斧处打卷者，烧灰，淋汁饮。李魁甫言其有验，此亦取下往之义耳。

铁椎柄 (拾遗)

【主治】鬼打，及强鬼排突人中恶者，和桃奴、鬼箭等，作丸服之。藏器。〔时珍曰〕务成子治瘟疾鬼病，萤火丸中亦用之。

铳楔 (纲目)

【主治】难产，烧灰酒服。又辟忤恶邪气。时珍。

刀鞘 (拾遗)

【主治】鬼打卒得，取二三寸烧末，水服。腰刀者弥佳。藏器。

马鞭 (纲目)

【释名】马策〔时珍曰〕竹柄编革为之，故鞭从革便，策从竹束，会意。

【主治】马汗气入疮或马毛入疮，肿毒烦热，入腹杀人，烧鞭皮末，和膏傅之。又治狐尿刺疮肿痛，取鞭稍二寸，鼠屎二七枚，烧研，和膏傅之。时珍。

箭笴及镞 (拾遗)

【释名】〔时珍曰〕扬雄方言云：自关而东谓之矢，自关而西谓之箭，江淮之间谓之镞。刘熙释名云：矢又谓之镝。本曰足，末曰栝、体曰干，旁曰羽。

【主治】妇人产后腹中㽱，密安所卧席下，勿令妇知。藏器。刺伤风水，刮箭下漆涂之。又主疔疮恶肿，刮箭笴茹作炷，灸二七壮。时珍。

弓弩弦 (别录下品)

【释名】〔时珍曰〕黄帝时始作弓（有臂者曰弩），以木为干，以丝为弦。

【气味】平，无毒。〔权曰〕微寒。

【主治】难产，胞不出。别录。鼻衄及口鼻大衄不止，取折弓弦烧灰，同枯矾等分吹之，即止。时珍。

【发明】〔弘景曰〕产难，取弓弩弦以缚腰，及烧弩牙纳酒中饮之，皆取发放快速之义。〔时珍曰〕弓弩弦催生，取其速离也。折弓弦止血，取其断绝也。礼云：男子生，以桑弧、蓬矢射天地四方。示男子之事也。巢元方论胎教云：妊娠三月。欲生男，宜操弓矢，乘牡马。孙思邈千金方云：妇人始觉有孕，取弓弩弦一枚，缝袋盛，带左臂上，则转女为男。房室经云：凡觉有娠，取弓弩弦缚妇人腰下，满百日解却。此乃紫宫玉女秘传方也。

纺车弦 (纲目)

【主治】坐马痈，烧灰傅之。时珍。凡人逃走，取其发于纬车上逆转之，则迷乱不知所适。藏器。

梭头 (拾遗)

【主治】失音不语，病吃者，刺手心令痛即语。男左女右。藏器。

连枷关 _(纲目)

【主治】转胞，小便不通，烧灰水服。时珍。千金方。

楤担尖 _(纲目)

【主治】肠痈已成，取少许烧灰，酒服，当作孔出脓。思邈。

梳篦 _(拾遗)

【释名】栉篦〔时珍曰〕刘熙释名云：梳，其齿疏通也。篦，其齿细密相比也。栉，其齿连节也。赫连氏始作之。

【主治】虱病煮汁服之，及活虱入腹为病成癥瘕者。藏器。主小便淋沥，乳汁不通，霍乱转筋，噎塞。时珍。

针线袋 _(拾遗)

【主治】痔疮，用二十年者，取袋口烧灰，水服。又妇人产后肠中痒不可忍，密安所卧褥下，勿令知之。凡人在牢狱日，经赦得出，就于囚枷上，取线为囚缝衣，令人犯罪经恩也。藏器。

蒲扇 _(拾遗)

【释名】箑〔时珍曰〕上古以羽为扇，故字从羽。后人以竹及纸为箑，故字从竹。扬雄方言云：自关而东谓之箑，自关而西谓之扇，东人多以蒲为之，岭南以蒲葵为之。

【主治】败蒲扇灰和粉，粉身止汗，弥败者佳。新造屋柱下四隅埋之，蚊永不入。藏器。烧灰酒服一钱，止盗汗，及妇人血崩，月水不断。时珍。

蒲席 _(别录中品)

【释名】荐〔弘景曰〕蒲席惟船家用之，状如蒲帆。人家所用席，皆是菅草，而席多是蒲也。方家烧用。〔恭曰〕席、荐皆人所卧，以得人气为佳，不论荐、席也。青齐间人谓蒲荐为蒲

席，亦曰蒲篛（音合），谓藁作者为荐。山南、江左机上织者为席，席下重厚者为荐。〔时珍曰〕
席、荐皆以蒲及稻藁为之，有精粗之异。吴人以龙须草为席。

【主治】败蒲席：平。主筋溢恶疮。别录。单用破血。从高坠下，损瘀在腹刺
痛，取久卧者烧灰，酒服二钱。或以蒲黄、当归、大黄、赤芍药、朴消，煎汤调服。
血当下。甄权。

编荐索：烧研，酒服二指撮，治霍乱转筋入腹。藏器。

寡妇荐：治小儿吐利霍乱，取二七茎煮汁服。藏器。

簟（纲目）

【释名】籧篨筕箈笋席〔时珍曰〕簟可延展，放字从竹、覃。覃，延长也。

【主治】蜘蛛尿、蠼螋尿疮，取旧者烧灰傅之。时珍。

帘箔（宋嘉祐）

【释名】〔时珍曰〕其形方廉而薄，故曰廉、曰箔，以竹及苇芒编成。其帛幕曰幜。〔藏器
曰〕今东人多以芒草为箔，入药用弥久着烟者佳。

败芒箔

【主治】无毒。主产妇血满腹胀痛，血渴，恶露不尽，月闭，下恶血，止好血，
去鬼气疰痛癥结，酒煮服之。亦烧末，酒服。藏器。

箔经绳

【主治】痈疽有脓不溃，烧研，和腊猪脂傅下畔，即溃，不须针灸。时珍。千
金方。

厕屋户帘

【主治】小儿霍乱，烧灰，饮服一钱。时珍。外台秘要。

漆器（纲目）

【主治】产后血运，烧烟熏之即苏。又杀诸虫。时珍。

研朱石槌（拾遗）

【主治】妒乳，煮热熨乳上，以二槌更互用之，数十遍，热彻取瘥。藏器。

灯盏 <small>（纲目）</small>

【释名】缸。

【主治】上元盗取富家灯盏，置床下，令人有子。时珍。韵府。

灯盏油 <small>（纲目）</small>

【释名】灯窝油。

【气味】辛，苦，有毒。

【主治】一切急病，中风、喉痹、痰厥，用鹅翎扫入喉内，取吐即效。又涂一切恶疮疥癣。时珍。

车脂 <small>（宋开宝）</small>

【校正】并入缸中膏。

【释名】车毂脂纲目、**轴脂**纲目、**辖脂**纲目、**缸膏**音公〔时珍曰〕毂即轴也。辖即缸也。乃裹轴头之铁也，频涂以油，则滑而不涩。史记"齐人嘲淳于髡为炙毂輠"即此，今云油滑是矣。

【气味】辛，无毒。

【主治】卒心痛，中恶气，以热酒服之。中风发狂，取膏如鸡子大，热醋搅消服。又主妇人妒乳、乳痈，取脂熬热涂之，并和热酒服。开宝。去鬼气、温酒烊热服。藏器。治霍乱、中蛊、妊娠诸腹痛，催生，定惊，除疟，消肿毒诸疮。时珍。

败船茹 <small>（音如　别录下品）</small>

【集解】〔弘景曰〕此是大艑舱刮竹茹以补漏处者。〔时珍曰〕古人以竹茹。今人只以麻筋和油石灰为之。

【主治】平。疗妇人崩中，吐血、痢血不止。别录。治金疮，刮败船茹灰傅之。功同牛胆石灰。苏颂。

故木砧 <small>（拾遗）</small>

【释名】百味拾遗椹几。

几上屑

【主治】吻上馋疮，烧末傅之。藏器。

砧上垢

【主治】卒心腹痛。又凡人病后食、劳复，取当时来参病人行止脚下土一钱许（男左女右），和垢及鼠头一（或鼠屎三七）枚煮服，神效。藏器。干霍乱，不吐不利，烦胀欲死，或转筋入腹，取屠儿几垢一鸡子大，温酒调服，得吐即愈。又主唇疮、耳疮。虫牙。时珍。

杓 _(音妁　拾遗)

【释名】〔时珍曰〕木曰杓，瓠曰瓢。杓者勺也，瓢者漂也。

【主治】人身上结筋，打之三下，自散。藏器。

瓠瓢见菜部。

筯 _(拾遗)

【释名】箸〔时珍曰〕古箸以竹，故字从竹。近人兼用诸木及象牙为之矣。

【主治】吻上咽口疮，取筯头烧灰傅之。又狂狗咬者，乞取百家筯，煎汁饮。藏器。咽喉痹塞，取漆筯烧烟。含咽烟气入腹，发咳即破。时珍。

甑 _(唐本草)

【校正】并入拾遗瓦甑、故甑蔽。

【集解】〔时珍曰〕黄帝始作甑、釜。北人用瓦甑，南人用木甑，夷人用竹甑。术家云：凡甑鸣、釜鸣者，不得惊怖。但男作女拜，女作男拜，即止，亦无殃咎。类从相感志云：瓦甑之契，投枭自止。注云：取甑书"契"字，置墙上，有枭鸣时投之，自止也。

瓦甑

【主治】魇寐不寤，取覆人面，疾打破之。藏器。

甑垢（一名阴胶）

【主治】口舌生疮，刮傅之。时珍。

【发明】〔时珍曰〕雷氏炮炙论序云：知疮所在，口点阴胶。注云：取甑中气垢少许于口中，即知脏腑所起，直彻至患处，知痛所在，可医也。

甑带

【气味】辛，温，无毒。

【主治】煮汁服，除腹胀痛，脱肛，胃反，小便失禁、不通及淋，中恶尸注。烧灰，封金疮，止血，止痛，出刃。苏恭。主大小便不通，疟疾，妇人带下，小儿脐疮，重舌夜啼，瘨风白驳。时珍。

【发明】〔志曰〕江南以蒲为甑带，取久用败烂者用之。取其久被蒸气，故能散气也。

故甑蔽拾遗　或作闭。

【主治】无毒。主石淋，烧研，水服三指撮。又主盗汗。藏器。烧灰，水服三撮，治喉闭咽痛及食复，下死胎。时珍。

【发明】〔时珍曰〕甑蔽通气，理似优于甑带。雷氏炮炙论序云：弊箄淡卤。注云：常使旧甑中箄，能淡盐味。此物理之相感也。

锅盖（纲目）

【主治】牙疳、阴疽，取黑垢，同鸡膍胵黄皮灰、蚕茧灰、枯矾等分为末，米泔洗后频傅之。时珍。

饭箩（拾遗）

【释名】筐〔藏器曰〕以竹为之，南方人谓之筐。
【主治】时行病后食、劳复，烧取方寸匕，水服。藏器。

蒸笼（拾遗）

【主治】取年久竹片，同弊帚扎缚草、旧、麻鞋底系及蛇蜕皮，烧灰，擦白癜风。时珍。圣惠方。

炊单布（纲目）

【主治】坠马，及一切筋骨伤损，张仲景方中用之。时珍。

【发明】〔时珍曰〕按王玙百一选方云：一人因开甑，热气蒸面，即浮肿眼闭，一医以意取久用炊布为末，随傅随消。盖此物受汤上之气多，故用此引出汤毒。亦犹盐水取咸味，以类相感也。

故炊帚 （拾遗）

【主治】人面生白驳，以月食夜，和诸药烧灰，苦酒调傅之。藏器。

弊帚 （纲目）

【释名】慧〔时珍曰〕许慎说文云"帚从手持巾"，以扫除也。竹帚曰慧。凡竹枝、荆苕、黍秫、茭蒲、芒草、落帚之类，皆可为帚也。

【主治】白驳癜风，烧灰入药。时珍。

簸箕舌 （纲目）

【释名】〔时珍曰〕簸扬之箕也。南人用竹，北人用杞柳为之。

【主治】重舌出涎，烧研，酒服一钱。又主月水不断。时珍。千金、圣惠方。

竹篮 （拾遗）

【释名】〔藏器曰〕竹器也。

【主治】取耳烧灰，傅狗咬疮。藏器。

鱼笱 （纲目）

【释名】〔时珍曰〕欧阳询初学记云：取鱼之器曰笱（音苟），籍（音留），曰罟（音孤），曰簎（音罩），曰篧（音抄）。

【主治】旧笱须：疗鱼骨哽。烧灰，粥饮服方寸匕。 时珍。肘后方。

鱼网 （拾遗）

【释名】罟〔时珍曰〕易云：疱牺氏结绳而为网罟，以田以鱼，盖取诸离。

【主治】鱼骨哽者，以网覆颈，或煮汁饮之，当自下。藏器。亦可烧灰，水服，或乳香汤服。甚者并进三服。时珍。

草麻绳索 （纲目）

【释名】〔时珍曰〕小曰索，大曰绳。

【主治】大腹水病，取三十枚去皮，研水三合，旦服，日中当吐下水汁。结囊若不尽，三日后再作。未尽更作。瘥后，禁水饮、咸物。时珍。

马绊绳 （纲目）

【主治】煎水，洗小儿痫。苏恭。烧灰，掺鼻中疮。时珍。

缚猪绳 （纲目）

【主治】小儿惊啼，发歇不定，用腊月者烧灰，水服少许。藏器。

牛鼻拳 （音卷纲目）

【释名】〔时珍曰〕穿牛鼻绳木也。

【主治】木拳：主小儿痫。草拳：烧研。傅小儿鼻下疮。别录。草拳灰：吹喉风有效。木拳：煮汁或烧灰酒服，治消渴。时珍。

厕筹 （拾遗）

【主治】难产，及霍乱身冷转筋，于床下烧取热气彻上。亦主中恶鬼气。此物最微，其功可录。藏器。

尿桶 （纲目）

旧板

【主治】霍乱吐利，煎水服。山村宜之。时珍　如宜方。

旧箍

【主治】脚缝搔痒，或疮有窍，出血不止，烧灰傅之。年久者佳。时珍。

第三十九卷虫部一目录

李时珍曰：虫乃生物之微者，其类甚繁，故字从三虫会意。按考工记云：外骨、内骨、却行、仄行、连行、纡行，以脰鸣、注味同鸣、旁鸣、翼鸣、腹鸣、胸鸣者，谓之小虫之属。其物虽微，不可与鳞、凤，龟、龙为伍；然有羽、毛、鳞、介、倮之形，胎、卵、风、湿、化生之异，蠢动含灵，各具性气。录其功，明其毒，故圣人辨之。况蜩、蚳、蚁、蚔可供馈食者，见于礼记；蜈、蚕、蟾、蝎，可供匕剂，载在方书。周官有庶氏除毒蛊，剪氏除蠹物，蝈氏去蛙黾，赤友氏除墙壁狸虫（蠼螋之属），壶涿氏除水虫（狐蜮之属）。则圣人之于微琐，罔不致慎。学者可不穷夫物理而察其良毒乎？于是集小虫之有功、有害者为虫部，凡一百零六种，分为三类：曰卵生，曰化生，曰湿生。旧本虫鱼部三品，共二百三十六种。今析出鳞介二部，并入六种，移八种入禽兽、服器部，自有名未用移入六种，木部移入二种。

南唐·陈士良《食性》

蜀·韩保升《重注》

宋·掌禹锡《补注》

寇宗奭《衍义》

张元素《珍珠囊》

元·李杲《法象》

王好古《汤液》

朱震亨《补遗》

吴瑞《日用》

明·汪颖《食物》

虫之一 （卵生类上二十三种）

蜂蜜本经　灵雀附

蜜蜡本经

蜜蜂本经

土蜂别录

大黄蜂别录

露蜂房本经

竹蜂拾遗

赤翅峰拾遗

独脚蜂拾遗

蠮螉本经（即果蠃）雄黄虫附

虫白蜡会编

紫铆唐本（即紫梗）

五倍子开宝（百药煎）

螳螂、桑螵蛸本经

雀瓮本经（即天浆子）

蚕本经

原蚕别录（即晚蚕）

石蚕本经　云师、雨虎附

九香虫纲目

海蚕海药

雪蚕纲目

枸杞虫拾遗

蘘香虫纲目

上附方旧六十四，新二百零五。

第三十九卷虫部一

虫之一 <small>（卵生类上二十三种）</small>

蜂蜜 <small>（本经上品）</small>

【释名】蜂糖俗名、**生岩石者名石蜜**本经、**石饴**同上、**岩蜜**〔时珍曰〕蜜以密成，故谓之蜜。本经原作石蜜，盖以生岩石者为良耳，而诸家反致疑辩。今直题曰蜂蜜，正名也。

【正误】〔恭曰〕土蜜出氐、羌中最胜。今关中白蜜，甘美耐久，全胜江南者，陶以未见，故以南土为胜耳。今以水牛乳沙糖作者，亦名石蜜。此蜜既蜂作，宜去石字。〔宗奭曰〕嘉祐本草石蜜有二：一见虫鱼，一见果部。乳糖既曰石蜜，则虫部石蜜，不当言石矣。石字乃白字误耳，故今人尚言白沙蜜。盖新蜜稀而黄，陈蜜白而沙也。〔藏器曰〕岩蜜出南方岩岭间，入药最胜，石蜜宜改为岩字。苏恭是荆襄间人，地无崖险，不知石蜜之胜故也。〔时珍曰〕按本经云：石蜜生诸山石中，色白如膏者良。则是蜜取山石者为胜矣。苏恭不考山石字，因乳糖同名而欲去石字；寇氏不知真蜜有白沙而伪蜜稀黄，但以新久立说，并误矣。凡试蜜以烧红火箸插入，提出起气是真，起烟是伪。

【集解】〔别录曰〕石蜜生武都山谷、河源山谷及诸山石间。色白如膏者良。〔弘景曰〕石蜜即崖蜜也，在高山岩石间作之，色青，味小酸，食之心烦。其蜂黑色似虻。其木蜜悬树枝作之，色青白。土蜜在土中作之，色亦青白，味酼。人家及树空作者亦白，而浓厚味美。今出晋安檀崖者多土蜜，云最胜。出东阳临海诸处，及江南向西者多木蜜。出于潜、怀安诸县者多崖蜜。亦有树木及人家养者。诸蜜例多添杂及煎煮，不可入药。必须亲自看取，乃无杂耳。凡蜂作蜜。皆须人小便以酿诸花，乃得和熟，状似作饴须蘖也。〔藏器曰〕寻常蜜亦有木上作者，土中作者。北方地燥；多在土中；南方地湿，多在木中。各随土地所宜，其蜜一也。崖蜜别是一蜂，如陶所说出南方崖岭间，房悬崖上，或土窟中。人不可到，但以长竿刺令蜜出，以物承取，多者至三四石，味酼色绿，入药胜于凡蜜。张华博物志云：南方诸山，幽僻处出蜜蜡。蜜蜡所着，皆绝岩石壁，非攀缘所及。惟于山顶以篮舆悬下，遂得采取。蜂去余蜡在石，有鸟如雀，群来啄之殆尽，名曰灵雀。至春蜂归如旧，人亦占护其处，谓之蜜塞。此即石蜜也。〔颂曰〕食蜜亦有两种：一在山林木上作房，一在人家作窠槛收养之，蜜皆浓厚味美。近世宣州有黄连蜜，色黄，味小苦，主目热。雍、洛间有梨花蜜，白如凝脂。亳州太清宫有桧花蜜，色小赤。柘城县有何首乌蜜，色更赤。并蜂采其花作之，各随花性之温凉也。〔宗奭曰〕山蜜多在石中木上，有经一二年者，气味醇厚。人家者，一岁二取，气味不足，故不及，且久收易酸也。〔时珍曰〕陈藏器所谓灵雀者，小鸟也。一名蜜母，黑色。正月则至岩石间寻求安处，群蜂随之也。南方有之。

【修治】〔敩曰〕凡炼蜜一斤，只得十二两半是数。若火少、火过，并用不得。〔时珍曰〕凡炼沙蜜，每斤入水四两，银石器内，以桑柴火慢炼，掠去浮沫，至滴水成珠不散乃用，谓之水火炼法。又法：以器盛，置重汤中煮一日，候滴水不散，取用亦佳，且不伤火也。

【气味】甘，平，无毒。〔别录曰〕微温。〔颖曰〕诸蜜气味，当以花为主。冬、夏为上，秋次之，春则易变而酸。闽、广蜜极热，以南方少霜雪，诸花多热也。川蜜温，西密则凉矣。〔刘完素曰〕蜜成于蜂，蜂寒而蜜温，同质异性也。〔时珍曰〕蜂蜜生凉熟温，不冷不燥，得中和之气，故十二脏腑之病，罔不宜之。但多食亦生湿热虫䘌，小儿尤当戒之。王充论衡云：蜂虿稟太阳火气而生，故毒在尾。蜜为蜂液，食多则令人毒，不可不知。炼过则无毒矣。〔宗奭曰〕蜜虽无毒，多食亦生诸风也。〔朱震亨曰〕蜜喜入脾。西北高燥，故人食之有益；东南卑湿，多食则害生于脾也。〔思邈曰〕七月勿食生蜜，令人暴下霍乱。青赤酸者，食之心烦。不可与生葱、莴苣同食，令人利下。食蜜饱后，不可食酢，令人暴亡。

【主治】心腹邪气，诸惊痫痉，安五脏诸不足、益气补中，止痛解毒，除众病，和百药。久服，强志轻身，不饥不老，延年神仙。本经。养脾气，除心烦，饮食不下，止肠澼，肌中疼痛，口疮，明耳目。别录。牙齿疳䘌，唇口疮，目肤赤障，杀虫。藏器。治卒心痛及赤白痢，水作蜜浆，顿服一碗止；或以姜汁同蜜各一合，水和顿服。常服，面如花红。甄权。治心腹血刺痛，及赤白痢，同生地黄汁各一匙服，即下。孟诜。同薤白捣，涂汤火伤，即时痛止。宗奭。肘后：用白蜜涂上，竹膜贴之，日三。和营卫，润脏腑，通三焦，调脾胃。时珍。

【发明】〔弘景曰〕石蜜道家丸饵，莫不须之。仙方亦单服食，云致长生不老也。〔时珍曰〕蜂采无毒之花，酿以大便而成蜜，所谓臭腐生神奇也。其入药之功有五：清热也，补中也，解毒也，润燥也，止痛也。生则性凉，故能清热；熟则性温，故能补中。甘而和平，故能解毒；柔而濡泽，故能润燥。缓可以去急，故能止心腹、肌肉、疮疡之痛；和可以致中，故能调和百药，而与甘草同功。张仲景治阳明结燥，大便不通，蜜煎导法，诚千古神方也。〔诜曰〕但凡觉有热，四肢不和，即服蜜浆一碗，甚良。又点目中热膜，以家养白蜜为上，木蜜次之，崖蜜更次之也。与姜汁熬炼，治癫甚效。

蜜蜡（本经上品）

【释名】〔弘景曰〕生于蜜中，故谓蜜蜡。〔时珍曰〕蜡犹鬣也。蜂造蜜蜡而皆成鬣也。

【集解】〔别录曰〕蜡生武都山谷蜜庐木石间。〔弘景曰〕蜂先以此为蜜跖，煎蜜亦得之。初时极香软。人更煮炼，或少加醋酒，便黄赤，以作烛色为好。今医家皆用白蜡，但取削之，于夏月暴百日许，自然白也。卒用之，烊内水中十余遍，亦白。〔宗奭曰〕新蜡色白，随久则黄。白蜡乃蜡之精英者也。〔时珍曰〕蜡乃蜜脾底也。取蜜后炼过，滤入水中，候凝取之，色黄者俗名黄蜡，煎炼极净色白者为白蜡，非新则白而久则黄也。与今时所用虫造白蜡不同。

【气味】甘，微温，无毒。〔之才曰〕恶芫花、齐蛤。

【主治】蜜蜡：**主下痢脓血，补中，续绝伤金疮，益气，不饥，耐老**。本经。〔权曰〕和松脂、杏仁、枣肉、茯苓等分合成，食后服五十丸，便不饥。〔颂曰〕古人荒岁多食蜡以度饥，但合大枣咀嚼，即易烂也。白蜡：**疗人泄澼后重见白脓，补绝伤，利小儿。久服，轻身不饥**。别录。**孕妇胎动，下血不绝，欲死。以鸡子大，煎三五沸，投美酒半升服，立瘥。又主白发，镊去，消蜡点孔中，即生黑者**。甄权。

【发明】〔时珍曰〕蜜成于蜡，而万物之至味，莫甘于蜜，莫淡于蜡，得非厚于此必薄于彼耶？蜜之气味俱厚，属乎阴也，故养脾；蜡之气味俱薄，属乎阳也，故养胃。厚者味甘，而性缓质柔，故润脏腑；薄者味淡，而性啬质坚，故止泄痢。张仲景治痢有调气饮，千金方治痢有胶蜡汤，其效甚捷，盖有见于此欤？又华佗治老少下痢，食入即吐。用白蜡方寸匕，鸡子黄一个，石蜜、苦酒、发灰、黄连末，各半鸡子壳，先煎蜜、蜡、苦酒、鸡子四味令匀，乃纳连、发，熬至可丸乃止。二日服尽，神效无比也。此方用之，屡经效验，乃知本经主下痢脓血之言，深当膺服也。

蜜蜂（本经上品）

【释名】蜡蜂纲目、蝱〔时珍曰〕蜂尾垂锋，故谓之蜂。峰有礼范，故谓之蝱。礼记云：范则冠而蝉有緌。化书云：蜂有君臣之礼。是矣。

【集解】〔别录曰〕蜂子生武都山谷。〔颂曰〕今处处有之，即蜜蜂子也。在蜜脾中，如蚕蛹而白色。岭南人取头足未成者，油炒食之。〔时珍曰〕蜂子，即蜜蜂子未成时白蛹也。礼记有雀、鷃蜩、范，皆以供食，则自古食之矣。其蜂有三种：一种在林木或土穴中作房，为野蜂；一种人家以器收养者，为家蜂，并小而微黄，蜜皆浓美；一种在山岩高峻处作房，即石蜜也，其蜂黑色似牛虻。三者皆群居有王。王大于众蜂，而色青苍。皆一日两衙，应潮上下。凡蜂之雄者尾锐，雌者尾歧，相交则黄退。嗅花则以须代鼻，采花则以股抱之。按王元之蜂记云：蜂王无毒。窠之始营，必造一台，大如桃李。王居台上，生子于中。王之子尽复为王，岁分其族而去。其分也，或铺如扇，或圆如罂，拥其王而去。王之所

在，蜂不敢螫。若失其王，则众溃而死。其酿蜜如脾，谓之蜜脾。凡取其蜜不可多，多则蜂饥而不蕃；又不可少，少则蜂惰而不作。呜呼！王之无德，似君德也。营巢如台，似建国也。子复为王，似分定也。拥王而行，似卫主也。王所不螫，似遵法也。王失则溃，守义节也。取惟得中，似什一而税也。山人贪其利、恐其分而刺其子，不仁甚矣。

蜂子

【气味】甘，平、微寒，无毒。〔大明曰〕凉，有毒。食之者须以冬瓜、苦荬、生姜、紫苏制其毒。〔之才曰〕畏黄芩、芍药、牡蛎、白前。

【主治】**头疯，除蛊毒，补虚羸伤中。久服令人光泽，好颜色，不老**。本经。〔弘

景曰〕酒渍傅面，令人悦白。**轻身益气，治心腹痛，面目黄，大人小儿腹中五虫从口吐出者**。别录。**主丹毒风疹，腹内留热，利大小便涩，去浮血，下乳汁，妇人带下病**。藏器。**大风疡疾**。时珍。

【发明】〔时珍曰〕蜂子古人以充馔品，故本经、别录著其功效，而圣济总录治大风疾，兼用诸蜂子，盖亦足阳明、太阴之药也。

土蜂 （别录）

【校正】旧与蜜蜂子同条，今分出。

【释名】**蜚零**本经、**蟺蜂**音蝉。同上。**马蜂**〔颂曰〕郭璞注尔雅云：今江东呼大蜂在地中作房者为土蜂，即马蜂也。荆、巴间呼为蟺蜂。

【集解】〔别录曰〕土蜂生武都山谷。〔藏器曰〕土蜂穴居作房，赤黑色，最大，螫人至死，亦能酿蜜，其子亦大而白。〔颂曰〕土蜂子，江东人亦啖之。又有木蜂似土蜂，人亦食其子。然则蜜蜂、上蜂、木蜂、黄蜂子俱可食。大抵蜂类同科，其性效不相远矣。

蜂

【主治】**烧末，油和，傅蜘蛛咬疮**。〔藏器曰〕此物能食蜘蛛，取其相伏也。

蜂子

【气味】甘，平，有毒。〔大明曰〕同蜜蜂。畏亦同也。

【主治】**痈肿**。本经。**嗌痛**。别录。**利大小便，治妇人带下**。日华。**功同蜜蜂子**。藏器。**酒浸傅面，令人悦白**。时珍。

房

【主治】**痈肿不消。为末，醋调涂之，干更易之。不入服食**。药性。**疗疔肿疮毒**。时珍。

大黄蜂 （别录）

【校正】旧与蜜蜂同条，今分出。

【释名】**黑色者名胡蜂**广雅、**壶蜂**方言、**佩瓠蜂**音钩娄。**玄瓠蜂**〔时珍曰〕凡物黑色者，谓之胡。其壶、瓠、佩瓠，皆象形命名也。佩瓠，苦瓠之名。楚辞云："玄蜂若壶"是矣。大黄蜂色黄，佩瓠蜂色黑，乃一类二种也。陶说是为。苏颂以为一种，非矣。然蜂蛹、蜂房，功用则一，故不必分条。

【集解】〔弘景曰〕大黄蜂子，乃人家屋上者及佩瓠蜂也。〔颂曰〕大黄蜂子，在人家屋上作房及大木间即佩瓠蜂之子也。岭南人取其子作馔食之。其蜂黄色，比蜜蜂更大。按岭表录异云：

黄蜂蜂房

宣、歙人好食蜂儿。山林间大蜂结房，大者如巨钟，其房数百层。土人采时，着草衣蔽身，以捍其毒螫。复以烟火熏散蜂母，乃敢攀缘崖木断其蒂。一房蜂儿五六斗至一石。拣状如蚕蛹莹白者，以盐炒暴干，寄人京洛，以为方物。然房中蜂儿三分之一翅足已成，则不堪用。据此，则木上作房，盖㸸狐之类。然今宣城蜂子，乃掘地取之，似土蜂也。郭璞注尔雅云：土蜂乃大蜂，在地中作房；木蜂似土蜂而小，江东人并食其子。然则二蜂皆可食久矣。大抵性味亦不相远也。

蜂子

【气味】甘，凉，有小毒。〔大明曰〕（见蜜蜂下）。

【主治】心腹胀满痛，干呕，轻身益气。别录。治雀卵斑，面疱。余功同蜜蜂子。时珍。

露蜂房（本经中品）

【释名】蜂肠本经、蜂勒勒味与窠同。百穿并别录、紫金沙。

【集解】〔别录曰〕露蜂房生牂牁山谷。七月七日采，阴干。〔弘景曰〕此蜂房多在树木中及地中。今日露蜂房，当用人家屋间及树枝间苞裹者。乃远牂牁，未解所以。〔恭曰〕此房悬在树上得风露者。其蜂黄黑色，长寸许，螫马、牛及人，乃至欲死。非人家屋下小小蜂房也。〔韩保升曰〕此树上大黄蜂窠也。所在皆有，大者如瓮，小者如桶。十一二月采之。〔宗奭曰〕露蜂房有二种：一种小而色淡黄，窠长六七寸至一尺，阔二三寸，如蜜脾下垂一边，多在丛木深林之中，谓之牛舌蜂；一种多在高木之上。或屋之下，外面围如三四斗许，或一二斗，中有窠如瓠状，由此得名玄瓠蜂，其色赤黄，大于诸蜂。今人皆兼有之。〔敩曰〕蜂房有四件：一名草蜂窠，大者一二丈围，在树上，内窠小隔六百二十六个，大者至一千二百四十个，其裹粘木蒂是七姑木汁，其盖是牛粪沫，其隔是叶蕊也；二名石蜂窠，只在人家屋上，大小如拳，色苍黑，内有青色蜂二十一个，或只十四个，其盖是石垢，其粘处是七姑木汁，其隔是竹蛀也；三名独蜂窠，大小如鹅卵大，皮厚苍黄色，是小蜂并蜂翅，盛向里只有一个蜂，大如小石燕子许，人马被螫着立亡也。四名是草蜂窠也。入药以革蜂窠为胜。〔时珍曰〕革蜂，乃山中大黄蜂也，其房有重重如楼台者。石蜂、草蜂，寻常所见蜂也。独蜂，俗名七里蜂者是矣，其毒最猛。

【修治】〔敩曰〕凡使革蜂窠，先以鸦豆枕等同拌蒸，从巳至未时，出鸦豆枕子，晒干用。〔大明曰〕入药并炙用。

【气味】苦，平，有毒。〔别录曰〕咸。〔之才曰〕恶干姜、丹参、黄芩、芍药、牡蛎。

【主治】惊痫瘈疭，寒热邪气，癫疾，鬼精蛊毒，肠痔。火熬之良。本经。疗蜂毒、毒肿。合乱发、蛇皮烧灰，以酒日服二方寸匕，治恶疽、附骨痈，根在脏腑，历节肿出，疗肿恶脉诸毒皆瘥。别录。疗上气赤白痢，遗尿失禁。烧灰酒服，主阴痿。水煮，洗狐尿刺疮。服汁，下乳石毒。苏恭。煎水，洗热病后毒气冲目。炙研，和猪脂，涂瘰疬成瘘。苏颂。煎水漱牙齿，止风虫疼痛。又洗乳痈、蜂叮、恶疮。大明。

【发明】〔时珍曰〕露蜂房，阳明药也。外科、齿科及他病用之者，亦皆取其以毒攻毒，兼杀虫之功焉耳。

竹蜂 （拾遗）

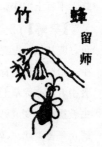

竹蜂留师

【释名】留师郭璞作笛师。

【集解】〔藏器曰〕方言云：竹蜂，留师也。蜂如小指大，正黑色，啮竹而窠，蜜如稠糖，酸甜好食。〔时珍曰〕六帖云：竹蜜蜂出蜀中。于野竹上结窠，绀色，大如鸡子，长寸许，有蒂。窠有蜜，甘倍常蜜。即此也。按今人家一种黑蜂，大如指头，能穴竹木而居，腹中有蜜，小儿扑杀取食，亦此类也。又杜阳编言：外国鸾蜂大十余斤。其蜜碧色，服之成仙。此亦不经之言，未足深信。又有刺蜜、木蜜，生草木上，俱见果部本条。木蜜即枳椇。

留师蜜

【气味】甘、酸，寒，无毒。

【主治】牙齿蠹痛及口疮，并含之良。藏器。

赤翅蜂 （拾遗）

赤翅蜂

【集解】〔藏器曰〕出岭南。状如土蜂，翅赤头黑，大如螃蟹，穿土为窠，食蜘蛛。蜘蛛遥知蜂来，皆狼狈藏隐。蜂以预知其处，食之无遗。〔时珍曰〕此毒蜂穿土作窠者。一种独蜂作窠于木，亦此类也。其窠大如鹅卵，皮厚苍黄色。只有一个蜂，大如小石燕子，人马被螫立亡也。又一种赂蜂，出巴中，在寒鼻蛇穴内。其毒倍常，中人手足辄断，中心胸即圯裂，非方药可疗，惟禁术可制。故元稹诗云：巴蛇蟠窟穴，穴下有巢蜂。近树禽垂翅，依原兽绝踪。微遭断手足，厚毒破心胸。昔甚招魂句，那知眼自逢。此蜂之毒如此，附见于此。养生远害者，不可不知。

【主治】有毒。疗蜘蛛咬，及疗肿疽病，烧黑和油涂之。或取蜂窠土，以酢和涂之，蜘蛛咬处，当得丝出。藏器。

独脚蜂 （拾遗）

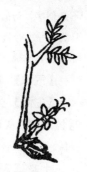

独脚蜂

【集解】〔藏器曰〕出岭南。似小蜂黑色，一足连树根不得去，不能动摇，五月采之。又有独脚蚁，亦连树根下，能动摇，功用与蜂同。〔时珍曰〕岭南有树小儿、树峡蝶，及此蜂、蚁，皆生于树，是亦气化，乃无情而生有情也。西阳杂俎云：岭南毒菌，夜有光，经雨则腐化为巨蜂，黑色，其喙若锯，长三分，啮人甚毒。物类之变化不一有如此。

【主治】疗肿痈疽，烧研和油涂之。藏器。

蠮螉 （音噎翁 本经下品）

【释名】**土蜂**别录、**细腰蜂**庄子、**蜾蠃**诗经、**蒲芦**尔雅。〔弘景曰〕此类甚多。虽名土蜂，不就土中作窟，谓樏土作房尔。〔时珍曰〕蠮螉，象其声也。

【集解】〔别录曰〕生熊耳川谷及牂牁，或人屋间。〔弘景曰〕今一种蜂，黑色，腰甚细，衔泥于人屋及器物边作房，如并竹管者是也。其生子如粟米大，置中，乃捕取草上青蜘蛛十余枚，满中，仍塞口，以待其子大为粮也。其一种入芦管中者，亦取草上青虫。诗云：螟蛉有子，果蠃负之。言细腰之物无雌，皆取青虫教祝，便变成己子，斯为谬矣。造诗者未审，而夫子何为因其僻耶？岂圣人有缺，多皆类此。〔韩保升曰〕按诗疏云：螟蛉，桑虫也。果蠃，蒲芦也。言蒲芦负桑虫以成其子也。亦负他虫封之，数日则成蜂飞去。今有人候其封穴，坏而看之，见有卵如粟，在死虫之上，果如陶说。盖诗人知其大而不知其细也。此蜂所在有之，随处作窠，或只或双，不拘土石竹木间也。

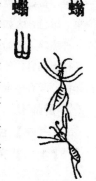

【正误】〔李含光曰〕视变成子，近有数见者，非虚言也。〔颂曰〕诗言：螟蛉有子，果蠃负之。扬雄方言亦云：螟蛉子之落，而逢果蠃，祝之曰：类我类我。久之变为蜂。陶氏、蜀本皆以为生子如粟，捕诸虫为粮。段成式亦云：书斋多蠮螉窠，祝声可听，开而视之。悉是小蜘蛛，以泥隔之，乃知不独负桑虫也，数说不同。然物类变化，固不可度。蚱蝉生于转丸，衣鱼生于瓜子之类非一。桑虫、蜘蛛之变为蜂，不为异也。如陶所说卵如粟者，未必非祝虫而成之也。宋齐丘所谓蠮螉之虫，孕螟蛉之子，传其情，交其精，混其气，和其神，随物大小，俱得其真，蠢动无定情，万物无定形。斯言得之矣。〔宗奭曰〕诸家之说，终不敢舍诗之义。尝拆窠视之，果有子如粟米大，色白而微黄。所负青菜虫，却在子下，不与虫相着。陶说近之。〔时珍曰〕蠮螉之说各异。今通考诸说，并视验其卵，及蜂之双双往来，必是雌雄。当以陶氏、寇氏之说为正，李氏、苏氏之说为误。按解颐新语云：果蠃自有卵如粟，寄在虫身。其虫不死不生，久则渐枯，子大食之而出。正如蝇卵寄附于蚕身，久则卵化，穴茧而出也。列子言纯雄无雌，其名稚蜂，庄子言细腰者化，则。自古已失之矣。罗愿尔雅翼云：陶说实当物理。但以此疑圣人，则不知诗之本旨矣。诗云：螟蛉有子，果蠃负之，教诲尔子，式谷似之。盖言国君之民，为他人所取尔。说者不知似字，乃似续之似，误以为如似之似，遂附会其说尔。尤云鸤鸠，既取我子。亦可谓鸤以众鸟为子乎？今屡破其房，见子与他虫同处，或子已去而虫存空壳，或虫成蛹而子尚小。盖虫终不坏，至其成蛹，子乃食之而出也。近时王浚川著雅述，亦云：年年验之，皆如陶氏之说焉。

【气味】辛，平，无毒。〔大明曰〕有毒。入药炒用。

【主治】久聋，欬逆毒气，出刺出汗。本经。**疗鼻窒**。别录。**治呕逆。生研，能罯竹木刺**。大明。岣嵝书云：五月五日，取蠮螉阴干为末，用死人血丸，置衣领中，云令人畏伏。

土蜂窠见土部。

【附录】雄黄虫〔别录有名未用曰〕明目，辟兵不祥，益气力。状如蠼螋。

虫白蜡（会编）

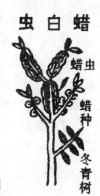

虫白蜡
蜡虫
蜡种
冬青树

【集解】〔机曰〕虫白蜡（与蜜蜡之白者不同），乃小虫所作也。其虫食冬青树汁，久而化为白脂，粘敷树枝。人谓虫屎着树而然，非也。至秋刮取，以水煮熔，滤置冷水中，则凝聚成块矣。碎之，文理如白石膏而莹彻。人以和油烧烛，大胜蜜蜡也。〔时珍曰〕唐宋以前，浇烛、入药所用白蜡，皆蜜蜡也。此虫白蜡，则自元以来，人始知之，今则为日用物矣。四川、湖广、滇南、闽岭、吴越东南诸郡皆有之，以川、滇、衡、永产者为胜。蜡树枝叶状类冬青，四时不调。五月开白花成丛，结实累累，大如蔓荆子，生青熟紫。冬青树子，则红色也。其虫大如虮虱，芒种后则延缘树枝，食汁吐涎，粘于嫩茎，化为白脂，乃结成蜡，状如凝霜。处暑后则剥取，谓之蜡渣。若过白露，即粘住难刮矣。其渣炼化滤净，或甑中蒸化，沥下器中，待凝成块，即为蜡也。其虫嫩时白色作蜡，及老则赤黑色，乃结苞于树枝。初若黍米大，入春渐长，大如鸡头子，紫赤色，累累抱枝，宛若树之结实也。盖虫将遗卵作房，正如雀瓮、螵蛸之类尔。俗呼为蜡种，亦曰蜡子。子内皆白卵，如细虮，一包数百。次年立夏日摘下，以箬叶包之，分系各树。芒种后苞拆卵化，虫乃延出叶底，复上树作蜡也。树下要洁净，防蚁食其虫。又有水蜡树，叶微似榆，亦可放虫生蜡。甜槠树亦可产蜡。

【气味】甘，温，无毒。

【主治】生肌止血定痛，补虚续筋接骨。震亨。入丸散服，杀瘵虫。时珍。

【发明】〔震亨曰〕白蜡属金，禀受收敛坚强之气，为外科要药。与合欢皮同人长肌肉膏中，用之神效，但未试其可服否也。〔时珍曰〕蜡树叶亦治疮肿，故白蜡为外科要药，正如桑螵蛸与桑木之气相通也。

紫铆（音矿唐本草）

【校正】原与骐驎竭同条，今自木部分入此。

【释名】赤胶苏恭、紫梗。〔时珍曰〕铆与矿同。此物色紫，状如矿石，破开乃红，故名。今南番连枝折取，谓之紫梗是矣。

【集解】〔恭曰〕紫铆紫色如胶。作赤麖皮及宝钿，用为假色，亦以胶宝物。云蚁于海畔树藤皮中为之。紫铆树名渴廪，骐驎竭树名渴留，正如蜂造蜜也。研取用之。吴录所谓赤胶是也。〔敩曰〕广州记云：紫铆生南海山谷。其树紫赤色，是木中津液结成，可作胡䐏脂，余滓则玉作家用。骐驎竭乃紫铆树之脂也。〔志曰〕按别本注言：紫铆、骐驎竭二物同条，功效全别。紫铆色赤而黑，其叶大如盘，铆从叶上出。骐驎竭色黄而赤，从木中出，如松脂也。〔颂曰〕按段成式酉阳杂俎云：紫铆树出真蜡国，彼人呼为勒佉。亦出波斯国。木高丈许，枝叶郁茂，叶似橘柚，经冬不凋。三月开花，白色，不结子。天有雾露及雨沾濡，其枝条即出紫铆。波斯使者所说如此。而真腊使者言：是蚁运土上于树端作窠，蚁壤得雨露凝结而成铆。昆仑出者善，波斯次之。又交州地志亦云：本州岁贡紫铆，出于蚁壤。乃知与血竭俱出于木而非一物，明矣。今医家亦罕用，惟染家须之。〔宗奭曰〕紫铆状如糖霜，结于细枝上，累累然，紫黑色，研破则红。今人用造绵胭脂，迩来亦难得。〔时珍曰〕紫铆出南番。乃细虫如蚁、虱，缘树枝造成，正如今之冬青树上小虫造白蜡一般，故人多插枝造之。今吴人用造胭脂。按张勃吴录云：九真移风县，有土赤色如胶。人视土知其有蚁，因垦发，以木枝插其上，则蚁缘而上，生漆凝结，如螳螂螵蛸子之状。人折漆以染絮物，其色正赤，谓之蚁漆赤絮。此即紫铆也。血竭乃其树之脂膏，别见木部。

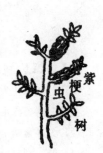

紫铆

紫梗树

虫

【气味】甘、咸，平，有小毒。〔大明曰〕无毒。

【主治】五脏邪气，金疮带下，破积血，生肌止痛，与骐𬴊麟竭大同小异。苏恭。湿痒疮疥，宜入膏用。李珣。益阳精，去阴滞气。太清伏炼法。

五倍子 (开宝)

【校正】自木部移入此。

【释名】文蛤开宝、百虫仓拾遗。法酿过名百药煎。〔时珍曰〕五倍当作五桔，见山海经。其形似海中文蛤，故亦同名。百虫仓，会意也。百药煎，隐名也。

【集解】〔志曰〕五倍子在处有之。其子色青，大者如拳，而内多虫。〔颂曰〕以蜀中者为胜。生于肤木叶上，七月结实，无花。其木青黄色。其实青，至熟而黄。九月采子，曝干，染家用之。〔时珍曰〕五倍子，宋开宝本草收入草部，嘉祐本草移入木部，虽知生于肤木之上，而不知其乃虫所造也。肤木，即盐肤子木也（详见果部盐麸子下）。此木生丛林处者，五六月有小虫如蚁，食其汁，老则遗种，结小球于叶间，正如蛄蟖之作雀瓮，蜡虫之作蜡子也。初起甚小，渐渐长坚，其大如拳，或小如菱，形状圆长不等。初时青绿，久则细黄，缀于枝叶，宛若结成。其壳坚脆，其中空虚，有细虫如蠛蠓。山人霜降前采取，蒸杀货之。否则虫必穿坏，而壳薄且腐矣。皮工造为百药煎，以染皂色，大为时用。他树亦有此虫球，不入药用，木性殊也。

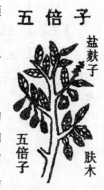

五倍子

盐麸子

五倍子

肤木

【气味】酸，平，无毒。

【主治】齿宣疳䘌，肺脏风毒流溢皮肤，作风湿癣。瘙痒脓水，五痔下血不止，小儿面鼻疳疮。开宝。肠虚泄痢，为末，熟汤服之。藏器。生津液，消酒毒，治中蛊毒、毒药。日华。口疮掺之，便可饮食。宗奭。敛肺降火，化痰饮，止咳嗽、消渴、盗汗、呕吐、失血、久痢、黄病、心腹痛、小儿夜啼，乌须发，治眼赤湿烂，消肿毒、喉痹，敛溃疮、金疮，收脱肛、子肠坠下。时珍。

【发明】〔震亨曰〕五倍子属金与水，嚼之善收顽痰，解热毒，佐他药尤良。黄昏咳嗽，乃火气浮入肺中，不宜用凉药，宜五倍、五味敛而降之。〔时珍曰〕盐麸子及木叶，皆酸咸寒凉，能除痰饮咳嗽，生津止渴，解热毒酒毒，治喉痹下血血痢诸病。五倍子乃虫食其津液结成者，故所主治与之同功。其味酸咸，能敛肺止血化痰，止渴收汗；其气寒，能散热毒疮肿；其性收，能除泄痢湿烂。

百药煎

【修治】〔时珍曰〕用五倍子为粗末。每一斤，以真茶二两煎浓汁，入酵糟四两，擂烂拌和，器盛置糠缸中罯之，待发起如发面状即成矣。捏作饼丸，晒干用。〔嘉谟曰〕入药者，五倍子（鲜者）十斤春细，用瓷缸盛，稻草盖，盦七日夜。取出再捣，入桔梗、甘草末各二两，又盦一七。仍捣仍盦，满七次，取出捏饼，晒干用。如无鲜者，用干者水渍为之。又方五倍子一斤，生糯米一两（滚水浸过），细茶一两，上共研末，入罐内封固，六月要一七，取开配合用。又方五倍子一斤（研末），酒曲半斤，细茶一把（研末）。上用小寮汁调匀，入钵中按紧，上以长稻草封固。另用筹一个，多着稻草，将药钵坐草中，上以稻草盖，置净处。过一七后，看药上长起长霜，药则已成矣。或捏作丸，或作饼，晒干才可收用。

【气味】酸、咸。微甘，无毒。

【主治】清肺化痰定嗽，解热生津止渴，收湿消酒，乌须发，止下血，久痢脱肛，牙齿宣蟨，面鼻疳蚀，口舌糜烂，风湿诸疮。时珍。

【发明】〔时珍曰〕百药煎，功与五倍子不异。但经酿造，其体轻虚，其性浮收，且味带余甘，治上焦心肺、咳嗽痰饮、热渴诸病，含噙尤为相宜。

五倍子内虫

【主治】赤眼烂弦，同炉甘石末乳细，点之。时珍。

螳螂、桑螵蛸 (本经上品)

【释名】蚚螂音当郎。刀螂纲目、拒斧说文、不过尔雅、蚀肬音尤。其子房名螵蛸音飘绡。蜱蛸音皮。蟭蟭音焦焦。致神别录、野狐鼻涕〔颂曰〕尔雅云：莫貈、蚚蟗、不过，螳螂也。其子蜱蛸。郭璞云：江东呼为石螂。〔时珍曰〕蚚螂，两臂如斧，当辙不避，故得当郎之名。俗呼为刀螂，兖人谓之拒斧，又呼不过也。代人谓之天马，因其首如骧马也。燕赵之间谓之蚀肬。肬即疣子，小肉赘也。今人病肬者，往往捕此食之，其来有自矣。其子房名螵蛸者，其状轻飘如绡也。村人每炙焦饲小儿，云止夜尿，则蟭蟗、致神之名，盖取诸此。酉阳杂俎谓之野狐鼻涕，象形也。又扬雄方言云：螳螂或谓之髦，或谓之蚌。齐兖以东谓之敷常。螵蛸亦名夷冒。

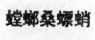

螳螂桑螵蛸

螳螂 螵蛸 桑

【集解】〔弘景曰〕螳螂俗呼石螂，逢树便产，以桑上者为好，是兼得桑皮之津气也。惟连枝断取者为真，伪者亦以胶着桑枝之上也。〔保升曰〕螵蛸在处有之，螳螂卵也。多在小桑树上。丛荆棘间。三四月中，一枝出小螳螂数百枚。〔时珍曰〕螳螂，骧首奋臂，修颈大腹，二手四足，善缘而捷，以须代鼻，喜食人发，能翳叶捕蝉。或云术家取籍作法，可以引形。深秋乳子作房，粘着枝上，即螵蛸也。房长寸许，大如拇指，其内重上有膈房。每房有子如蛆卵，至芒种节后一齐出。故月令有云，仲夏螵蛸生也。

【修治】〔别录曰〕桑螵蛸生桑枝上，螳螂子也。二月、三月采，蒸过火炙用。不尔令人泄。〔教曰〕凡使勿用杂树上生者，名螺螺。须觅桑树东畔枝上者。采得去核子，用沸浆水浸淘七次，锅中熬干用。别作修事无效也。〔韩保升曰〕三四月采得，以热浆水浸一伏时，焙干，干柳木灰中炮黄用。

螳螂

【主治】小儿急惊风搐搦，又出箭镞。生者能食疣目。时珍。

【发明】〔时珍曰〕螳螂，古方不见用者，惟普济方治惊风，吹鼻定搐法中用之，盖亦蚕、蝎定搐之义。古方风药多用螵蛸，则螳螂治风，同一理也。又医林集要，出箭镞亦用之。

桑螵蛸

【气味】咸、甘，平，无毒。〔之才曰〕得龙骨，疗泄精。畏旋覆花（戴椹）。

【主治】伤中疝瘕阴痿，益精生子，女子血闭腰痛，通五淋，利小便水道。本经。疗男子虚损，五脏气微，梦寐失精遗溺。久服益气养神。别录。炮熟空心食之，止小便利。甄权。

【发明】〔时珍曰〕桑螵蛸，肝、肾、命门药也，古方盛用之。〔权曰〕男子肾衰精自出，及虚而小便利者，加而用之。〔颂曰〕古方漏精及风药中，多用之。〔宗奭曰〕男女虚损，肾衰阴痿，梦中失精遗溺，白浊疝瘕，不可阙也。邻家一男子，小便日数十次，如稠米泔，心神恍惚，瘦瘁食减，得之女劳。令服桑螵蛸散药，未终一剂而愈。其药安神魂，定心志，治健忘，补心气，止小便数。用桑螵蛸、远志、龙骨、菖蒲、人参、茯神、当归、龟甲（醋炙）各一两，为末。卧时，人参汤调下二钱。如无桑上者，即用他树者，以炙桑白皮佐之。桑白皮行水，以接螵蛸就肾经也。

雀瓮 (本经下品)

【释名】雀儿饭瓮蜀本、蛄斯房别录，音髯斯。蚝虫窠音刺、躁舍本经、天浆子图经、棘刚子衍义、红姑娘纲目、毛虫〔藏器曰〕毛虫作茧，形如瓮，故名雀瓮。俗呼雀瘫，声相近也。〔保升曰〕雀好食其瓮中子，故俗呼雀儿饭瓮。〔弘景曰〕蛄斯背毛螫人，故名蚝（音刺），与蠚同。〔时珍曰〕俗呼毛虫，又名杨瘌子，因有螫毒也。此虫多生石榴树上，故名天浆。天浆乃甜榴之名也。〔宗奭曰〕多在棘枝上，故曰棘刚子。

【集解】〔别录曰〕雀瓮出汉中。生树枝间，蛄斯房也。八月采，蒸之。〔弘景曰〕蛄斯，蚝虫也。在石榴树上。其背毛螫人。生卵形如鸡子，大如巴豆。〔藏器曰〕蚝虫好在果树上，大小如蚕，身面背上有五色斑毛，有毒能刺螫人。欲老者，口中吐白汁，凝聚渐硬，正如雀卵。其虫以瓮为茧，在中成蛹，如蚕之在茧也。夏月羽化而出作蛾，放子于叶间如蚕子。陶言其生卵如鸡子，误矣。〔恭曰〕雀瓮在树间，似螵

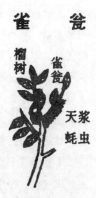

雀瓮

榴树

雀瓮

天浆

蚝虫

蛸虫。此物紫白裥斑，状似碎碟文可爱也。〔时珍曰〕蛄蛳处处树上有之，牡丹上尤多。入药惟取榴棘上、房内有蛹者，正如螵蛸取桑上者。

【气味】甘，平，无毒。〔日华曰〕有毒。

【主治】寒热结气，蛊毒鬼疰，小儿惊痫。本经。〔颂曰〕今医家治小儿慢惊。用天浆子（有虫者）、白僵蚕、干蝎三物各三枚，微炒捣末。煎麻黄汤，调服一字，日三服。加减大有效也。〔藏器曰〕雀瓮打破取汁，与小儿饮，令无疾。小儿病撮口者，渐渐口撮不得饮乳。但先劈口傍见血，以瓮研汁涂之。或同鼠妇生捣涂之。今人产子时，凡诸物皆令开口不令闭者，盖厌禳之也。

蚕（本经中品）

【校正】拾遗乌烂蚕及茧卤汁，嘉祐蚕退，今并为一。

【释名】自死者名白僵蚕。〔时珍曰〕蠶从朁，象其头身之形；从䖵，以其繁也。俗作蚕字者，非矣。蚕音腆，蚯蚓之名也。蚕病风死，其色自白，故曰白僵（死而不朽曰僵）。再养者曰原蚕。蚕之屎曰沙，皮曰蜕，瓮曰茧，蛹曰蜲（音龟），蛾曰罗，卵曰蚁（音允），蚕初出曰䖵（音苗），蚕纸曰连也。

【集解】〔时珍曰〕蚕，孕丝虫也。种类甚多，有大、小、白、乌、斑色之异。其虫属阳，喜燥恶湿，食而不饮，三眠三起，二十七日而老。自卵出而为䖵，自虫䖵蜕而为蚕，蚕而茧，茧而蛹，蛹而蛾，蛾而卵，卵而复虫少。亦有胎生者，与母同老，盖神虫也。南粤有三眠、四眠、两生、七出、八出者。其茧有黄、白二色。一尔雅云：蟓，桑茧也。雔由，樗茧也。萑，萧茧也。棘茧、栾茧皆各因所食之叶命名，而蟓即今桑上野蚕也。今之柘蚕与桑蚕并育，即棘茧是也。南海横州有枫茧，丝作钓缗。凡诸草木皆有蚳蠋之类。食叶吐丝，不如蚕丝可以衣被天下，故莫得并称。凡蚕类入药，俱用食桑者。

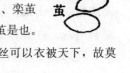

白僵蚕

【修治】〔别录曰〕生颖川平泽。四月取自死者。勿令中湿，有毒不可用。〔弘景曰〕人家养蚕时，有合箔皆僵者，即暴燥都不坏。今见小白似有盐度者为好。〔恭曰〕蚕自僵死，其色自白。云有盐度，误矣。〔颂曰〕所在养蚕处有之。不拘早晚，但用白色而条直、食桑叶者佳。用时去丝绵及子，炒过。〔宗奭曰〕蚕有两三番，惟头番僵蚕最佳，大而无蛆。〔敩曰〕凡使，先以糯米泔浸一日，待蚕桑涎出，如蜗涎浮水上，然后漉出，微火焙干，以布拭净黄肉、毛，并黑口甲了，捣筛如粉，入药。

【气味】咸、辛，平，无毒。〔甄权曰〕微温，有小毒。恶桑螵蛸、桔梗、茯苓、茯神、萆薢。

【主治】小儿惊痫夜啼，去三虫，灭黑黯，令人面色好，男子阴痒病。本经。女子崩中赤白，产后腹痛，灭诸疮瘢痕。为末，封丁肿，拔根极效。别录。治口噤发汗。同白鱼、鹰屎白等分，治疮灭痕。药性。以七枚为末，酒服，治中风失音，并一切风痓，小儿客忤，男子阴痒痛，女子带下。日华。焙研姜汁调灌，治中风、喉痹欲绝，下喉立愈。苏颂。散风痰结核瘰疬，头风，风虫齿痛，皮肤风疹，丹毒作痒，痰疟癥结，妇人乳汁不通，崩中下血，小儿疳蚀鳞体，一切金疮，疔肿风痔。时珍。

【发明】〔元素曰〕僵蚕性微温，味微辛，气味俱薄，轻浮而升，阳中之阳，故能去皮肤诸风如虫行。〔震亨曰〕僵蚕属火，兼土与金、木。老得金气，僵而不化。治喉痹者，取其清化之气，从治相火，散浊逆结滞之痰也。〔王玑曰〕凡咽喉肿痛及喉痹，用此下咽立愈，无不效也。大能救人。吴蜚内翰云：屡用得效。〔时珍曰〕僵蚕，蚕之病风者也。治风化痰，散结行经，所谓因其气相感，而以意使之者也。又人指甲软薄者，用此烧烟熏之则厚，亦是此义。盖厥阴、阳明之药，故又治诸血病、疟病、疳病也。

乌烂死蚕拾遗
【气味】有小毒。〔藏器曰〕此在簇上乌臭者。
【主治】蚀疮有根者，及外野鸡病，并傅之。白死者主白游疹，赤死者主赤游疹。藏器。

蚕蛹〔瑞曰〕缲丝后蛹子。今人食之，呼小蜂儿。〔思邈曰〕猘犬啮者，终身忌食，发则难免。
【主治】炒食，治风及劳瘦。研傅病疮恶疮。大明。为末饮服，治小儿疳瘦，长肌退热，除蛔虫。煎汁饮，止消渴。时珍。

茧卤汁〔藏器曰〕此是茧中蛹汁，非碱卤也。于盐茧瓮下收之。
【主治】百虫入肉，蛊蚀瘑疥，及牛马虫疮。为汤浴小儿，疮疥，杀虫。以竹筒盛之，浸山蝎、山蛭入肉，蚊子诸虫咬毒。亦可预带一筒，取一蛭入中，并持干海苔一片，亦辟诸蛭。藏器。
【发明】〔藏器曰〕苏恭注蛭云：山人自有疗法。盖此法也。〔时珍曰〕山蛭见蛭条。山蛪（音余），蜘蛛也。啮人甚毒。

蚕茧已出蛾者。
【气味】甘，温，无毒。
【主治】烧灰酒服，治痈肿无头，次日即破。又疗诸疳疮，及下血血淋血崩。煮汁饮，止消渴反胃，除蛔虫。时珍。〔弘景曰〕茧瓮入术用。
【发明】〔时珍曰〕蚕茧方书多用，而诸家本草并不言及，诚缺文也。近世用治痈疽代针，用一枚即出一头，二枚即出二头，神效无比。煮汤治消渴，古方甚称之。丹溪朱氏言此物属火，有阴之用，能泻膀胱中相火，引清气上朝于口，故能止渴也。缲丝汤及丝绵煮汁，功并相同。又黄丝绢能补脬，锦灰止血，并见服器部。

蚕蜕
【释名】马明退嘉祐、佛退。
【气味】甘，平，无毒。
【主治】血病，益妇人。嘉祐。妇人血风。宗奭。治目中翳障及疳疮。时珍。

蚕连

【主治】吐血鼻洪，肠风泻血，崩中带下，赤白痢。傅疔肿疮。日华。治妇人血露。宗奭。牙宣牙痛，牙痛牙疳，头疮喉痹，风癫狂祟，蛊毒药雾，沙证腹痛，小便淋闷，妇人难产及吹乳疼痛。时珍。

【发明】〔禹锡曰〕蚕蜕，今医家多用初出蚕子（壳在纸上者），东方诸医用老蚕眠起所蜕皮，功用相近，当以蜕皮为正。入药微炒用。〔宗奭曰〕蚕蜕，当用眠起时所蜕皮。蚕连烧灰亦可用。〔时珍曰〕马明退、蚕连纸，功用相同，亦如蝉蜕、蛇蜕之义。但古方多用蚕纸者，因其易得耳。

缫丝汤

【主治】止消渴，大验。时珍。

原蚕 <small>（别录中品）</small>

【释名】晚蚕<small>日华</small>、魏蚕<small>方言</small>、夏蚕<small>广志</small>、热蚕〔弘景曰〕原蚕是重养者，俗呼为魏蚕。〔宗奭曰〕原者有原复敏速之义，此是第二番蚕也。〔时珍曰〕按郑玄注周礼云：原，再也。谓再养者。郭璞注方言云：魏，细也。秦晋人所呼。今转为二蚕是矣。永嘉记云：郡蚕自三月至十月有八辈。谓蚕种为蜕，再养为珍，珍子为爱。

【集解】〔颂曰〕原蚕东南州郡多养之。此是重养者，俗呼为晚蚕。北人不甚养之。周礼禁原蚕。郑康成注云：蚕生于火而藏于秋，与马同气。物莫能两大，禁原蚕为其害马也。然害马亦一事耳。淮南子云：原蚕一岁再收，非不利也。而王法禁之者，为其残桑是也。人既稀养，货者多是早蛾，不可用也。〔弘景曰〕僵蚕为末涂马齿，即不能食草。以桑叶拭去，乃还食。此见蚕即马类也。〔时珍曰〕马与龙同气，故有龙马；而蚕又与马同气，故蚕有龙头、马头者。蜀人谓蚕之先为马头娘者以此。好事者因附会其说，以为马皮卷女，入桑化蚕，谬矣。北人重马，故禁之。南方无马，则有一岁至再、至三，及七出、八出者矣。然先王仁爱及物，盖不忍其一岁再致汤镬，且妨农事，亦不独专为害马、残桑而已。

雄原蚕蛾

【气味】咸，温，有小毒。〔时珍曰〕按徐之才药对云：热，无毒，入药炒，去翅、足用。

【主治】益精气，强阴道，交接不倦，亦止精。别录。壮阳事，止泄精、尿血，暖水脏，治暴风、金疮、冻疮、汤火疮，灭瘢痕。时珍。

【发明】〔宗奭曰〕蚕蛾用第二番，取其敏于生育也。〔时珍曰〕蚕蛾性淫，出茧即媾，至于枯槁乃已，故强阴益精用之。

【正误】〔颂曰〕今治小儿撮口及发噤者。用晚蚕蛾二枚，炙黄研末，蜜和涂唇内，便瘥。〔时珍曰〕此方出圣惠，乃是白僵蚕。苏氏引作蚕蛾，误矣。蚕蛾原无治惊之文，今正之。

原蚕沙〔颂曰〕蚕沙、蚕蛾，皆用晚出者良。〔时珍曰〕蚕沙用晒干，淘净再晒，可久收不坏。

【气味】甘、辛，温，无毒。〔时珍曰〕伏硇砂、焰硝、粉霜。

【主治】肠鸣，热中消渴，风痹瘾疹。别录。炒黄，袋盛浸酒，去风缓，诸节不随，皮肤顽痹，腹内宿冷，冷血瘀血，腰脚冷疼。炒热袋盛，熨偏风，筋骨瘫缓，手足不随，腰脚软，皮肤顽痹。藏器。治消渴癥结，及妇人血崩，头风、风赤眼，去风除湿。时珍。

【发明】〔弘景曰〕蚕沙多入诸方，不但熨风而已。〔宗奭曰〕蚕屎饲牛，可以代谷。用三升醇酒，拌蚕沙五斗，甑蒸，于暖室中，铺油单上。令患风冷气痹及近感瘫风人，就以患处一边卧沙上，厚盖取汗。若虚人须防大热昏闷，令露头面。若未全愈，间日再作。〔时珍曰〕蚕属火，其性燥，燥能胜风去湿，故蚕沙主疗风湿之病。有人病风痹，用此熨法得效。按陈氏经验方：一抹膏：治烂弦风眼。以真麻油浸蚕沙二三宿，研细，以篦子涂患处。不问新旧，隔宿即愈。表兄卢少樊患此，用之而愈，亲笔于册也。时珍家一婢，病此十余年，拭用之，二三次顿瘥，其功亦在去风收湿也。又同桑柴灰淋汁，煮鳖肉作丸，治腹中癥结，见鳖条。李九华云：蚕沙煮酒，色味清美，又能疗疾。

石蚕（本经下品）

【校正】并入有名未用石蠹虫。

【释名】沙虱本经、石蠹虫别录、石下新妇拾遗。〔弘景曰〕沙虱乃东间水中细虫。人人水浴，着身略不可见，痛如针刺，挑亦得之。今此或名同而物异耳。〔时珍曰〕按吴普本草沙虱作沙蝨。

石 蚕

【集解】〔经曰〕石蚕生江汉池泽。〔宗奭曰〕石蚕在处山河中多有之。附生水中石上，作丝茧如钗股，长寸许，以蔽其身。其色如泥，蚕在其中，故谓之石蚕，亦水中虫耳。方家用者绝稀。〔别录曰〕石蠹虫生石中。〔藏器曰〕石蠹虫一名石下新妇，今伊洛间水底石下有之。状如蚕，解放丝连缀小石如茧。春夏羽化作小蛾，水上飞。〔时珍曰〕本经石蚕，别录石蠹，今观陈、寇二说及主治功用，盖是一物无疑矣。又石类亦有石蚕，与此不同。

【正误】〔弘景曰〕李当之云：石蚕江左不识，谓为草根。其实类虫，形如老蚕，生附石上。伧人得而食之，味咸微辛。所言有理，但江汉非伧地。大都是生气物，如海中蛤、蛎辈，附石生不动，皆活物也。今俗用草根，黑色，多角节，亦似蚕。恐未是实，方家不用。〔恭曰〕石蚕形似蚕，细小有角节，青黑色，生江汉侧石穴中。歧、陇间亦有，北人多不用，采者遂绝耳。〔韩保升曰〕李谓是草根，陶谓是生气物，苏恭之说，半似草，半似虫，皆妄矣。此虫所在水石间有之，取为钩饵。马湖石门最多，彼人唦之，云咸、微辛。〔颂曰〕石蚕，陶、苏都无定论，蜀本之说为是。今川、广中多有之。其草根之似蚕者，亦名石蚕，出福州。今信州山石上，四时常有之，亦采入药。详见菜部草百蚕下。

【附录】云师 雨虎〔时珍曰〕按遁甲开山图云：霍山有云师、雨虎。荣氏注云：云师如蚕，长六寸，有毛似兔。雨虎如蚕，长七八寸，似蛙。云雨则出在石内。可炙食之。此亦石蚕之类也。

【气味】咸，寒，有毒。〔保升曰〕咸、微。〔吴普曰〕雷公：咸，无毒。

【主治】五癃，破石淋堕胎。其肉：解结气，利水道，除热。本经。石蠹虫：主石癃，小便不利。别录。

【发明】〔宗奭曰〕石蚕谓之草者，谬也。经言肉解结气，注中更不辨定，何耶？〔时珍曰〕石蚕连皮壳用也，肉则去皮壳也。

九香虫 (纲目)

【释名】黑兜虫。

【集解】〔时珍曰〕九香虫，产于贵州永卫赤水河中。大如小指头，状如水黾，身青黑色。至冬伏于石下，土人多取之，以充人事。至惊蛰后即飞出，不可用矣。

【气味】咸，温，无毒。

【主治】膈脘滞气，脾肾亏损，壮元阳。时珍。

【发明】〔时珍曰〕摄生方：乌龙丸：治上证，久服益人，四川何卿总兵常服有效。其方：用九香虫一两（半生、焙），车前子（微炒）、陈橘皮各四钱，白术（焙）五钱，杜仲（酥炙）八钱。上为末，炼蜜丸梧桐子大。每服一钱五分，以盐白汤或盐酒服，早晚各一服。此方妙在此虫。

海蚕 (海药)

【集解】〔李珣曰〕按南州记云：海蚕生南海山石间，状如蚕，大如拇指。其沙甚白，如玉粉状。每有节，难得真者，彼人以水搜葛粉、石灰，以流齿印成伪充之。纵服无益，反能损人，宜慎之。

沙

【气味】咸，大温，无毒。

【主治】虚劳冷气，诸风不遂。久服补虚羸，令人光泽，轻身延年不老。李珣。

雪蚕 (纲目)

【释名】雪蛆。

【集解】〔时珍曰〕按叶子奇草木子云：雪蚕生阴山以北，及峨嵋山北，人谓之雪蛆。二山积雪，历世不消。其中生此，大如瓠，味极甘美。又王子年拾遗记云：员峤之山有冰蚕，长六七寸，黑色有鳞角。以霜雪覆之，则作茧，长一尺。抽五色丝，织为文锦，入水不濡，投火不燎。

尧时海人献之，其质轻暖柔滑。按此，亦雪蚕之类也。

【气味】甘，寒，无毒。

【主治】解内热渴疾。时珍。

枸杞虫 （拾遗）

【释名】蠋尔雅。

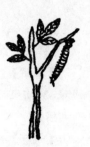

枸杞虫

【集解】〔藏器曰〕此虫生枸杞上，食枸杞叶，状如蚕，作茧。为蛹时取之，曝干收用。〔时珍曰〕此尔雅所谓"蛇，乌蠋"也。其状如蚕，亦有五色者。老则作茧，化蛾孚子。诸草木上皆有之，亦各随所食草水之性。故广志云：蓲蠋香，槐蠋臭。

【气味】咸，温，无毒。

【主治】益阳道，令人悦泽有子。炙黄和地黄末为丸，服之，大起阳益精。藏器。治肾家风虚。时珍。普济方。

茶香虫 （纲目）

【集解】〔时珍曰〕生茶香枝叶中。状如尺蠖，青色。

【主治】小肠疝气。时珍。

第四十卷虫部二目录

虫之二 （卵生类下二十二种）

上附方旧二十，新八十一。

第四十卷虫部二

虫之二 （卵生类下二十二种）

青蚨 （拾遗）

【释名】蚨蝉　蚖蜗音谋瓜。螗蜗音敦隅。蒲虻音萌。鱼父　鱼伯

【集解】〔藏器曰〕青蚨生南海。状如蝉，其子着木。取以涂钱，皆归本处。搜神记云：南方有虫名螗蜗，形大如蝉，辛美可食。子着草叶上如蚕种。取其子，则母飞来。虽潜取之，亦知其处。杀其母涂钱，以子涂贯，用钱去则自还。淮南子万毕术云：青蚨还钱。高诱云：青蚨一名鱼父、鱼伯。以其子母各等置瓮中，埋东行垣下。三日开之，即相从。以母血涂八十一钱，子血涂八十一钱。留子用母，留母用子，皆自还也。〔李珣曰〕按异物志言：生南海诸山。雄雌常处，不相舍。青金色。人采得以法末之，用涂钱，以货易于人，昼用夜归。又能秘精、缩小便，亦人间难得之物也。〔时珍曰〕按异物志云：青蚨形如蝉而长。其子如虾子，着草叶上，得其子则母飞来。煎食甚辛而美。峋嵝神书云：青蚨一名蒲虻，似小蝉，又如虻，青色有光。生于池泽，多集蒲叶上。春生子于蒲上，八八为行，或九九为行，如大蚕子而圆。取其母血及火炙子血涂钱，市物仍自还归，用之无穷，诚仙术也。其说俱仿佛。但藏器云子着木上，稍有不同。而许氏说文亦曰：青蚨，水虫也。盖水虫而产子于草木尔。

【附录】庞降〔时珍曰〕按刘恂岭表录异云：庞降生于岭南，多在榄橄树上。形如蜗蝉腹青而薄。其名自呼，但闻其声而鲜能得之。人以善价求为媚药。按此形状似蝉，可为媚药，与李珣海药青蚨雌雄不舍，秘精之说相符。恐亦青蛇之类，在木上者也。

【气味】辛，温，无毒。

【主治】补中，益阳道，去冷气，令人悦泽。藏器。秘精，缩小便。海药。

青蚨　南海

蛱蝶 （纲目）

【释名】蝱蝶音叶。蝴蝶〔时珍曰〕蛱蝶轻薄，夹翅而飞，㗊㗊然也。蝶美于须，蛾美于

眉，故又名蝴蝶，俗谓须为胡也。

【集解】〔时珍曰〕蝶，蛾类也。大曰蝶，小曰蛾。其种甚繁，皆四翅有粉，好嗅花香，以须代鼻，其交则鼻，交则粉退。古今注谓橘蠹化蝶，尔雅翼谓菜虫化蝶，列子谓乌足之叶化蝶，尔雅谓蔬菜化蝶，酉阳杂俎谓百合花化蝶，北户录谓树叶化蝶如丹青，野史谓彩裙化蝶，皆各据其所见者而言尔。盖不知蠹蠋诸虫，至老俱各蜕而为蝶、为蛾，如蚕之必羽化也。朽衣物亦必生虫而化。草木花叶之化者，乃气化、风化也。其色亦各随其虫所食花叶，及所化之物色而然。杨慎丹铅录云：有草蝶、水蝶在水中。岭南异物志载：有人浮南海，见蛱蝶大如蒲帆，称肉得八十斤，啖之极肥美。

蛱 蝶

【气味】

【主治】小儿脱肛。阴干为末，唾调半钱涂手心，以瘥为度。时珍。

【发明】〔时珍曰〕胡蝶古方无用者，惟普济方载此方治脱肛，亦不知用何等蝶也。

蜻蛉 （别录下品）

【释名】蜻蜓音丁。蜻蝏亦作蜓。虰蛚音馨。负劳尔雅、䗒音葱。诸乘弘景、纱羊纲目、赤者名赤卒。〔时珍曰〕蜻、䗒、言其色青葱也。蛉、虰，言其状伶仃也，或云其尾如丁也。或云其尾好亭而挺，故曰蝏，曰蜓。俗名纱羊，言其翅如纱也。按崔豹古今注云：大而色青者曰蜻蜓；小而黄者，江东名胡黎，淮南名蠊蚰，鄱阳名江鸡；小而赤者，名曰赤卒，曰绛驺，曰赤衣使者，曰赤弁丈人；大而玄绀者，辽海名绀蟠，亦曰天鸡。陶氏谓胡黎为蜻蛉，未考此耳。

【集解】〔弘景曰〕蜻蛉有五六种，惟青色大眼（一名诸乘，俗呼为胡黎）者入药。道家云：眼可化为青珠。其余黄细及黑者，不入药。〔保升曰〕所在有之。好飞水际，六足四翼。〔宗奭曰〕蜻蜓中一种最大（汴人呼为马大头）者是也。身绿色。其雌者腰间有碧色一遭。入药用雄者。此物生于水中，故多飞水上。其类眼皆大，陶氏独言蜻蜓眼大何也？〔时珍曰〕蜻蛉大头露目，短颈长腰牌尾，翼薄如纱。食蚊虻，饮露水。造化权舆云：水蛆化䗒。罗愿云：水蛆化蜻蛉，蜻蛉仍交于水上，附物散卵，复为水蛆也。张华博物志亦言五月五日，埋蜻蛉头于户内，可化青珠，未知然否？古方惟用大而青者，近时房中术，亦有用红色者。崔豹云：辽海间有绀蟠虫，如蜻蛉而玄绀色，六七月群飞暗天。夷人食之，云海中青虾所化也。云南志云：澜沧蒲蛮诸地，凡土蜂、蜻蛉、蚱蜢之类，无不食之也。

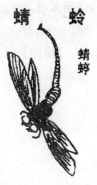

蜻 蛉

蜻蝏

【气味】微寒，无毒。

【主治】强阴，止精。别录。壮阳，暖水脏。日华。

樗鸡（本经中品）

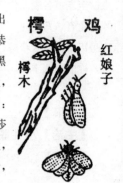

樗鸡
樗木
红娘子

【释名】**红娘子**纲目、**灰花蛾。**〔时珍曰〕其鸣以时，故得鸡名。广雅作樗鸠，广志作犨鸡，皆讹矣。其羽文彩，故俗呼红娘子、灰花蛾云。

【集解】〔别录曰〕生河内川谷樗树上。七月采，暴干。〔弘景曰〕今出梁州。形似寒螀而小。樗树似漆而臭，亦犹芫青、亭长在芫、葛上也。〔恭曰〕河内无此，今出岐州。此有二种：以五色具者为雄，入药良；其青黑质、白斑者是雌，不入药。〔宗奭曰〕汴洛诸界尤多。形类蚕蛾，但腹大，头足微黑，翅两重，外一重灰色，内一重深红，五色皆具。〔颂曰〕尔雅云：𧊧，天鸡。郭璞注云：小虫也，黑身赤头。一名莎鸡，又曰樗鸡。然今之莎鸡生樗木上，六月中出飞，而振羽索索作声，人或蓄之樊中。但头方腹大，翅羽外青内红，而身不黑，头不赤，此殊不类郭说。樗上一种头翅皆赤者，乃如旧说，人呼为红娘子，然不名樗鸡，疑即是此，盖古今之称不同尔。〔时珍曰〕樗即臭椿也。此物初生，头方而扁，尖喙向下。六足重翼，黑色。及长则能飞，外翼灰黄有斑点，内翅五色相间。其居树上，布置成行。秋深生子在樗皮上。苏恭、寇宗奭之说得之。苏颂引郭璞以为莎鸡者，误矣。莎鸡居莎草间，蟋蟀之类，似蝗而斑，有翅数重，下翅正赤，六月飞而振羽有声。详见陆矶毛诗疏义。而罗愿尔雅翼以莎鸡为络纬，即俗名纺丝者。

【修治】〔时珍曰〕凡使去翅、足，以糯米或用面炒黄色，去米、面用。

【气味】**苦，平，有小毒，不可近目。**别录。

【主治】**心腹邪气，阴痿，益精强志，生子好色，补中轻身。**本经。**腰痛下气，强阴多精。**别录。**通血闭，行瘀血。**宗奭。**主瘰疬，散目中结翳，辟邪气，疗狂犬伤。**时珍。

【发明】〔弘景曰〕方药稀用，为大麝香丸用之。〔时珍曰〕古方辟瘟杀鬼丸中用之，近世方中多用，盖厥阴经药，能行血活血也。普济方治目翳拨云膏中，与芫青、斑蝥同用，亦是活血散结之义也。

枣猫（纲目）

【集解】〔时珍曰〕枣猫，古方无考，近世方广丹溪心法附余，治小儿方用之。注云：生枣树上飞虫也。大如枣子，青灰色，两角。采得，阴干用之。

【主治】**小儿脐风**〔时珍曰〕按方广云：小儿初生，以绵裹脐带，离脐五六寸扎定，咬断。以鹅翎筒送药一二分，入脐大孔，轻轻揉散。以艾炷灸脐头三壮。结住勿打动，候其自落，永无脐风之患，万不失一。脐硬者用之，软者无病，不必用也。其法用阴干枣猫儿（研末）三个，珍珠（捶研）四十九粒。炒黄用五分、白枯矾、蛤粉、血蝎、各五分，研匀，如上法用。脐有三孔，一大二小也。

斑蝥 （本经下品）

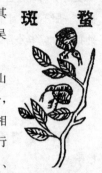

【校正】陈藏器蟹蝥虫系重出，今并为一。

【释名】斑猫本经、蟹蝥虫拾遗、龙蚝音刺、斑蚝〔时珍曰〕斑言其色，蝥刺言其毒，如矛刺也。亦作盤蝥，俗讹为斑猫，又讹斑蚝为斑尾也。吴普本草又名斑菌，曰腃发，曰晏青。

【集解】〔别录曰〕斑猫生河东山谷。八月取，阴干。〔吴普曰〕生河内山谷，亦生木石。〔保升曰〕斑猫所在有之，七八月大豆叶上甲虫也。长五六分，黄黑斑文，乌腹尖喙。就叶上采取，阴干用。〔弘景曰〕此一虫五变，主疗皆相似。二三月在芫花上，即呼为芫青；四五月在王不留行草上，即呼为王不留行虫；六七月在葛花上，即呼为葛上亭长；八九月在豆花上，即呼为斑蝥；九月、十月复还地蛰，即呼为地胆，此是伪地胆耳，为疗犹同也。其斑蝥大如巴豆，甲上有黄黑斑点；芫青，青黑色；亭长，身黑头赤。〔敩曰〕芫青、斑蝥、亭长、赤头四件，样各不同，所居、所食、所效亦不同。芫青嘴尖，背上有一画黄，在芫花上食汁；斑蝥背上有一画黄，一画黑，嘴尖处有一小赤点，在豆叶上食汁；亭长形黄黑，在葛叶上食汁；赤头身黑，额上有大红一点也。〔颂曰〕四虫皆是一类，但随时变耳。深师方云：四月、五月、六月为葛上亭长，七月为斑猫，九月、十月为地胆。今医家知用芫青、斑蝥，而地胆、亭长少使，故不得详也。〔恭曰〕本草、古今诸方，并无王不留行虫。若陶氏所言，则四虫专在一处。今地胆出幽州，芫青出宁州，亭长出雍州，斑蝥所在皆有。四虫出四处，可一岁周游四州乎？芫青、斑蝥，形段相似，地胆，状貌大殊。且采自草菜。陶盖浪言尔。〔时珍曰〕按本经、别录，四虫采取时月，正与陶说相合。深师方用亭长，所注亦同。自是一类，随其所居、所出之时而命名尔。苏恭强辟，陶说亦自欠明。按太平御览引神农本草经云：春食芫花为芫青，夏食葛花为亭长，秋食豆花为斑蝥，冬入地中为地胆（黑头赤尾）。其说甚明，而唐、宋校正者反失收取，更致纷纭，何哉？陶氏之王不留行虫，雷氏之赤头，方药未有用者。要皆此类，固可理推。余见地胆。

【修治】〔敩曰〕凡斑蝥、芫青、亭长、地胆修事，并渍糯米、麻子相拌炒，至米黄黑色取出，去头、足两翅，以血余裹，悬东墙角上一夜用之，则毒去也。〔大明曰〕入药须去翅、足，糯米炒熟，不可生用，即吐泻人。〔时珍曰〕一法用麸炒过，醋煮用之也。

【气味】辛，寒，有毒。〔普曰〕神农：辛。岐伯：咸。扁鹊：甘，有大毒。马刀为之使，畏巴豆、丹参、空青，恶肤青、甘草、豆花。〔时珍曰〕斑猫、芫青、亭长、地胆之毒，靛汁、黄连、黑豆、葱、茶，皆能解之。

【主治】寒热，鬼主蛊毒，鼠瘘，疮疽，蚀死肌，破石癃。本经。血积，伤人肌。治疥癣，堕胎。别录。治瘰疬，通利水道。甄权。疗淋疾，傅恶疮瘘烂。日华。治疝瘕，解疔毒、狂犬毒、沙虱毒、蛊毒、轻粉毒。时珍。

【发明】〔宗奭曰〕妊娠人不可服之，为溃人肉。治淋方多用，极苦人，须斟酌之。〔时珍曰〕斑蝥，人获得之，尾后恶气射出，臭不可闻。故其入药亦专主走下窍，直至精溺之处，蚀下败物，痛不可当。葛氏云：凡用斑蝥，取其利小便，引药行气，以毒攻毒是矣。杨登甫云：瘰疬之毒，莫不有根，大抵以斑蝥、地胆为主。制度如法，能使其根从小便中出，或如粉片，或如血块，或如烂肉，皆其验也。但毒之行，小便必涩痛不可当，以木通、滑石、灯心辈导之。又葛洪肘后方云：席辩剌史传云：凡中蛊毒，用斑蝥虫四枚，去翅、足炙熟，桃皮五月初五日采取，去黑皮阴干，大戟去骨，各为末。如斑蝥一分，二味各用二分，合和枣核大，以米清服之，必吐出蛊。一服不瘥，十日更服。此蛊洪州最多，有老妪解疗之，一人获缣二十匹，秘方不传。后有子孙犯法，黄华公若于则时为都督，因而得之也。

芫青 （别录下品）

【释名】青娘子〔时珍曰〕居芫花上而色青，故名芫青。世俗讳之，呼为青娘子，以配红娘子。

【集解】〔别录曰〕三月取，暴干。〔弘景曰〕二月、三月在芫花上，花时取之，青黑色。〔恭曰〕出宁州。〔颂曰〕处处有之，形似斑蝥，但色纯青绿，背上一道黄文，尖喙。三四月芫花发时乃生，多就芫花上采之，暴干。〔时珍曰〕但连芫花茎叶采置地上，一夕尽自出也。余见斑蝥。

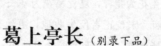

【修治】见斑蝥。

【气味】辛，微温，有毒。〔时珍曰〕芫青之功同斑蝥，而毒尤猛，盖芫花有毒故也。畏、恶同斑蝥。

【主治】蛊毒、风疰、鬼疰，堕胎。别录。治鼠瘘。弘景。主疝气，利小水，消瘰疬，一下痰结，治耳聋目翳，猘犬伤毒。余功同斑蝥。时珍。

葛上亭长 （别录下品）

【释名】〔弘景曰〕此虫黑身赤头，如亭长之着玄衣赤帻，故名也。

【集解】〔别录曰〕七月取，暴干。〔弘景曰〕葛花开时取之。身黑头赤，腹中有卵，自如米粒。〔恭曰〕出雍州。〔保升曰〕处处有之。五六月葛叶上采之。形似芫青而苍黑色。〔敩曰〕亭长形黑黄，在葛上食蔓胶汁。又有赤头，身黑色，额上有大红一点，各有用处。〔时珍曰〕陶言黑身赤头，故名亭长；而雷氏别出赤头，不言出处，似谬。

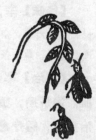

【修治】同斑蝥。

【气味】辛，微温。有毒。恶、畏同斑蝥。

【主治】蛊毒鬼疰，破淋结积聚，堕胎。别录。通血闭癥块鬼胎。余功同斑蝥。时珍。

【发明】〔颂曰〕深师疗淋用亭长之说最详。云：取葛上亭长拆断腹，腹中有白子，如小米，三二分，安白板上阴二三日收之。若有人患十年淋，服三枚；八九年以还，服二枚。服时以水如枣许着小杯中，爪甲研之，当扁扁见于水中。仰面吞之，勿令近牙齿间。药虽微小，下喉自觉至下焦淋所。有顷，药作。大烦急不可堪者，饮干麦饭汁，则药势止也。若无干麦饭，但水亦可耳。老、小服三分之一，当下淋疾如脓血连连尔。石去者，或如指头，或青或黄，不拘男女皆愈。若药不快，淋不下，以意节度，更增服之。此虫五六月为亭长（头赤身黑），七月为斑蝥，九月为地胆，随时变耳。

地胆（本经下品）

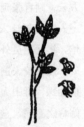

地胆

【释名】蚖青本经、青蟖携〔弘景曰〕地胆是蚖青所化，故亦名妩青。用蚖字者，亦承误尔。〔时珍曰〕地胆者，居地中：其色如胆也。按太平御览引尔雅云：地胆、地要，青蝉也。又引吴普本草云：地胆一名杜龙，一名青虹。陶弘景以蟖字为蛙字，音乌娲切者，误矣。宋本因之，今俱厘政也。

【集解】〔经曰〕生汉山山谷。八月取之。〔弘景曰〕真地胆出梁州，状如大马蚁，有翼；伪者是斑蝥所化，状如大豆。大抵疗体略同，亦难得真耳。〔恭曰〕形如大马蚁者，今出邠州，三月至十月，草菜上采之，非地中也。状如大豆者，未见之，陶亦浪证尔。〔保升曰〕二月、三月、八月、九月，草菜上取之，形倍黑色，芫青所化也。〔时珍曰〕今处处有之，在地中或墙石内，盖芫青、亭长之类，冬月入蛰者，状如斑蝥。苏恭未见，反非陶说，非也。本经别名芫青，尤为可证。既曰地胆，不应复在草菜上矣。盖芫青，青绿色；斑蝥，黄斑色；亭长，黑身赤头；地胆，黑头赤尾。色虽不同，功亦相近。

【修治】同斑蝥。

【气味】辛，寒，有毒

【主治】鬼疰寒热，鼠瘘恶疮死肌，破癥瘤痕，堕胎。本经。蚀疮中恶肉，鼻中息肉，散结气石淋。去子，服一刀圭即下。别录。宣拔瘰疬，从小便中出，上亦吐出。又治鼻衄。药性。治疝积疼痛。余功同斑蝥。时珍。

【发明】〔颂曰〕今医家多用斑蝥、芫青，而稀用亭长、地胆，盖功亦相类耳。〔时珍曰〕按杨氏直指方云：有癌疮颗颗累垂，裂如瞽眼，其中带青，由是簇头各类一舌，毒深穿孔，男则多发于腹，女则多发于乳，或项或肩，令人昏迷。急宜用地胆为君，佐以白牵牛、滑石、木通，利小便以宣其毒。更服童尿灌涤余邪，乃可得安也。

蜘蛛（别录下品）

【释名】次蠹秩。尔雅、蝃蝓属俞。方言、蚰蝥亦作蝏蝥，音拙谋。〔时珍曰〕按王安石字说云：设一面之网，物触而后诛之。知乎诛义者，故曰蜘蛛。尔雅作鼀鼄，从黾，黾者大腹也。杨雄方言云：自关而东呼为蝳蜍，侏儒语转也，北燕朝鲜之间，谓之蟷蜋。齐人又呼为杜公。蛷蚑见下。

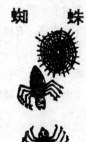

蜘蛛

【集解】〔弘景曰〕蜘蛛数十种，今入药惟用悬网如鱼罾者，亦各蛷蚑。赤斑者名络新妇，亦入方术家用。其余并不入药。〔颂曰〕蜘蛛处处有之，其类极多。尔雅云：次蚩、鼅鼄、蠾蝥也。土鼅鼄，草鼅鼄。蛸，长踦。郭璞注云：今江东呼鼅鼄为蠾蝥。长脚者为蟢子。则陶云者，即蠾蝥也。〔藏器曰〕蛷蚩在孔穴中及草木上，陶言即蜘蛛，非矣。〔敩曰〕凡五色者，及大身有刺毛生者，并薄小者，并不入药。惟身小尻大，腹内有苍黄脓者为真。取屋西结网者，去头、足，研膏用。〔宗奭曰〕蜘蛛品多，皆有毒。今人多用人家檐角、篱头、陋巷之间，空中作圆网，大腹深灰色者耳。遗尿着人，令人生疮。〔恭曰〕剑南、山东，为此虫所啮，疮中出丝，屡有死者。〔时珍曰〕蜘蛛布网，其丝右绕。其类甚多，大小颜色不一，尔雅但分蜘蛛、草、土及蟏蛸四种而已。蜘蛛啮人甚毒，往往见于典籍。按刘禹锡传信方云：判官张延赏，为斑蜘蛛咬颈上，一宿有二赤脉绕项下至心前，头面肿如数斗，几至不救。一人以大蓝汁入麝香、雄黄，取一蛛投入，随化为水。遂以点咬处，两日悉愈。又云：贞元十年，崔从质员外言：有人被蜘蛛咬，腹大如孕妇，有僧教饮羊乳，数日而平。又李绛兵部手集云：蜘蛛咬人遍身成疮者，饮好酒至醉，则虫于肉中似小米自出也。刘郁西域记云：赤木儿城有虫如蛛，毒中人则烦渴，饮水立死，惟饮葡萄酒至醉吐则解。此与李绛所言蜘蛛毒人，饮酒至醉则愈之意同，盖亦蜘蛛也。郑晓吾学编云：西域赛蓝地方，夏秋间草生小黑蜘蛛，甚毒；啮人痛声彻地。土人诵咒以薄荷枝拂之，或以羊肝遍擦其体，经一日夜痛方止，愈后皮脱如蜕。牛马破伤辄死也。元稹长庆集云：巴中蜘蛛大而毒，甚者身边数寸，崎长数倍，竹木被网皆死。中人，疮痏痛痒倍常，惟以苦酒调雄黄涂之，仍用鼠负虫食其丝则愈。不急救之，毒及心能死人也。段成式酉阳杂俎云：深山蜘蛛有大如车轮者，能食人物。若此数说，皆不可不知。淮南万毕术言：赤斑蜘蛛食猪肪百日，杀以涂布，雨不能濡；杀以涂足，可履水上。抱朴子言：蜘蛛、水马，合冯夷水仙丸服，可居水中。皆方士幻诞之谈不足信也。

【气味】微寒，有小毒。〔大明曰〕无毒。畏蔓青、雄黄。〔时珍曰〕蛛入饮食不可食。

【主治】大人、小儿，及小儿大腹丁奚，三年不能行者。别录。蜈蚣、蜂、蚕螫人，取置咬处，吸其毒。弘景。主蛇毒温疟，止呕逆霍乱。苏恭。取汁，涂蛇伤。烧啖，治小儿腹疳。苏颂。口喎、脱肛、疮肿、胡臭、齿䘌。时珍。斑者，治疟疾疔肿。日华。

【发明】〔颂曰〕别录言蜘蛛治痛。张仲景治阴狐疝气，偏有大小，时时上下者，蜘蛛散主之。蜘蛛十四枚（炒焦），桂半两，为散。每服八分，日再。或以蜜丸亦通。〔恭曰〕蜘蛛能制蛇，故治蛇毒，而本条无此。〔时珍曰〕鹤林玉露载：蜘蛛能制蜈蚣，以溺射之，节节断烂。则陶氏言蜘蛛治蜈蚣伤，亦相伏尔。沈括笔谈载：蛛为蜂螫，能啮芋梗，磨创而愈。今蛛又能治蜂、蝎螫，何哉？又刘义庆幽明录云：张甲与司徒蔡谟有亲。谟昼寝梦甲曰：忽暴病，心腹痛，胀满不得吐下，名干霍乱，惟用蜘蛛生断脚吞之则愈。但人不知，甲某时死矣。谟觉，使人验之，甲果死矣。后用此治干霍乱辄验也。按此说虽怪，正合唐注治呕逆霍乱之文，当亦不谬。盖蜘蛛服之，能令人利也。

蜕壳

【主治】虫牙、牙疳。时珍。

网

【主治】喜忘，七月七日取置衣领中，勿令人知。别录。以缠疣赘，七日消落，有验。苏恭。疗疮毒；止金疮血出。炒黄研末，酒服，治吐血。时珍。出圣惠方。

【发明】〔时珍曰〕按侯延赏退斋闲录云：凡人卒暴吐血者，用大蜘蛛网搓成小团，米饮吞之，一服立止。此乃孙绍先所传方也。又酉阳杂俎云：裴旻山行，见蜘蛛结网如匹布，引弓射杀，断其丝数尺收之。部下有金疮者，剪方寸贴之，血立止也。观此，则蛛网盖止血之物也。

草蜘蛛（拾遗）

【正误】旧标作蚰蜒，今据尔雅改作草蜘蛛。见下。

【集解】〔藏器曰〕蚰蜒在孔穴中，及草木稠密处，作网如蚕丝为蒂，就中开一门出入，形段微似蜘蛛而斑小。陶言即蜘蛛，误矣。〔时珍曰〕尔雅：蟷蠰，蠛蠓也。草蟷蠰，在草上络幕者。据此则陶氏所谓蚰蜒，正与尔雅相合；而陈氏所谓蚰蜒，即尔雅之草蜘蛛也。今改正之。然草上亦有数种，入药亦取其大者尔。有甚毒者，不可不知。李氏三元书云：草上花蜘蛛丝最毒，能缠断牛尾。有人遗尿，丝缠其阴至断烂也。又沈存中笔谈，言草上花蜘蛛咬人，为天蛇毒，则误矣。详见鳞部天蛇下。

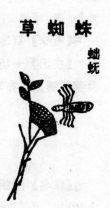
草蜘蛛
蚰蜒

【主治】出疗肿根，捣膏涂之。藏器。

丝

【主治】去瘤赘疣子，禳疟疾。时珍。

壁钱（拾遗）

【释名】壁镜〔时珍曰〕皆以窠形命名也。

【集解】〔藏器曰〕壁钱虫似蜘蛛，作白幕如钱，贴墙壁间，北人呼为壁茧。〔时珍曰〕大如蜘蛛，而形扁斑色，八足而长，亦时蜕壳，其膜色光白如茧。或云其虫有毒，咬人至死。惟以桑柴灰煎取汁，调白矾末傅之，妙。

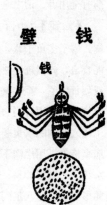
壁钱
钱

【气味】无毒。

【主治】鼻衄，及金疮出血不止，捺取虫汁，注鼻中及点疮上。亦疗五野鸡病下血。藏器。治大人、小儿急疳，牙蚀腐臭，以壁虫同人中白等分烧研贴之。又主喉痹。时珍。出圣惠等方。

窠幕

【主治】小儿呕逆，取二七枚煮汁饮之。藏器。产后咳逆，三五日不止欲死者。取三五个煎汁呷之，良。又止金疮，诸疮出血不止，及治疮口不敛，取茧频贴之。止虫牙痛。时珍。

螲蟷（拾遗）

【释名】蚨蝪尔雅、颠当虫拾遗、蚨母纲目、土蜘蛛〔藏器曰〕螲蟷（音窒当）尔雅作蚨蚼（音迭汤），今转为颠当虫，河北人呼为蚨蚼（音侄唐）。鬼谷子谓之蚨母。

【集解】〔藏器曰〕螲蟷是处有之。形似蜘蛛，穴土为窠，穴上有盖覆穴口。〔时珍曰〕蚨蚼，即尔雅土蜘蛛也，土中布网。按段成式西阳杂俎云：斋前雨后多颠当窠，深如蚓穴，网丝其中，土盖与地平，大如榆荚。常仰捍其盖，伺蝇、蟱过，辄翻盖捕之。才入复闭，与地一色，无隙可寻，而蜂复食之。秦中儿谣云：颠当颠当牢守门，蠮螉寇汝无处奔。

【气味】有毒。

【主治】一切疔肿、附骨疽蚀等疮，宿肉赘瘤，烧为末，和腊月猪脂傅之。亦可同诸药傅疔肿、出根为上。藏器。

螲蟷

土蜘蛛

蝎（开宝）

【释名】蝏蟵音伊祁。主簿虫开宝、杜白广雅、虿尾虫〔志曰〕段成式西阳杂俎云：江南旧无蝎，开元初有主簿，以竹筒盛过江，至今往往有之，故俗称为主簿虫。〔时珍曰〕按唐史云：剑南本无蝎，有主簿将至，遂呼为主簿虫。又张揖广雅云：杜白，蝎也。陆玑诗疏：蚕一名杜白，幽州人谓之蝎。观此，则主簿乃杜白之讹，而后人遂傅会其说。许慎云：蝎，虿尾虫也。长尾为虿，短尾为蝎。葛洪云：蝎前为螯，后为虿。古语云：锋、虿垂芒，其毒在尾。今入药有全用者，谓之全蝎；有用尾者，谓之蝎梢，其力尤紧。

【集解】〔志曰〕蝎出青州。形紧小者良。段成式云：鼠负虫巨者，多化为蝎，蝎子多负于背，子色白，才如稻粒。陈州古仓有蝎，形如钱，螯人必死。蜗能食之，先以迹矩之，不复去也。〔宗奭曰〕今青州山中石下捕得，慢火逼之，或烈日中晒，至蝎渴时，食 青泥；既饱，以火逼杀之，故其色多赤，欲其体重而售之也。用者当去其土。〔颂曰〕今汴洛、河陕州郡皆有之。采无时，以火逼干死之。陶隐居集验方言：蝎有雄雌：雄者螯人痛止在一处，用井泥傅之；雌者痛牵诸处、用尾沟下泥傅之。皆可画地作十字取土，水服方寸匕，或在手足以冷水渍之，微暖即易；在身以水浸布掭之，皆验。又有咒禁法，亦验。〔时珍曰〕蝎形如水龟，八足而长尾，有节色青。今捕者多以盐泥食之，入药去足焙用。古

蝎

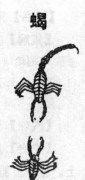

今录验云：被蝎螫者，但以木碗合之，神验不传之方也。

【气味】甘，辛，平，有毒。

【主治】诸风瘾疹，及中风半身不遂，口眼㖞斜，语涩，手足抽掣。开宝。小儿惊痫风搐，大人痎疟，耳聋疝气，诸风疮，女人带下阴脱。时珍。

【发明】〔宗奭曰〕大人、小儿通用，惊风尤不可阙。〔颂曰〕古今治中风抽掣，及小儿惊搐方多用之。箧中方，治小儿风痫有方。〔时珍曰〕蝎产于东方，色青属木，足厥阴经药也，故治厥阴诸病。诸风掉眩搐掣，疟疾寒热，耳聋无闻，皆属厥阴风木。故东垣李杲云：凡疝气、带下，皆属于风。蝎乃治风要药，俱宜加而用之。

水蛭 (本经下品)

【释名】蚑与蜞同。尔雅作蚔。至掌别录、大者名马蜞唐本、马蛭唐本、马蟥衍义、马鳖衍义。〔时珍曰〕方音讹蛭为痴，故俗有水痴、草痴之称。〔宗奭曰〕汴人谓大者为马鳖，腹黄者为马蟥。

【集解】〔别录曰〕水蛭生雷泽池泽。五月、六月采，暴干。〔弘景曰〕处处河池有之。蚑有数种，以水中马蜞得啮人、腹中有血者，干之为佳。山蚑及诸小者，皆不堪用。〔恭曰〕有水蛭、草蛭，大者长尺许，并能咂牛马、人血。今俗多取水中小者，用之大效，不必食人血满腹者。其草蛭在深山草上，人行即着胫股，不觉入于肉中，产育为害，山人自有疗法。〔保升曰〕惟采水中小者用之。别有石蛭生石上，泥蛭生泥中，二蛭头尖腰粗色赤。误食之，令人眼中如生烟，渐致枯损。〔时珍曰〕李石续博物志云：南方水痴似鼻涕，闻人气闪闪而动，就人体成疮，惟以麝香、朱砂涂之即愈。止即草蛭也。

【修治】〔保升曰〕采得，以篢竹筒盛，待干，用米泔浸一夜，暴干，以冬猪脂煎令焦黄，然后用之。〔藏器曰〕收干蛭，当展其身令长，腹中有子者去之。性最难死，虽以火炙，亦如鱼子烟熏经年，得水尤活也。〔大明曰〕此物极难修治，须细锉，以微火炒，色黄乃熟。不尔，入腹生子为害。〔时珍曰〕昔有途行饮水，及食水菜，误吞水蛭入腹，生子为害，啖啮脏血，肠痛黄瘦者。惟以田泥或擂黄土水饮数升，则必尽下出也。盖蛭在人腹，忽得土气而下尔。或以牛、羊热血一二升，同猪脂饮之，亦下也。

【气味】咸、苦，平，有毒。〔别录曰〕微寒，畏石灰、食盐。

【主治】逐恶血瘀血月闭，破血癥积聚，无子，利水道。本经。堕胎。别录。治女子月闭，欲成血劳。药性。咂赤白游疹，及痈肿毒肿。藏器。治折伤坠扑畜血有功。寇宗奭。

【发明】〔成无己曰〕咸走血，苦胜血。水蛭之咸苦，以除畜血，乃肝经血分药，故能通肝经聚血。〔弘景曰〕楚王食寒菹，见蛭吞之，果能去结积。虽曰阴祐，亦是物性兼然。〔藏器曰〕此物难死，故为楚王之病也。〔时珍曰〕按贾谊新书云：楚惠王食寒菹得蛭，恐监食当死，遂吞之，腹有疾而不能食。令尹曰：天道无亲，准德是辅。王有仁德，病不为伤。王果病愈。此楚王吞蛭之事也。王充论衡亦云：蛭乃食血之虫，楚王殆有积血之病，故食蛭而病愈也。与陶说相符。

蚁 （纲目）

【释名】玄驹亦作蚼。蚍蜉〔时珍曰〕蚁有君臣之义，故字从义。亦作蛾。大者为蚍蜉，亦曰马蚁。赤者名蚳，飞者名蚁。扬雄方言云：齐鲁之间谓之蚼蚁，梁益之间谓之玄蚼，幽燕谓之蚁蛘。夏小正云：十二月，玄蚼奔。谓蚁入蛰也。大蚁喜酣战，故有马蚼之称；而崔豹古今注遂以蚁妖附会其说，谬矣。今不取。

【集解】〔时珍曰〕蚁处处有之。有大、小、黑、白、黄、赤数种，穴居卵生。其居有等，其行有队。能知雨候，春生冬蛰。壅土成封，曰蚁封，以及蚁垤、蚁楼、蚁冢，壮其如封、垤、楼、冢也。其卵名蚳（音迟），山人掘之，有至斗石者。古人食之，故内则、周官馈食之豆有蚳醢也。今惟南夷食之。刘恂岭表录异云：交广溪峒间酋长，多取蚁卵，淘净为酱，云味似肉酱，非尊贵不可得也。又云：岭南多蚁，其窠如薄絮囊。连带枝叶，彼人以布袋贮之，卖与养柑子者，以辟蠹虫。五行记云：后魏时，兖州有赤蚁与黑蚁斗，长六七步，广四寸，赤蚁断头死。则离骚所谓南方"赤蚁若象，玄蜂若壶"者，非寓言也。又按陈藏器言：岭南有独脚蚁，一足连树根下，止能动摇，不能脱去。亦一异者也。

【附录】白蚁〔时珍曰〕白蚁，即蚁之白者，一名蚁，一名飞蚁。穴地而居，蠹木而食，因湿营土，大为物害。初生为蚁蠓，至夏遗卵，生翼而飞，则变黑色，寻亦陨死。性畏焊炭、桐油、竹鸡云。焊音铅。

蚁蛭土　白蚁泥并见土部。

独脚蚁

【主治】疔肿痈毒，捣涂之。藏器。

青腰虫 （拾遗）

【集解】〔藏器曰〕虫大如中蚁，赤色，腰中青黑，似狗獭，一尾而尖，有短翅能飞，春夏有之也。

【主治】有大毒。着人皮肉，肿起。剥人面皮，除印字至骨者亦尽。食恶疮息肉，杀癣虫。藏器。

蛆 （纲目）

【释名】〔时珍曰〕蛆行趑趄，故谓之蛆。或云沮洳则生，亦通。

【集解】〔时珍曰〕蛆，蝇之子也。凡物败臭则生之。古法治酱生蛆，以草乌切片投之。张子和治痈疽疮疡生蛆，以木香槟榔散末傅之。李楼治烂痘生蛆，以嫩柳叶铺卧引出之；高武用猪肉片引出，以藜芦、贯众、白蔹为末，用真香油调傅之也。

【气味】寒，无毒。

【主治】粪中蛆：治小儿诸疳积疳疮，热病谵妄，毒痢作吐。

泥中蛆：治目赤，洗净晒研贴之。

马肉蛆：治针、箭人肉中，及取虫牙。

蛤蟆肉蛆：治小儿诸疳。并时珍。

蝇 <small>（纲目）</small>

【释名】〔时珍曰〕蝇飞营营，其声自呼，故名。

【集解】〔时珍曰〕蝇处处有之。夏出冬蛰，喜暖恶寒。苍者声雄壮，负金者声清括，青者粪能败物。巨者首如火，麻者茅根所化。蝇声在鼻，而足喜交。其蛆胎生。蛆入灰中蜕化为蝇，如蚕、蝎之化蛾也。蝇溺水死，得灰复活。故淮南子云：烂灰生蝇。古人憎之，多有辟法。一种小蟏蛛，专捕食之，谓之蝇虎者是也。

【主治】拳毛倒睫，以腊月蛰蝇干研为末，以鼻频嗅之，即愈。时珍。

【发明】〔时珍曰〕蝇古方未见用者，近时普济方载此法，云出海上名方也。

狗蝇 <small>（纲目）</small>

【集解】〔时珍曰〕狗蝇生狗身上，状如蝇，黄色能飞，坚皮利喙，啮咂狗血，冬月则藏狗耳中。

【气味】

【主治】痎疟不止，活取一枚，去翅、足，面裹为丸，衣以黄丹。发日早，米饮吞之，得吐即止。或以蜡丸酒服亦可。又擂酒服，治痘疮倒黡。时珍。

【发明】〔时珍曰〕狗蝇古方未见用者，近世医方大成载治疟方，齐东野语载托痘方，盖亦鼠负、牛、虱之类耳。周密云：同僚括苍陈坡，老儒也。言其孙三岁时，发热七日痘出而倒黡，色黑，唇口冰冷，危证也。遍试诸药不效，因求卜。遇一士，告以故。士曰：恰有药可起此疾，甚奇。因为经营少许，持归服之，移时即红润也。常恳求其方，乃用狗蝇七枚擂细，和醅酒少许调服尔。夫痘疮固是危事，然不可扰。大要在固脏气之外，任其自然尔。然或有变证，则不得不资于药也。

【附录】壁虱〔时珍曰〕即臭虫也。状如酸枣仁，咂人血食，与蚤皆为床榻之害。古人多于席下置麝香、雄黄，或菖蒲末，或蘦藋末，或楝花末，或蓼末；或烧木瓜烟，黄蘗烟，牛角烟，马蹄烟，以辟之也。

牛虱（纲目）

【释名】牛螕音卑。〔时珍曰〕螕亦作蜱。按吕忱字林云：螕，啮牛虱也。

【集解】〔时珍曰〕牛虱生牛身上，状如萆麻子，有白、黑二色。啮血满腹时，自坠落也。入药用白色者。

【主治】预解小儿痘疹毒，焙研服之。时珍。

【发明】〔时珍曰〕牛虱古方未见用者，近世预解痘毒方时或用之。按高仲武痘疹管见云：世俗用牛虱治痘，考之本草不载。窃恐牛虱唼血，例比虻虫，终非痘家所宜，而毒亦未必能解也。

人虱（拾遗）

【释名】虱〔时珍曰〕蝨从卂，从蚰。蚰音迅，卂音昆，蝨行迅疾而昆繁故也。俗作虱。

【集解】〔慎微曰〕按酉阳杂俎云：人将死，虱离身。或云取病人虱于床前，可卜病。如虱行向病者，必死也。荆州张典兵曾扪得两头虱也〔时珍曰〕人物皆有虱，但形各不同。始由气化，而后乃遗卵出蚳也。草木子言其六足，行必向北。抱朴子云：头虱黑，着身变白；身虱白，看头变黑，所渐然也。又有虱癥、虱瘤诸方法，可见虱之为害非小也。千金方云：有人啮虱在腹中，生长为癥，能毙人。用败篦败梳，各以一半烧末，一半煮汤调服，即从下部出也。徐铉稽神录云：浮梁李生背起如盂，惟痒不可忍。人皆不识。医士秦德立云：此虱瘤也。以药傅之，一夕瘤破，出虱斗余，即日体轻；但小窍不合，时时虱出无数，竟死。予记唐小说载滑台一人病此。贾魏公言：惟千年木梳烧灰，及黄龙浴水，乃能治之也。洪迈夷坚志云：临川有人颏生瘤，痒不可忍，惟以火炙。一医剖之，出虱无数，最后出二大虱，一白一黑，顿愈，亦无瘢痕。此虱瘤也。又今人阴毛中多生阴虱，痒不可当，肉中挑出，皆八足而扁，或白或红。古方不载。医以银杏擦之，或银朱熏之皆愈也。

【气味】咸，平，微毒。畏水银、银朱、百部、菖蒲、虱建草、水中竹叶、赤龙水、大空。

【主治】人大发头热者，令脑缝裂开，取黑虱三五百捣傅之。又治疔肿，以十枚置疮上，用荻箔绳作炷，灸虱上，即根出也。又治脚指间肉刺疮，以黑虱傅之，根亦出也。藏器。眼毛倒睫者。拔去毛，以虱血点上，数次即愈。时珍。

第四十一卷虫部三目录

虫之三 （化生类三十一种）

行夜别录

灶马纲目　促织附

虿螽拾遗　吉丁虫、金龟子、媚蝶、腲颗虫、叩头虫附

木虻本经

蜚虻本经　（即虻虫）　扁前、蚊子、蚋子附

竹虱纲目

上附方旧二十四，新一百零四。

第四十一卷虫部三

虫之三 (化生类三十一种)

蛴螬 (本经中品)

【释名】**蟦蛴**蛴音坟。本经、**蟹蛴**音肥。别录、**乳齐**弘景**地蚕**郭璞、**应条**吴普。〔时珍曰〕蛴螬，方言作蟦蟥，象其蠹物之声。或谓是齐人曹氏之子所化，盖谬说也。蟦、蟹，言其状肥也。乳齐，言其通乳也；别录作勃齐，误矣。

【集解】〔别录曰〕蛴螬生河内平泽，及人家积粪草中。取无时，反行者良。〔弘景曰〕大者如足大趾。以背滚行，乃快于脚。杂猪蹄作羹于乳母，不能别之。〔时珍曰〕其状如蚕而大，身短节促，足长有毛。生树根及粪土中者，外黄内黑；生旧茅屋上者，外白内黯。皆湿热之气熏蒸而化，宋齐丘所谓"燥湿相育，不母而生"是矣。久则羽化而去。

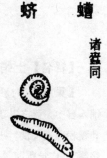

蛴 螬 诸蛊同

【正误】〔弘景曰〕诗云：领如蝤蛴。今以蛴字在下，恐倒尔。〔恭曰〕此虫一名蟥蛴。有在粪聚中，或在腐木中。其在腐柳中青，内外洁白；粪土中者，皮黄内黑黯。形色既异，土木又殊，当以木中者为胜。宜冬月采之。〔宗奭曰〕诸腐木根下多有之。构木津甘，故根下尤多。亦有生于粪土中者，虽肥大而腹中黑；不若木中者，虽瘦而稍白，研汁可用。〔敩曰〕蛴螬须使桑树、柏树中者妙。〔韩保升曰〕按尔雅注云：蟦，蛴螬，在粪土中。蝤蛴，蝎。蝎，蛣蛆。又云：蝎，桑蠹。并木中蠹也。正与本经蟦蛴生积粪草中相合。苏恭言当以木中者为胜，则此外恐非也，切谓不然。今诸朽树中蠹虫，通谓之蝎，莫知其主疗；惟桑树中者，近方用之。而有名未用、曾用未识类中，有桑蠹一条即此也。盖生产既殊，主疗亦别。虽有毒、无毒易见，而相使、相恶难知。且蝎不号蛴螬，不名蛣蛆，自当审之。〔藏器曰〕蛴螬居粪土中，身短足长，背有毛筋。但从夏入秋，蜕而为蝉，飞空饮露，能鸣高洁。蝤蛴一名蝎，一名蠹，在朽木中食木心，穿木如锥。身长足短，口黑无毛，节慢。至春雨后化为天牛，两角如水牛，色黑，背有白点，上下缘木，飞腾不遥。出处既殊，形质又别，陶、苏乃混注之，盖千虑一失也。惟郭璞注尔雅，谓蛴螬在粪土中，蝤蛴（桑蠹）在木中，啮桑，似蜗牛长角，喜啮桑树者，为是也。〔颂曰〕今医家与蓐妇下乳药用粪土中者，其效殊速，乃知苏恭之说不可据也。

【修治】〔敩曰〕凡收得后阴干，与糯米同炒，至米焦黑取出，去米及身上、口畔肉毛并黑尘了，作三四截，研粉用之。〔时珍曰〕诸方有干研及生取汁者，又不拘此例也。

【气味】咸，微温，有毒。〔别录曰〕微寒。〔之才曰〕蜚蠊为之使，恶附子。

【主治】恶血血瘀，痹气破折，血在胁下坚满痛，月闭，目中淫肤、青翳、白膜。本经。疗吐血在胸腹不去，破骨蹉折血结，金疮内塞，产后中寒，下乳汁。别录。取汁滴目，去翳障。主血止痛。药性。傅恶疮。日华。汁主赤白游疹，疹擦破涂之。藏器。取汁点喉痹，得下即开。苏颂。主唇紧口疮，丹疹，破伤风疮，竹木入肉，芒物眯目。时珍。

【发明】〔弘景曰〕同猪蹄作羹食，甚下乳汁。〔颂曰〕张仲景治杂病，大䗪虫丸方中用之，取其去胁下坚满也。〔时珍曰〕许学士本事方：治筋急养血，地黄丸中用之，取其治血瘀痹也。按陈氏经验方云：晋书：吴中书郎盛冲母王氏失明。婢取蛴螬蒸熟与食，王以为美。冲还知之，抱母恸哭，母目即开。与本草治目中青翳白膜、药性论汁滴目中去翳一障之说相合。予尝以此治人得验，因录以传人。又按鲁伯嗣婴童百问云：张太尹传，治破伤风神效方：用蛴螬，将驼脊背捏住，待口中吐水，就取抹疮上，觉身麻汗出，无有不活者。子弟额上跌破，七日成风，依此治之，时间就愈。此又符疗蹉折、傅恶疮、金疮内塞、主血止痛之说也。盖此药能行血分，散结滞，故能治已上诸病。

乳虫（纲目）

【释名】土蛹。

【集解】〔时珍曰〕按白獭髓云：广中韶阳属邑乡中，有乳田。其法：掘地成窨，以粳米粉铺入窨中，盖之以草，壅之以粪。候雨过气蒸则发开，而米粉皆化成蛹，如蛴螬状。取蛹作汁，和粳粉蒸成乳食，味甚甘美也。此亦蛴螬之类，出自人为者。淮南万毕术所谓"置黍沟中，即生蛴螬"，广雅所谓"土蛹，䖥虫"者，皆此物也。服食用此代蛴螬，更觉有功无毒。

【气味】甘，温，无毒。

【主治】补虚羸，益胃气，温中明目。时珍。

木蠹虫（拾遗）

【释名】蝎音曷。蝤蛴音囚齐。蛣蛄音乞屈。蛀虫〔时珍曰〕蠹古又作螙，食木虫也，会意。尔雅丢：蝤蛴，蝎也。蝎，蛣蛄也。郭璞云：凡木中蠹虫，通名为蝎。但所居各异耳。

【集解】〔藏器曰〕木蠹一如蛴螬，节长足短，生腐木中，穿木如锥，至春雨化为天牛。苏恭以为蛴螬，深误矣。详蛴螬下。〔时珍曰〕似蚕而在木中食木者，为蝎；似蚕而在树上食叶音，为蠋；似蝎而小，行则首尾相就，屈而后伸者，为尺蠖；似尺蠖而青小者，为螟蛉。三虫皆不能穴木，至夏俱羽化为蛾。惟穴木之蠹，宜入药用。

【气味】辛，平，有小毒。

【主治】血瘀劳损，月闭不调，腰脊痛，有损血，及心腹间疾。藏器。

【发明】〔时珍曰〕各木性味，良毒不同，而蠹亦随所居、所食而异，未可一概用也。古方用蠹，多取桑、柳、构木者，亦各有义焉。

桑蠹虫 _{（别录）}

【校正】自有名未用移入此。

【释名】桑蝎音曷。

【气味】甘，温，无毒。

【主治】心暴痛，金疮肉生不足。别录。胸下坚满，障翳瘀肿，治风疹。日华。治眼得效。蜀本。去气，补不足，治小儿乳霍。藏器。小儿惊风，口疮风疳，妇人崩中，漏下赤白，堕胎下血，产后下痢。时珍。

　　粪

【主治】肠风下血。妇人崩中产痢，小儿惊风胎癣，咽喉骨鲠。时珍。

柳蠹虫 _{（纲目）}

【集解】〔时珍曰〕柳蠹生柳木中甚多，内外洁白，至春夏化为天牛。诸家注蛴螬多取之，亦误矣。

【气味】甘、辛，平，有小毒。

【主治】瘀血，腰脊沥血痛，心腹血痛，风疹风毒，目中肤翳，功同桑蠹。时珍。

　　粪

【主治】肠风下血，产后下痢，口疮耳肿，齿龈风毒。时珍。

桃蠹虫 _{（日华）}

【校正】本经原附桃核仁下，今分入此。

【集解】〔别录曰〕食桃树虫也。〔藏器曰〕桑蠹去气，桃蠹辟鬼，皆随所出而各有功也。

【气味】辛，温，无毒。

【主治】杀鬼，邪恶不祥。本经。食之肥人，悦颜色。日华。

　　粪

【主治】辟温疫，令不相染。为末，水服方寸匕。伤寒类要。

桂蠹虫 （纲目）

【集解】〔藏器曰〕此桂树中虫，辛美可啖。〔时珍曰〕按汉书陆贾传：南越尉佗献桂蠹二器。又大业拾遗录云：隋时始安献桂蠹四瓶，以蜜渍之，紫色，辛香有味，啖之去痰饮之疾。则此物自汉、隋以来，用充珍味矣。

【气味】辛，温，无毒。

【主治】去冷气。藏器。除寒痰澼饮冷痛。时珍。

粪

【主治】兽骨哽，煎醋漱咽。时珍。

柘蠹虫 （拾遗）

【集解】〔藏器曰〕陶注詹糖云：伪者以柘虫屎为之。此即柘蠹在木间食木之屎也。詹糖烧之香，而此屎不香。既不相似，亦难为之。

屎

【主治】破血。藏器。

枣蠹虫 （纲目）

【集解】〔时珍曰〕此即蝤蛴之在枣树中者。

屎

【主治】聤耳出脓水。研末，同麝香少许吹之。时珍。普济。

竹蠹虫 （纲目）

【集解】〔时珍曰〕竹蠹生诸竹中，状如小蚕，老则羽化为硬翅之蛾。

【主治】小儿蜡梨头疮。取慈竹内者，捣和牛溺涂之。时珍。

【发明】〔时珍曰〕竹蠹虫，古方未见用者，惟袖珍方治小儿蜡梨用之。按淮南万毕术云：竹虫饮人，自言其诚。高诱注云：以竹虫三枚，竹黄十枚，和匀。每用一大豆许，烧入酒中，令人饮之，勿至大醉。叩问其事，必得其诚也。此法传自古典，未试其果验否，姑载之。

蛀末

【主治】聤耳出脓水，汤火伤疮。时珍。

芦蠹虫 (拾遗)

【集解】〔藏器曰〕出芦节中。状如小蚕。

【气味】甘，寒，无毒

【主治】小儿饮乳后，吐逆不入腹，取虫二枚煮汁饮之。呕逆与观乳不同，乳饱后观出者，为呗乳也。藏器。

苍耳蠹虫 (纲目)

【释名】麻虫。

【集解】〔时珍曰〕苍耳蠹虫，生苍耳梗中，状如小蚕。取之但看梗有大蛀眼者，以刀截去两头不蛀梗，多收，线缚挂檐下，其虫在内经年不死。用时取出，细者以三条当一用之。

【主治】疔肿恶毒，烧存性研末，油调涂之，即效。或以麻油浸死收贮，每用一二枚捣傅，即时毒散，大有神效。时珍。

【发明】〔时珍曰〕苍耳治疔肿肿毒，故虫亦与之同功。古方不、见用，近时方法每用之。

青蒿蠹虫

【集解】〔时珍曰〕此青蒿节间虫也。状如小蚕，久亦成蛾。

【主治】急慢惊风。用虫捣，和朱砂、汞粉各五分，丸粟粒大。一岁一丸，乳汁服。时珍。

【发明】〔时珍曰〕古方不见用者。保婴集用治惊风，云十不失一。其诗云：一半朱砂一半雪，其功只在青蒿节。任教死去也还魂，服时须用生人血。

皂荚蠹虫 (纲目)

【气味】辛。

【主治】蝇入人耳害人。研烂，同鳝鱼血点之。危氏。

茶蛀虫 (纲目)

【集解】〔时珍曰〕此装茶笼内蛀虫也。取其屎用。

蛀屑

【主治】聤耳出汁。研末。日日缴净掺之。时珍。出圣惠。

蚱蝉 （本经中品）

【释名】蜩音调。齐女〔时珍曰〕按王充论衡云：蛴螬化腹蜟，腹蜟拆背出而为蝉。则是腹蜟者，育于腹也。蝉者，变化相禅也。蚱音窄，蝉声也。蜩，其音调也。崔豹古今注言：齐王后怨王而死，化为蝉故蝉名齐女。此谬说也。按诗人美庄姜为齐侯之子，螓首蛾眉。螓亦蝉名，人隐其名，呼为齐女，义盖取此。其品甚多，详辨见下。

【集解】〔别录曰〕蚱蝉生杨柳上。五月采，蒸干之，勿令蠹。〔弘景曰〕蚱蝉，哑蝉，雌蝉也。不能鸣。蝉类甚多，此云柳上，乃诗云"鸣蜩蟽蟽"者，形大而黑，五月便鸣。俗云：五月不鸣，婴儿多灾。故其治疗亦专主小儿。昔人啖之，故礼有雀、鷃、蜩、范，而伛偻丈人掇之也。其四五月鸣而小紫青色者，蟪蛄也。庄子云"蟪蛄不知春秋"是矣。离骚误以蟪蛄为寒蝥尔。寒蝥九月、十月中鸣，声甚凄急。七八月鸣而色青者，名蜻蟟。二月中便鸣者，名虴母，似寒蝥而小。〔恭曰〕蚱蝉，鸣蝉也。诸虫皆以雄为良，陶云雌蝉非矣。〔颂曰〕按玉篇云：蚱蝉声也，正与月令"仲夏蝉始鸣"相合，恭说得之。尔雅云：蝒，马蜩。乃蝉之最大者，即此也。蝉类虽众，独此一种入药。医方多用蝉壳，亦此壳也。

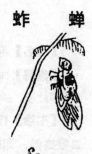

本生土中，云是蛴螬所转丸，久而化成此虫，至夏登木而蜕。〔宗奭曰〕蚱蝉，夏月身与声俱大，始终二一般声。乘昏夜，出土中，升高处，拆背壳而出。日出则畏人，且畏日炙干其壳，不能蜕也。至时寒则坠地，小儿畜之，虽数日亦不饮食。古人言其饮风露，观其不粪而溺，亦可见矣。〔时珍曰〕蝉，诸蜩总名也。皆自蛴螬、腹蜟变而为蝉（亦有转丸化成者），皆三十日而死。俱方首广额，两翼六足，以胁而鸣，吸风饮露，溺而不粪。古人食之，夜以火取，谓之耀蝉。尔雅、淮南子、扬雄方言、陆玑草木疏、陈藏器本草诸书所载，往往混乱不一。今考定于左，庶不误用也。夏月始鸣，大而色黑者，蚱蝉也。又曰蝒（音绵），曰马蜩，幽诗"五月鸣蜩"秆是也。头上有花冠，曰螗蜩，曰蝘，曰胡蝉，荡诗"如蜩如螗"者是也。具五色者，曰蜋蜩，见夏小正。并可入药用。小而有文者，曰螓，曰麦蚻。小而色青绿者，曰茅蜩，曰茅蜜。秋月鸣而色青紫者，曰蟪蛄，曰蛁蟟，曰蜓蚞，曰螇螰，曰蛥蚗（音舌决）。小而色青赤者，曰寒蝉，曰寒蜩，曰寒蝥，曰蜺；未得秋风，则瘖不能鸣，谓之哑蝉。亦曰瘖。二三月鸣，而小于寒蝥者，曰虴母。并不入药。

蚱蝉

【气味】咸、甘，寒，无毒。〔甄权曰〕酸。

【主治】小儿惊痫夜啼，癫病寒热。本经。惊悸，妇人乳难，胞衣不出，能堕胎。别录。小儿痫绝不能言。苏恭。小儿惊哭不止，杀疳虫，去壮热，治肠中幽幽作声。药性。

【发明】〔藏器曰〕本功外，其脑煮汁服之，主产后胞衣不下，自有正传。〔时珍曰〕蝉主产难、下胞衣，亦取其能退蜕之义。圣惠治小儿发痫，有蚱蝉汤、蚱蝉散、蚱蝉丸等方。今人只知用蜕，而不知用蝉也。

蝉蜕

【释名】蝉壳　枯蝉　腹蜟并别录金牛儿

【修治】〔时珍曰〕凡用蜕壳，沸汤洗去泥土、翅、足，浆水煮过，晒干用。

【气味】咸、甘，寒，无毒。

【主治】小儿惊痫，妇人生子不下。烧灰水服，治久痢。别录。小儿壮热惊痫，止渴。药性。研末一钱，井华水服，治哑病。藏器。除目昏障翳。以水煎汁服，治小儿疮疹出不快，甚良。宗奭。治头风眩运，皮肤风热，痘疹作痒，破伤风及丁肿毒疮，大人失音，小儿噤风天吊，惊哭夜啼，阴肿。时珍。

【发明】〔好古曰〕蝉蜕去翳膜，取其蜕义也。蝉性蜕而退翳，蛇性窜而祛风，因其性而为用也。〔时珍曰〕蝉乃土木余气所化，饮风吸露，其气清虚。故其主疗，皆一切风热之证。古人用身，后人用蜕。大抵治脏腑经络，当用蝉身；治皮肤疮疡风热，当用蝉蜕，各从其类也。又主哑病、夜啼者，取其昼鸣而夜息也。

蝉花 （证类）

【释名】冠蝉礼注、胡蝉毛诗、蟪蛄同上、螗〔时珍曰〕花、冠，以象名也。胡，其状如胡也。唐，黑色也。古俗谓之胡蝉，江南谓之螗，蜀人谓之蝉花。

【集解】〔慎微曰〕蝉花所在有之，生苦竹林者良。花出头上，七月采。〔颂曰〕出蜀中。其蝉头上有一角，如花冠状，谓之蝉花。彼人赍蜕至都下。医工云：入药最奇。〔宗奭曰〕乃是蝉在壳中又出而化为花，自顶中出也。〔时珍曰〕蝉花，即冠蝉也，礼记所谓"萤则冠而蝉有矮"者是矣。矮音緌，冠缨也。陆云寒蝉赋云：蝉有五德：头上有帻，文也；含气吸露，清也；黍稷不享，廉也；处不巢居，俭也；应候有常，信也。陆佃埤雅云：螗首方广有冠，似蝉而小，鸣声清亮。宋祁方物赞云：蝉之不蜕者，至秋则花。其头长一二寸，黄碧色。并指此也。

【气味】甘，寒，无毒。

【主治】小儿天吊，惊痫，夜啼心悸。慎微。功同蝉蜕，又止疟。时珍。

蜣螂 （本经下品）

【释名】蛣蜣音诘羌。推丸弘景、推车客纲目、黑牛儿同上、铁甲将军同上、夜游将军〔弘景曰〕庄子云：蛣蜣之智，在于转丸。喜入粪土中取屎丸而推却之，故俗名推丸。〔时珍曰〕崔豹古今注谓之转丸、弄丸，俗呼推车客，皆取此义也。其虫深目高鼻，状如羌胡，背负黑甲，状如武士，故有蜣螂、将军之称。

【集解】〔别录曰〕蜣螂生长沙池泽。〔弘景曰〕其类有三四种，以大而鼻头扁者为真。〔韩保升曰〕此类多种，所在有之。以鼻高目深者入药，名胡蜣螂。〔宗奭曰〕蜣螂有大、小二种：大者名胡蜣螂，身黑而光，腹翼下有小黄，子附母而飞，昼伏夜出，见灯光则来，宜入药用，小者身黑而暗，昼飞夜伏。狐并喜食之。小者不堪用，惟牛马胀结，以三十枚研水灌之，绝佳。〔时珍曰〕蜣螂以土包粪，转而成丸，雄曳雌推，置于坎中，覆之而去。数日有小蜣螂出，盖孚乳于中也。

蜣　螂

【修治】〔别录曰〕五月五日采取蒸藏之，临用（去足）火炙。勿置水中，令人吐。

【气味】咸，寒，有毒。〔好古曰〕酸。〔之才曰〕畏羊角、羊肉、石膏。

【主治】小儿惊痫瘈疭，腹胀寒热，大人癫疾狂阳。本经。手足端寒，肢满贲豚。捣丸塞下部，引痔虫出尽，永瘥。别录。治小儿疳蚀。药性。能堕胎。治痓忤。和干姜傅恶疮，出箭头。日华。烧末，和醋傅蜂漏。藏器。去大肠风热。权度。治大小便不通，下痢赤白，脱肛，一切痔瘘疔肿，附骨疽疮，疬疡风，灸疮出血不止，鼻中息肉，小儿重舌。时珍。

【发明】〔时珍曰〕蜣螂乃手足阳明、足厥阴之药，故所主皆三经之病。总微论言：古方治小儿惊痫，蜣螂为第一。而后医未见用之，盖不知此义耳。〔颂曰〕箭镞入骨不可移者，杨氏家藏方：用巴豆微炒，同蜣螂捣涂。斯须痛定，必微痒，忍之。待极痒不可忍，乃憾动拔之立出。此方传于夏侯郓。郓初为阆州录事参军，有人额有箭痕，问之。云：从马侍中征田悦中箭，侍中与此药立出，后以生肌膏傅之乃愈。因以方付郓，云：凡诸疮皆可疗也。郓至洪州逆旅，主人妻患疮呻吟，用此立愈。翰院丛记云：李定言：石藏用，近世良医也。有人承檐溜浣手，觉物入爪甲内，初若丝发，数日如线，伸缩不能，始悟其为龙伏藏也。乃叩藏用求治。藏用曰：方书无此，以意治之耳。末蜣螂涂指，庶免震厄。其人如其言，后因雷火绕身，急针桃之，果见一物跃出，亦不为灾。医说亦载此事。

心

【主治】疔疮。〔颂曰〕按刘禹锡纂柳州救三死方云：元和十一年得丁疮，凡十四日益笃，善药傅之莫效。长乐贾方伯教用蜣螂心，一夕百苦皆已。明年正月食羊肉，又大作，再用如神验。其法：用蜣螂心，在腹下度取之，其肉稍白是也。贴疮半日许，再易，血尽根出即愈。蜣螂畏羊肉，故食之即发。其法盖出葛洪肘后方。

转丸见土部。

【附录】蜉蝣〔时珍曰〕蜉蝣一名渠略，似蛣蜣而小，大如指头，身狭而长，有角，黄黑色，甲下有翅能飞。夏月雨后丛生粪土中，朝生暮死。猪好啖之。人取炙食，云美于蝉也。盖蜣螂、蜉蝣、腹蜟、天牛，皆蛴螬、蠹、蝎所化。此亦蜣螂之一种，不可不知也。或曰：蜉蝣，水虫也。状似蚕蛾，朝生暮死。

天社虫〔别录有名未用曰〕味甘，无毒。主绝孕，益气。虫状如蜂，大腰，食草木叶，三月采。〔时珍曰〕按张揖广雅云：天社，蜣螂也。与此不知是一类否？

天牛 <small>(纲目)</small>

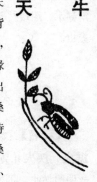

【释名】天水牛纲目、八角儿同上、一角者名独角仙〔时珍曰〕此虫有黑角如八字，似水牛角，故名。亦有一角者。

【集解】藏器注蝤蛴云：蝎蠹，在朽木中，食木心，穿如锥刀，口黑，身长足短，节慢无毛。至春雨后化为天牛，两角状如水牛（亦有一角者），色黑，背有白点，上下缘木，飞腾不远。〔时珍曰〕天牛处处有之。大如蝉，黑甲光如漆，甲上有黄白点，甲下有翅能飞。目前有二黑角甚长，前向如水牛角，能动。其喙黑而扁，如钳甚利，亦似蜈蚣喙。六足在腹，乃诸树蠹虫所化也。夏月有之，出则主雨。按尔雅：蠰，啮桑也。郭璞注云：状似天牛长角，体有白点，善啮桑树，作孔藏之，江东呼为啮发。此以天牛、啮桑为二物也。而苏东坡天水牛诗云：两角徒自长，空飞不服箱。为牛竟何益，利吻穴枯桑。此则谓天牛即啮桑也。大抵在桑树者，即为啮桑尔。一角者，名独角仙。入药，并去甲、翅、角、足用。

【气味】有毒。

【主治】疟疾寒热，小儿急惊风，及疔肿箭镞入肉，去痣靥。时珍。

【发明】〔时珍曰〕天牛、独角仙，本草不载。宋、金以来，方家时用之。圣惠治小儿急惊风吹鼻定命丹，宣明方点身面痣靥芙蓉膏中，俱用独角仙，盖亦毒物也。药多不录。蝎化天牛有毒，蝤蛴化蝉无毒，又可见蝤蛴与蝎之性味良恶也。

【附录】飞生虫拾遗〔藏器曰〕状如啮发，头上有角。其角无毒，主难产，烧末水服少许，亦可执之。〔时珍曰〕此亦天牛别类也。与鼯鼠同功，故亦名飞生。

蝼蛄 <small>(本经下品)</small>

【释名】蟪蛄本经、天蝼本经、蟹音斛。本经、蝼蝈月令、仙姑古今注、石鼠古今注、梧鼠荀子、土狗俗名。〔时珍曰〕周礼注云：蝼，臭也。此虫气臭，故得蝼名。曰姑，曰婆，曰娘子，皆称虫之名。蟪蛄同蝉名，蝼蝈同蛙名，石鼠同硕鼠名，梧鼠同飞生名，皆名同物异也。

【集解】〔别录曰〕蝼蛄生东城平泽。夜出者良。夏至取，暴干。〔弘景曰〕此物颇协鬼神。昔人狱中得其力，今人夜见多打杀之，言为鬼所使也。〔颂曰〕今处处有之。穴地粪壤中而生，夜则出外求食。荀子所谓梧鼠五技而穷，蔡邕所谓硕鼠五能不成一技者，皆指此也。魏诗硕鼠乃大鼠，与此同名而技不穷，固不同耳。五技者：能飞不能过屋，能缘不能穷木，能游不能度谷，能穴不能掩身，能走不能免人。〔宗奭曰〕此虫立夏后至夜则鸣，声如蚯蚓，月令"蝼蝈鸣"者是矣。〔时珍曰〕蝼蛄穴土而居，有短翅四足。雄者善鸣而飞，雌者腹大羽小，不善飞翔。吸风食土，喜就灯光。入药用雄。或云用火烧地赤，置蝼于上，任其跳死，覆者雄，仰者雌也。类从云：磨铁致蛄，汗鞴引兔。物相感也。

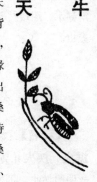

【气味】咸，寒，无毒。〔日华曰〕凉，有毒。去翅、足，炒用。

【主治】产难，出肉中刺，溃痈肿，下哽噎，解毒，除恶疮。本经。水肿，头面肿。日华。利大小便，通石淋，治瘰疬骨哽。时珍。治口疮甚效。震亨。

【发明】〔弘景曰〕自腰以前甚涩，能止大小便；自腰以后甚利，能下大小便。〔朱震亨曰〕蝼蛄治水甚效，但其性急，虚人戒之。〔颂曰〕今方家治石淋导水，用蝼蛄七枚，盐二两，新瓦上铺盖焙干，研末。每温酒服一钱匕，即愈也。

蝼　蛄

土狗

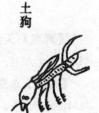

萤火 (本经下品)

【释名】夜光本经、熠耀音煜跃。即炤音照。夜照　景天　救火据火　挟火并吴普、宵烛古今注、丹鸟。〔宗奭曰〕萤常在大暑前后飞出，是得大火之气而化，故明照如此。〔时珍曰〕萤从荧省。荧，小火也，会意。豳风：熠耀宵行。宵行乃虫名，熠耀其光也。诗注及本草，皆误以熠耀为萤名矣。

【集解】〔别录曰〕萤火生阶地池泽。七月七日取，阴干。〔弘景曰〕此是腐草及烂竹根所化。初时如蛹，腹下已有光，数日变而能飞。方术家捕置酒中令死，乃干之。俗用亦稀。〔时珍曰〕萤有三种：一种小而宵飞，腹下光明，乃茅根所化也，吕氏月令所谓"腐草化为萤"者是也；一种长如蛆蝎，尾后有光，无翼不飞，乃竹根所化也，一名蠲，俗名萤蛆，明堂月令所谓"腐草化为蠲"者是也，其名宵行，茅竹之根，夜视有光，复感湿热之气，遂变化成形尔；一种水萤，居水中，唐李子卿水萤赋所谓"彼何为而化草，此何为而居泉"是也。入药用飞萤。

萤　火

蠲

【气味】辛，微温，无毒。

【主治】明目。本经。疗青盲甄权。小儿火疮伤，热气蛊毒鬼疰，通神精。本经。

【发明】〔时珍曰〕萤火能辟邪明目，盖取其照幽夜明之义耳。神仙感应篇，载务成萤火丸事迹甚详；而庞安常总病论，亦极言其效验。云：曾试用之，一家五十余口俱染疫病，惟四人带此者不病也。许叔微伤寒歌亦称之。予亦恒欲试之，因循未暇耳。庞翁为苏、黄器重友，想不虚言。神仙感应篇云：务成子萤火丸，主辟疾病，恶气百鬼，虎狼蛇虺，蜂虿诸毒，五兵白刃，盗贼凶害。昔汉冠军将军武威太守刘子南，从道士尹公受得此方。永平十二年，于北界与虏战败绩，士卒略尽。子南被围，矢下如雨，未至子南马数尺，矢辄坠地。虏以为神，乃解去。子南以方教子弟，为将皆未尝被伤也。汉末青牛道士得之，以传安定皇甫隆，隆以传魏武帝，乃稍有人得之。故一名冠军丸，又名武威丸。用萤火、鬼箭羽、蒺藜各一两，雄黄、雌黄各二两，羚羊角（煅存性）一两半，矾石（火烧二两，铁锤柄入铁处烧焦一两半），俱为末。以鸡子黄、丹雄鸡冠一具和捣千下，丸如杏仁。作三角绛囊盛五丸，带于左臂上（从军系腰中，居家挂户上），甚辟盗贼也。

衣鱼（本经下品）

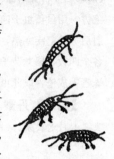

衣　鱼

【释名】**白鱼**本经、**蟫鱼**罩、淫、寻三音。**蛃鱼**郭璞、**壁鱼**图经、**蠹鱼**〔宗奭曰〕衣鱼生久藏衣帛中，及书纸中。其形稍似鱼，其尾又分二歧，故得鱼名。〔时珍曰〕白，其色也；壁，其居也；蟫，其状态也；丙，其尾形也。

【集解】〔别录曰〕衣鱼生成阳平泽。〔颂曰〕今处处有之，衣中乃少，而书卷中甚多。身白有厚粉，以手触之则落。段成式云：补厥张周封见壁上瓜子化为壁鱼，因知列子"朽瓜化鱼"之言不虚也。俗传壁鱼入道经中，食神仙字，则身有五色。人得吞之，可致神仙。唐张褐之少子，乃多书神仙字，碎剪置瓶中，取壁鱼投之，冀其蠹食而不能得，遂致心疾。书此以解俗说之惑。〔时珍曰〕衣鱼甚蠹衣帛书画，始则黄色，老则有白粉，碎之如银，可打纸笺。按段成式言：何讽于书中得一发长四寸，卷之无端，用力绝之，两端滴水。一方士云：此名脉望，乃衣鱼三食神仙字，则化为此。夜持向天，可以坠星，求丹。又异于吞鱼致仙之说。大抵谬妄，宜辩正之。

【气味】咸，温，无毒。〔甄权曰〕有毒。〔大明曰〕畏芸草、莽草、苘苣。

【主治】妇人疝瘕，小便不利，小儿中风项强，背起摩之。本经。疗淋涂疮，灭瘢堕胎。别录。小儿淋闭，以摩脐及小腹即通。陶弘景。合鹰屎、僵蚕，同傅疮瘢即灭。苏颂。主小儿脐风撮口，客忤天吊，风痫口㖞，重舌，目翳目眯，尿血转胞，小便不通。时珍。

【发明】〔时珍曰〕衣鱼乃太阳经药，故所主中风项强，惊痫天吊，目翳口㖞，淋闭，皆手、足太阳经病也。范汪方治小便不利，取二七枚捣，分作数丸，顿服即通。齐书云：明帝病笃，勅台省求白鱼为药。此乃神农药，古方盛用，而今人罕知也。

鼠妇（本经下品）

【释名】**鼠负**弘景、**负蟠**烦。尔雅、**鼠姑**弘景、**鼠粘**蜀本、**蟠蟒**别录、**蚜**伊威。本经、**湿生**虫图经、**地鸡**纲目、**地虱**。〔弘景曰〕鼠妇，尔雅作鼠负，言鼠多在坎中，背粘负之，故曰鼠负。今作妇字，殊似乖理。〔韩保升曰〕多在瓮器底及土坎中，常惹着鼠背，故名。俗亦谓之鼠粘，犹枲耳名羊负来也。〔时珍曰〕按陆佃埤雅云：鼠负，食之令人善淫，故有妇名。又名鼠姑，犹鼠妇也。鼠粘，犹鼠负也。然则妇、负二义俱通矣。因湿化生，故俗名湿生虫。日地鸡、地虱者，象形也。

【集解】〔别录曰〕鼠妇生魏郡平谷，及人家地上。五月五日采。〔颂曰〕今处处有之，多在下湿处、瓮器底及土坎中。诗云：蚜蟒在室。郑玄言家无人则生故也。〔宗奭曰〕湿生虫多足，大者长三四分，其色如蚓，背有横纹蹙起，用处绝少。〔时珍曰〕形似衣鱼稍大，灰色。

【气味】酸，温，无毒。〔大明曰〕无毒。

【主治】气癃不得小便，妇人月闭血瘕，癥痆寒热，利水道，堕胎。日华。治久疟寒热，风虫牙齿疼痛，小儿撮口惊风，鹅口疮，痘疮倒黡，解射工毒、蜘蛛毒，蚰蜒入耳。时珍。

鼠妇

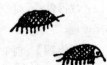

【发明】〔颂曰〕张仲景治久疟，大鳖甲丸中用之，以其主寒热也。〔时珍曰〕古方治惊、疟、血病多用之，盖厥阴经药也。太平御览载葛洪治疟方：用鼠负虫十四枚，各以糟酿之，丸十四丸，发时水吞下便愈。而葛洪肘后方治疟疾寒热，用鼠妇四枚，糖裹为丸，水下便断。又用鼠负、豆豉各十四枚，捣丸芡子大，未发前日汤服二丸，将发时再服二丸便止也。又蜘蛛毒人成疮，取此虫食其丝即愈。详蜘蛛下。

【附录】丹戬〔别录有名未用曰〕味辛，有毒。主心腹积血。生蜀郡。状如鼠负，青股赤头。七月七日采。一名飞龙。

䗪虫（音庶。本经中品）

【释名】地鳖本经、土鳖别录、地蜱虫纲目、簸箕虫衍义、蚵蚾虫纲目、过街〔弘景曰〕形扁扁如鳖，故名土鳖。〔宗奭曰〕今人呼为簸箕虫，亦象形也。〔时珍曰〕按陆农师云：䗪逢申日则过街，故名过街。袖珍方名蚵蚾虫。鲍氏方名地蜱虫。

䗪虫 土鳖

【集解】〔别录曰〕生河东川泽及沙中，人家墙壁下土中湿处。十月采，暴干。〔弘景曰〕形扁如鳖，有甲不能飞，小有臭气。〔恭曰〕此物好生鼠壤土中，及屋壁下。状似鼠妇，而大者寸余，形小似鳖，元甲而有鳞。小儿多捕以负物为戏。〔时珍曰〕处处有之，与灯蛾相牝牡。

【气味】咸，寒，有毒。〔甄权曰〕咸、苦。〔之才曰〕畏皂荚、菖蒲、屋游。

【主治】心腹寒热洗洗。音洒。血积癥瘕，破坚，下血闭。生子大良。本经。月水不通，破留血积聚。药性。通乳脉，用一枚，擂水半合，滤服。勿令知之。宗奭。产后血积，折伤瘀血。治重舌木舌口疮，小儿腹痛夜啼。时珍。

【发明】〔颂曰〕张仲景治杂病方及久病积结，有大黄䗪虫丸，又有大鳖甲丸，及妇人药并用之，以其有破坚下血之功也。

蜚蠊（音廉　本经中品）

【释名】石姜唐本、卢，蜰青肥。负盘唐本、滑虫唐本、茶婆虫纲目、香娘子。〔弘景曰〕此有两三种，以作廉姜气者为真，南人哦之，故名。〔恭曰〕此虫辛臭，汉中人食之，名石姜，亦名卢蜰，一名负盘。南人谓之滑虫。〔时珍曰〕蜚蠊、行夜、䖟螽三种，西南夷皆食之，混呼为负盘。俗又讹盘为婆，而讳称为香娘子也。

【集解】〔别录曰〕生晋阳山泽，及人家屋间。形似蚕蛾，腹下赤。二月、八月及立秋采。〔弘景曰〕形似䗪虫，而轻小能飞。本生草中，八九月知寒，多入人家屋里逃尔。〔保升曰〕金州、房州等处有之。多在林树间，百十为聚。山人啖之，谓之石姜。郭璞注尔雅所谓“蜰即负盘、臭虫”也。〔藏器曰〕状如蝗，蜀人食之，左传“蜚不能灾”者，即此。〔时珍曰〕今人家壁间、灶下极多，甚者聚至千百。身似蚕蛾，腹背俱赤，两翅能飞，喜灯火光，其气甚臭，其屎尤甚。罗愿云：此物好以清旦食稻花，日出则散也。水中一种酷似之。

蜚蠊

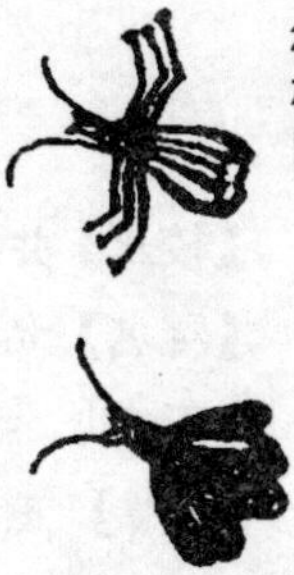

行夜同

【气味】咸，寒，有毒。〔恭曰〕辛辣而臭。

【主治】瘀血癥坚寒热，破积聚，喉咽闭，内寒无子。本经。**通利血脉。**别录。**食之下气。**苏恭。

【发明】〔时珍曰〕徐之才药对云：“立夏之日，蜚蠊先生，为人参、茯苓使，主腹中七节，保神守中。”则西南夷食之亦有谓也。文吴普本草载神农云“主妇人癥坚寒热”，尤为有理。此物乃血药，故宜于妇人。

行夜（别录）

【校正】并入拾遗负盘。

【释名】负盘别录、**屁盘虫**弘景、**屁蟚**〔弘景曰〕行夜，今小儿呼屁盘虫，或曰屁蟚，即此也。〔藏器曰〕屁盘有短翅，飞不远，好夜中行，人触之即气出。虽与蜚蠊同名相似，终非一物。戎人食之，味极辛辣。苏恭所谓“巴人重负蠜”是也。〔时珍曰〕负盘有三：行夜、蜚蠊、螽𧒂皆同名而异类。夷人俱食之，故致混称也。行夜与蜚蠊形状相类，但以有廉姜气味者为蜚蠊，触之气出者为屁盘，作分别尔。张杲医说载：鲜于叔明好食负盘臭虫。每散，令人采取三五升，浮温水上，泄尽臭气，用酥及五味熬作饼食，云味甚佳。即此物也。

【气味】辛，温，有小毒。

【主治】腹痛寒热，利血。别录。

灶马

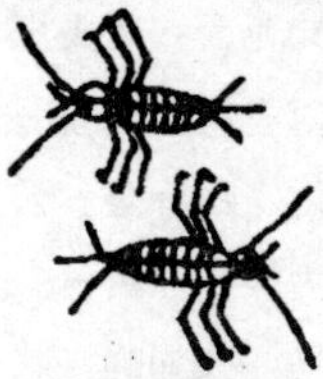

灶马（纲目）

【释名】灶鸡俗。

【集解】〔时珍曰〕灶马处处有之，穴灶而居。柁西阳杂俎云：灶马状如促织，稍大脚长，好穴灶旁。俗言灶有马，足食之兆。

促织

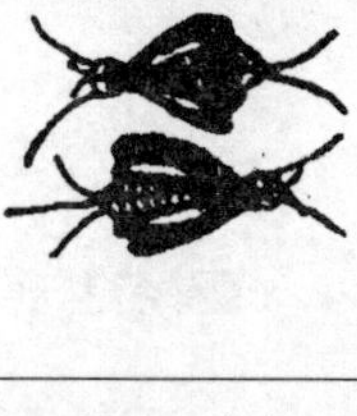

【主治】竹刺人肉，取一枚捣傅。时珍。

【附录】促织〔时珍曰〕促织，蟋蟀也。一名蛬，一名蜻蛚。陆玑诗义疏云：以蝗而小，正黑有光泽如漆，有翅及角，善跳好斗，立秋后则夜鸣。豳风云"七月在野，八月在宇，九月在户，十月蟋蟀入我床下"是矣。古方未用，附此以俟。

蚅蝐（音负终　拾遗）

【校正】并入拾遗蚱蜢。

【释名】负蠜音烦。蚱蜢〔时珍曰〕此有数种，蚅蝐总名也。江东呼为蚱蜢，谓其瘦长善跳，窄而猛也。蝐亦作蜶。

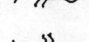

【集解】〔藏器曰〕蚅蝐状如蝗虫。有异斑者，与蚯蚓异类同穴为雌雄，得之可入媚药。〔时珍曰〕蚅蝐，在草上者曰草蝐，在土中者曰土蝐，似草蝐而大者曰蝐斯，似蝐斯而细长者曰蟿蝐。尔雅云：蚅蝐，蜇也。草蝐，负蠜也。斯蝐，蜙蝑也。蟿蝐，螇蚸也。土蝐，蠰螇也。数种皆类蝗，而大小不一。长角，修股善跳，有青、黑、斑数色，亦能害稼。五月动股作声，至冬入土穴中。芒部夷人食之。蔡邕月令云：其类乳于土中，深埋其卵，至夏始出。陆佃云：草虫鸣于上风，蚯蚓鸣于下风，因风而化。性不忌而一母百子。故诗云：喓喓草虫，趯趯蚅蝐。蝗亦蝐类，大而方首，首有王字，诊气所生，蔽天而飞，性畏金声。北人炒食之。一生八十一子。冬有大雪，则入土而死。

【气味】辛，有毒。

【主治】五月五日候交时收取，夫妇佩之，令相爱媚。藏器。

【附录】吉丁虫拾遗。〔藏器曰〕甲虫也。背正绿，有翅在甲下。出岭南宾、澄诸州。人取带之，令人喜好相爱，媚药也。**金龟子**〔时珍曰〕此亦吉丁之类，媚药也。大如刀豆，头面似鬼，其甲黑硬如龟状，四足二角，身首皆如泥金装成，盖亦蠹虫所化者。段公路北户录云：金龟子，甲虫也。出岭南。五六月生草蔓上，大如榆荚，背如金贴，行则成双，死则金色随灭，故以养粉，令人有媚也。竺法真罗浮山疏云：山有金花虫，大如斑蝥，文采如金，形似龟，可养玩数日。宋祁益部记云：利州山中有金虫，其体如蜂，绿色，光若泥金，俚人取作妇女钗钚之饰。郑樵通志云：尔雅：蚾，蠛蚸也。甲虫，大如虎豆，绿色似金。四书所载皆一物也。南土诸山中亦时有之。**腆颗虫**拾遗〔藏器曰〕出岭南。状似屁盘，褐色身扁。带之令人相爱也，彼人重之。**叩头虫**〔时珍曰〕虫大如斑蝥而黑色，按其后则叩头有声。能入人耳，灌以生油则出。刘敬叔异苑云：叩头虫，形色如大豆，咒令叩头，又令吐血，皆从所教。杀之不祥，佩之令人媚爱。晋傅成有赋。**媚蝶**〔时珍曰〕北户录云：岭表有鹤子草，蔓花也。当夏开，形如飞鹤，翅、羽、嘴、距皆全。云是媚草，采曝以代面靥。蔓上春生双虫，食叶。收入粉奁，以叶饲之，老则蜕而为蝶，赤黄色。女子收而佩之，如细鸟皮，令人媚悦，号为媚蝶。洞冥记云：汉武时勒毕国献细鸟，大如蝇，状如鹦鹉，可侯日晷，后皆自死。宫人佩其皮者，辄蒙爱幸也。

木虻（音萌　本经中品）

【释名】魂常本经〔时珍曰〕虻以翼鸣，其声虻虻，故名。陆佃云：蝱害民，故曰蝱；虻害蛀亡，故曰虻。亦通。

【集解】〔别录曰〕木虻生汉中川泽，五月取之。〔颂曰〕今处处有之，而襄、汉近地尤多。〔弘景曰〕此虻状似虻而小，不唼血。近道草中不见有之，市人亦少卖者，方家惟用蜚虻耳。〔恭曰〕虻有数种，并能唼血，商浙以南江岭间大有。木虻，长大绿色，殆如蜩蝉，啮牛马或至颠仆。蜚虻，状如蜜蜂，黄黑色，今俗多用之。又一种小者名鹿虻，亦名牛虻，大如蝇，啮牛马亦猛。市人采卖之，三种同体，以疗血为本；虽小有异同，用之不为嫌。木虻倍大，而陶云似虻而小，不唼血，盖未之识耳。〔藏器曰〕木虻从木叶中出，卷叶如子，形圆，着叶上。破之初出如白蛆，渐大子化，拆破便飞，即能啮物。塞北亦有，岭南极多，如古度化蚁耳。木虻是叶内者，蜚虻是已飞者，正如蚕蛹与蛾，总是一物，不合重出；应功用不同，后人异注耳。〔时珍曰〕金幼孜北征录云：北房长乐镇草间有虻，大者如蜻蜓，拂人面嘬嘬。元稹长庆集云：巴蜀山谷间，春秋常雨，五六月至八九月则多虻，道路群飞，咂牛马血流，啮人毒剧。而毒不留肌，故无治术。据此，则藏器之说似亦近是。又段成式云：南方溪涧中多水蛆，长寸余，色黑。夏末变为虻，螫人甚毒。观此，则虻之变化，有木有水，非一端也。

【气味】苦，平，有毒。

【主治】目赤痛，肌伤泪出，瘀血血闭，寒热酸惭，无子。本经。

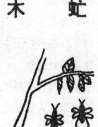

木虻

蜚虻 （本经中品）

【释名】虻虫蜚与飞同。

【集解】〔别录曰〕蜚虻生江夏川谷。五月取。腹有血者良。〔弘景曰〕此即方家所用虻虫，唼牛马血者。伺其腹满，掩取干之。〔恭曰〕水虻、蜚虻、鹿虻，俱食牛马血，非独此也。但得即堪用之，何假血充。应如养鹰，饥即为用。若伺其饱，何能除疾？〔宗奭曰〕蜚虻今人多用之。大如蜜蜂，腹凹褊，微黄绿色。雄、霸州、顺安军、沿塘泺界河甚多。以其惟食牛马等血，故治瘀血血闭也。〔时珍曰〕采用须从陶说。苏恭以饥鹰为喻，比拟殊乖。

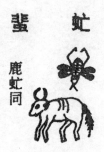

蜚虻

鹿虻同

【修治】入丸散，去翅、足，炒熟用。

【气味】苦，微寒，有毒。〔之才曰〕恶麻黄。

【主治】逐瘀血，破血积，坚痞癥瘕，寒热，通利血脉及九窍。本经。女子月水不通，积聚，除贼血在胸腹五脏者，及喉痹结塞。别录。破癥结，消积脓，堕胎。日华。

【发明】〔颂曰〕淮南子云：虻破积血，斲木愈龋。此以类推也。〔时珍曰〕按刘河间云：虻食血而治血，因其性而为用也。成无己云：苦走血。血结不行者，以苦攻之。故治畜血用虻虫，乃肝经血分药也。古方多用，今人稀使。

【附录】扁前〔别录有名未用曰〕味甘，有毒。主鼠瘘、癃闭，利水道。生山陵中。状如牛虻，赤翼。五月、八月采之。**蚊子**〔时珍曰〕蚊处处有之。冬蛰夏出，昼伏夜飞，细身利喙，咂人肤血，大为人害。一名白鸟，一名暑蚉。或作棸民，谬矣。化生于木叶及烂灰中。产子于水中，为孑孓虫，仍变为蚊也。龟、鳖畏之，荧火、蝙蝠食之。故煮鳖入数枚，即易烂也。〔藏器曰〕冷南有蚊子木，叶如冬青，实如枇杷，熟则蚊出。塞北有蚊母草，叶中有血虫，化而为蚊。江东有蚊母鸟，一名鷏，每吐蚊一二升也。**蚋子**〔时珍曰〕按元稹长庆集去：蜀中小蚊名蚋子，又小而黑者为蟆子，微不可见与尘相浮上下者为浮尘子，皆巢于巴蛇鳞中，能透衣人人肌肤，啮成疮毒，人极苦之。惟捣楸叶傅之则瘥。又祝穆方舆胜览云：云南乌蒙峡中多毒蛇，鳞中有虫名黄蝇，有毒，啮人成疮。但勿搔，以冷水沃之，擦盐少许，即愈。此亦蚋、蟆之类也。

竹虱（纲目）

【释名】竹佛子纲目天厌子。

【集解】〔时珍曰〕竹虱生诸竹，及草木上皆有之。初生如粉点，久便能动，百十成簇。形大如虱，苍灰色。或云湿热气化，或云虫卵所化。古方未有用者。惟南宫从峋嵝神书云：江南、巴邛、吴越、荆楚之间，春秋竹内有虫似虱而苍，取之阴干，可治中风。即此也。

【气味】有毒。

【主治】中风，半身不遂，能透经络，追涎。时珍。

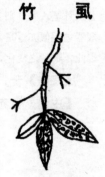

竹 虱

第四十二卷虫部四目录

虫之四 （湿生类二十三种附录七种）

第四十二卷虫部四

虫之四 （湿生类二十三种　附录七种）

蟾蜍 （别录下品）

【释名】 𪓰𪓿（音矍秋）、𪓰𪓿（音施）、𪓰𪓿苦蚃（音笼）、蚵蚾（何皮）、癞蛤蟆
〔时珍曰〕蟾蜍，说文作詹诸。云：其声詹诸，其皮𪓰𪓿，其行𪓿𪓿。诗云：得此𪓿𪓿。韩诗
注云：戚施，蟾蜍也。戚音蹴。后世名苦蠪，其声也。蚵蚾，其皮礧砢也。

【集解】 〔别录曰〕蟾蜍生江湖池泽。五月五日取东行者，阴干用。〔弘
景曰〕此是腹大，皮上多痱磊者。其皮汁甚有毒，犬啮之，口皆肿。五月五
日取东行者五枚，反缚着密室中闭之。明旦视自解者，取为术用，能使人缚
亦自解。〔萧炳曰〕腹下有丹书八字，以足画地者，真蟾蜍也。〔颂曰〕今处

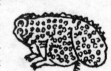

蟾　蜍

处有之。别录谓蛤蟆一名蟾蜍，以为一物，非也。按尔雅：𪓰𪓿，蟾蠩也。
郭璞云：似蛤蟆居陆地。则非一物明矣。蟾蜍多在人家下湿处。形大，背上
多痱磊，行极迟缓，不能跳跃，亦不解鸣。蛤蟆多在陂泽间。形小，皮上多
黑斑点，能跳接百虫，举动极急。二物虽一类，而功用小别，亦当分而用之。蟾蜍屎，谓之土槟
榔，下湿处往往有之，亦能主疾。〔宗奭曰〕世传三足者为蟾，人遂为三足枯蟾以罔众。但以水
沃半日，其伪自见，盖无三足者也。〔时珍曰〕蟾蜍锐头皤腹，促眉浊声，土形，有大如盘者。
自然论云：蟾蜍吐生，掷粪自其口出也。抱朴子云：蟾蜍千岁，头上有角，腹下丹书，名曰肉
芝，能食山精。人得食之可仙。术家取用以起雾祈雨，辟兵解缚。今有技者，聚蟾为戏，能听指
使。物性有灵，于此可推。许氏说文谓三足者为蟾，而寇氏非之，固是；但龟、鳖皆有三足，则
蟾之三足非怪也。若谓入药必用三足，则谬矣。峋嵝神书载蟾宝之法：用大蟾一枚，以长尺铁钉
四个钉脚，四下以炭火自早炙至午，去火，放水一盏于前，当吐物如皂荚子大，有金光。人吞
之，可越江湖也。愚谓纵有此术，谁敢吞之？方技讹说，未足深信。漫记于此，以备祛疑。

【修治】 〔蜀图经曰〕五月五日取得，日干或烘干用。一法：去皮、爪，酒浸一宿，又用黄
精自然汁浸一宿，涂酥，炙干用。〔时珍曰〕今人皆于端午日捕取，风干，黄泥故①济，煅性存用

一一九〇

本草纲目

之。永类钤方云：蟾目赤，暖无八字者不可用。崔实四民月令云：五月五日取蟾蜍，可治恶疮。即此也。亦有酒浸取肉者。钱仲阳治小儿冷热疳泻，如圣丸，用干者，酒煮成膏丸药，亦一法也。

【气味】辛，凉、微毒。

【主治】阴蚀，疽疬恶疮，猘犬伤疮，能合玉石。别录烧灰傅疮，立验。又治温病发斑困笃者，去肠，生捣食一二枚，无不差者。弘景。〔藏器曰〕捣烂绞汁饮，或烧末服。杀疳虫，治鼠漏恶疮。烧灰，傅一切有虫恶痒滋胤疮。药性 治疳气，小儿面黄癖气，破癥结。烧灰油调，傅恶疮。日华 主小儿劳瘦疳疾，最良。苏颂 治一切五疳八痢，肿毒，破伤风病，脱肛。时珍。

【发明】〔时珍曰〕蟾蜍，土之精也。上应月魄而性灵异，穴土食虫，又伏山精，制蜈蚣；故能入阳明经，退虚热，行湿气，杀虫蟹，而为疳病痈疽诸疮要药也。别录云"治猘犬伤"，肘后亦有方法。按沈约宋书云：张收①为猘犬所伤，人云宜啖蛤蟆脍，食之遂愈。此亦治痈疽疔肿之意，大抵是物能攻毒拔毒耳。古今诸方所用蛤蟆，不甚分别，多是蟾蜍。读者当审用之，不可因名迷实也。

头

【主治】功同蟾蜍。

蟾酥 〔采治〕〔宗奭曰〕眉间白汁，谓之蟾酥。以油单纸裹眉裂之，酥出纸上，阴干用。〔时珍曰〕取蟾酥不一：或以手捏眉棱，取白汁于油纸上及桑叶上，插背阴处，一宿即白干白，安置竹筒内盛之，真者轻浮，入口味甜也；或以蒜及胡椒等辣物纳口中，则蟾身白汁出，以竹蓖刮下，面和成块，干之。其汁不可入人目，令人赤、肿、盲。或以紫草汁洗点，即消。

【气味】甘、辛，温，有毒。

【主治】小儿疳疾、脑疳。〔甄权曰〕端午日取眉脂，以朱砂、麝香为丸，如麻子大，治小孩子疳瘦，空心服一丸。如脑疳，以奶汁调，滴鼻中，甚妙。酥同牛酥，或吴茱萸苗汁调，摩腰眼、阴囊，治腰肾冷，并助阳气。又疗虫牙。日华。治齿缝出血及牙疼，以纸妊少许按之，立止。宗奭。发背、疔疮，一切恶肿。时珍。

蛤蟆 (本经下品)

【释名】螰蟆（螰音惊，又音加）。〔时珍曰〕按王荆公字说云：俗言虾蟇怀土，取置远处，一夕复还其所。虽或遏之，常慕而返，故名虾蟇或作蛤蟆，蛤言其声，蟆言其斑也。尔雅作螰蟆。

【集解】〔藏器曰〕别录，蛤蟆一名蟾蜍，误矣。蛤蟆、蟾蜍，二物各别。陶代以蟾蜍注蛤蟆，遂致混然无别，今药家亦以蟾蜍当蛤蟆矣。蛤蟆在陂泽中，黄有黑点，身小能跳接百虫，解作呷呷声，举动极急。蟾蜍在人家湿处，身大，青黑无点，多痦癗，不能跳，不解作声，行动迟

---

① 收：江西本作"牧"。

缓。又有鼃蛤、蝼蝈、长肱、石榜、蠼子之类、或在水田中，或在沟渠侧，未见别功。周礼蝈氏掌去蛙黾，焚牡菊以灰洒之则死。牡菊乃无花菊也。〔敩曰〕蛤蟆有多般，勿误用。有黑虎，身小黑，嘴脚小斑。有蚼黄，前脚大，后脚小，斑色，有尾子一条。有黄蚼，遍身黄色，腹下有脐带长五七分，住立处，带下有自然汁出。有蝼蝈，即夜鸣，腰细口大，皮苍黑色者。有蟾，即黄斑，头上有肉角。其蛤蟆，皮上腹下有斑点，脚短，即不鸣叫者是也。〔时珍曰〕蛤蟆亦能化鹑，出淮南子。蛤蟆、青蛙畏蛇，而制蜈蚣。三物相值，彼此皆不能动。故关尹子云：蝍蛆食蛇，蛇食蛙，蛙食蝍蛆，或云：月令"蝼蝈鸣，反舌无声"，皆谓蛤蟆也。〔吴瑞曰〕长肱，石鸡也，一名锦袄子，六七月山谷间有之，性味同水鸡。

【修治】〔敩曰〕凡使蛤蟆，先去皮并肠及爪子，阴干。每个用真牛酥一分涂，炙干。若使黑虎，即连头、尾、皮、爪并阴干，酒浸三日，漉出焙用。

【气味】辛，寒，有毒。〔大明曰〕温，无毒。

【主治】邪气，破癥坚血，痈肿阴疮。服之不患热病。 本经 **主百邪鬼魅，涂痈肿及热结肿。** 药性 **治热狂，贴恶疮，解烦热，治犬咬。** 日华。

【发明】〔颂曰〕蛤蟆、蟾蜍，二物虽同一类，而功用小别，亦当分而用之。〔时珍曰〕古方多用蛤蟆，近方多用蟾蜍，盖古人通称蟾为蛤蟆耳。今考二物功用亦不甚远，则古人所用多是蟾蜍，且今人亦只用蟾蜍有效，而蛤蟆不复入药矣。按张杲医说载摭青杂说云：有人患脚疮，冬月顿然无事，夏月臭烂，痛不可言。遇一道人云：尔因行草上，惹蛇交遗沥，疮中有蛇儿，冬伏夏出故也。以生蛤蟆捣傅之，日三四换。凡三日，一小蛇自疮中出，以铁钳取之。其病遂愈。〔朱震亨曰〕蛤蟆属土与水，味甘性寒，南人喜食之。本草言服之不患热病，由是病人亦煮食之。本草之意，或炙、或干、或烧，入药用之，非若世人煮羹入椒盐而啜其汤也。此物本湿化，大能发湿，久则湿化热。此乃土气厚，自然生火也。

肝

【主治】蛇螫人，牙人肉中，痛不可堪，捣傅之，立出。 时珍。出肘后。

胆

【主治】小儿失音不语，取汁点舌上，立愈。 时珍。出孙氏集效方。

脑

【主治】青盲，明目。 别录。

蛙（别录下品）

【释名】长股 别录、**田鸡** 纲目、**青鸡** 同上、**坐鱼** 同上、**蛤鱼**〔宗奭曰〕蛙后脚长，故善跃。大其声则曰蛙，小其声则曰蛤。〔时珍曰〕蛙好鸣，其声自呼。南人食之，呼为田鸡，云肉味如鸡也。又曰坐鱼，其性好坐也。按尔雅蟾、黾俱列鱼类，而东方朔传云：长安水多蛙鱼，得以家给人足。则古昔关中已常食之如鱼，不独南人也。鼃亦作蛙字。

【集解】〔别录曰〕蛙生水中，取无时。〔弘景曰〕凡蜂、蚁、蛙、蝉，其类最多。大而青脊者，俗名土鸭，其鸣甚壮。一种黑色者，南人名蛤子，食之至美。一种小形善鸣者，名蛙子，即此也。〔保昇曰〕蛙，蛤蟆之属，居陆地，青脊善鸣，声作蛙者，是也。〔颂曰〕今处处有之。似蛤蟆而背青绿色，尖嘴细腹，俗谓之青蛙。亦有背作黄路者，谓之金线蛙。陶氏所谓土鸭，即尔雅所谓"在水曰鼃"者，是也，俗名石鸭。所谓蛤子，即今水鸡是也，闽、蜀、浙东人以为佳馔。〔时珍曰〕田鸡、水鸡、土鸭，形称虽异，功用则一也。四月食之最美，五月渐老，可采入药。考工记云：以脰鸣者，蛙鼃之属。农人占其声之早晚大小，以卜丰歉。故唐人章孝标诗云：田家无五行，水旱卜蛙声。蛙亦能化为鹑，见列子。

【气味】甘，寒，无毒。〔宗奭曰〕平。〔时珍曰〕按延寿书云：蛙骨热，食之小便苦淋。妊娠食蛙，令子寿夭。小蛙食多，令人尿闭，脐下酸痛，有至死者。擂车前水饮可解。〔吴瑞曰〕正月出者名黄蛤，不可食。

【主治】小儿赤气，肌疮脐伤，止痛，气不足。别录。小儿热疮，杀尸疰病虫，去劳劣，解热毒。日华。食之解劳热。宗奭。利水消肿。烧灰，涂月蚀疮。时珍。馔食，调疳瘦，补虚损，尤宜产妇。捣汁服，治蛤蟆瘟病。嘉谟。

【发明】〔颂曰〕南人食蛙蛤，云补虚损，尤宜产妇。〔时珍曰〕蛙产于水，与螺、蚌同性，故能解热毒，利水气。但系湿化之物，其谓性复热，而今人食者，每同辛辣及脂油煎炸，是抱薪救火矣，安能求其益哉？按戴原礼证治要诀云：凡浑身水肿，或单腹胀者，以青蛙一二枚，去皮炙食之，则自消也。〔嘉谟曰〕时行面赤项肿，名蛤蟆瘟。以金线蛙捣汁，水调，空腹顿饮，极效，曾活数人。

蝌斗（拾遗）

【释名】活师山海经、活东尔雅、玄鱼古今注、悬针同上、水仙子俗名、蛤蟆台〔时珍曰〕蝌斗，一作蛞斗（音阔）。按罗愿尔雅翼云：其状如鱼，其尾如针，又并其头、尾观之，有似斗形。故有诸名。玄鱼言其色，悬针状其尾也。

【集解】〔藏器曰〕活师即蛤蟆儿，生水中，有尾如鯑鱼，渐大则脚生尾脱。〔时珍曰〕蝌斗生水中，蛤蟆、青蛙之子也。二三月蛙、蟆曳肠于水际草上，缠缴如索，日见黑点渐，至春水时，鸣以聒之，则蝌斗皆出，谓之聒子，所谓"蛤蟆声抱"是矣。蝌斗状如河豚，头圆，身上青黑色，始出有尾无足，稍大则足生尾脱。崔豹云"闻雷尾脱"，亦未必然。陆农师云：月大尽则先生前两足，小尽则先生后两足。

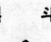

【主治】火飙热疮及疥疮，并捣碎傅之。又染髭发，取青胡桃子上皮，和捣为泥染之，一染不变也。藏器。

【发明】〔时珍曰〕俚俗三月三日，皆取小蝌斗以水吞之，云不生疮，亦解毒治疮之意也。按危氏得效方：染髭发，用蝌斗、黑桑椹各半斤，瓶密封，悬屋东百日化泥，取涂须发，永黑如漆也。又峋嵝神书云：三月三日，取蝌斗一合阴干，候椹熟时取汁一升浸，埋东壁下，百日取出，其色如漆。以涂髭发，永不白也。

卵

【主治】明目。藏器。

溪狗（拾遗）

【集解】〔藏器曰〕溪狗生南方溪涧中。状似蛤蟆，尾长三四寸。
【气味】有小毒。
【主治】溪毒及游蛊，烧末，水服一二钱匕。藏器。

山蛤（宋图经）

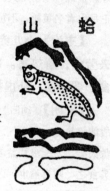

山蛤

【校正】原附蛤蟆下，今分出。
【集解】〔颂曰〕山蛤在山石中藏蛰，似蛤蟆而大，黄色。能吞气，饮
风露，不食杂虫。山人亦食之。
【主治】小儿劳瘦，及疳疾。最良。苏颂。

田父（宋图经）

【校正】原附蛤蟆下，今分出。
【释名】蛇音论。
【集解】〔颂曰〕按洽闻记云：蛤蟆大者名田父，能食蛇。蛇行被逐，殆不能去。因衔其尾，
久之蛇死，尾后数寸皮不损，肉已尽矣。世传蛇唼蛙，今此乃食蛇。其说颇怪，当别是一种也。
〔时珍曰〕按文字集略云：蛇，蛤蟆也，大如屦，能食蛇。此即田父也。窃谓蛇吞鼠，而有食蛇
之鼠；蛇制豹，而有唼蛇之貘，则田父伏蛇，亦此类耳，非怪也。
【主治】蚕咬，取脊背上白汁，和蚁子灰，涂之。苏颂。出韦宙独行方。

蜈蚣（本经下品）

【释名】蒺藜尔雅、蝍蛆尔雅、天龙〔弘景曰〕庄子：蝍蛆甘带。淮南子云：腾蛇游雾
而殆于蝍蛆。蝍蛆，蜈蚣也，性能制蛇。见大蛇，便缘上唼其脑。〔恭曰〕山东人呼蜘蛛一名蝍
蛆，亦能制蛇，而蜘蛛条无制蛇之说。庄子、淮南并谓蜈蚣也。〔颂曰〕按尔雅：蒺藜，蝍蛆也。
郭注云：似蝗而大腹角，能食蛇脑。乃别似一物。〔时珍曰〕按张揖广雅及淮南子注，皆谓蝍蛆

本草纲目

一一九四

为蜈蚣，与郭说异。许慎以蝍蛆为蟋蟀；能制蛇；又以蝍蛆为马蚿，因马蚿有蛆蛶之名，并误矣。

【集解】〔别录曰〕蜈蚣生大吴川谷及江南。头、足赤者良。〔弘景曰〕今赤足者，多出京口、长山、高丽山、茅山，于腐烂积草处得之，勿令伤，暴干。黄足者甚多而不堪用，人以火炙令赤当之，非真也。蜈蚣啮人，以桑汁、白盐涂之即愈。〔蜀图曰〕生山南川谷，及出襄、邓、随、唐等州土石间，人家屋壁中亦有。形似马陆，身扁而长。黑头赤足者良。七八月采之。〔宗奭曰〕蜈蚣背光，黑绿色，足赤腹黄。有被毒者，以乌鸡屎，或大蒜涂之，效。性畏蛞蝓，不敢过所行之路，触其身即死，故蛞蝓能治蜈蚣毒。〔时珍曰〕蜈蚣西南处处有之。春出冬蛰，节节有足，双须歧尾。性畏蜘蛛，以溺射之，即断烂也。南方有极大者，而本草失载。按段成式西阳杂俎云：绥定县蜈蚣，大者能以气吸蛇及蜴蜥，相去三四尺，骨肉自消。沈怀远南越志云：南方晋安有山出蜈蚣。大者长丈余，能啖牛。俚人然炬遂得以皮鞔鼓，肉曝为脯，美于牛肉。葛洪遐观赋云：南方蜈蚣大者长百步，头如车箱，肉白如瓠，越人争买为羹炙。张采①明道杂志云：黄州歧亭有拘罗山，出大蜈蚣，亥丈尺。土人捕得熏干，商人贩入北方货之，有致富者。蔡绦丛话②云：峤南蜈蚣大者二三尺，蜇人至死。惟见托胎虫，则局缩不敢行。虫乃登首，陷其脑而食之。故被蜈蚣伤者，捣虫涂之，痛立止也。珍按：托胎虫即蛞蝓也。蜈蚣能制龙、蛇、蜴蜥，而畏蛤蟆、蛞蝓、蜘蛛，亦庄子所谓物畏其天，阴符经所谓禽之制在气也。

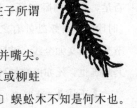

【修治】〔敩曰〕凡使勿用千足虫，真相似，只是头上有白肉，面并嘴尖。若误用，并把着，腥臭气入顶，能致死也。凡治蜈蚣，先以蜈蚣木末〔或柳蛀末〕于土器中炒，令木末焦黑，去木末，以竹刀刮去足、甲用。〔时珍曰〕蜈蚣木不知是何木也。今人惟以火炙去头、足用，或去尾、足，以薄荷叶火煨用之。

【气味】辛，温，有毒。〔时珍曰〕畏蛞蝓、蜘蛛、鸡屎、桑皮、白盐。

【主治】鬼疰蛊毒，啖诸蛇、虫、鱼毒，杀鬼物老精温疟，去三虫。本经。**疗心腹寒热积聚，堕胎，去恶血**。别录。**治瘰癧**。日华。**小儿惊痫风搐，脐风口噤，丹毒秃疮瘰疬，便毒痔漏，蛇瘕蛇瘴蛇伤**。时珍。

【发明】〔颂曰〕本经云"疗鬼疰"，故胡洽方治尸疰、恶气、痰嗽诸方多用之。今医家治小儿口噤不开，不能乳者，以东走③蜈蚣去足炙研，用猪乳二合调半钱，分三四服，温灌之，有效。〔时珍曰〕盖行而疾者，惟风与蛇。蜈蚣能制蛇，故亦能截风，盖厥阴经药也。故所主诸证，多属厥阴。按杨士瀛直指方云：蜈蚣有毒，惟风气暴烈者可以当之。风气暴烈，非蜈蚣能截能擒亦不易止，但贵药病相当耳。设或过剂，以蚯蚓、桑皮解之。又云：瘰疮一名蛇瘴，蛮烟瘴雨之乡，多毒蛇气。人有不伏水土风气而感触之者，数月以还，必发蛇瘴。惟赤足蜈蚣最能伏蛇为上

---

① 采：本书卷一引据经史百家书目作"来"。
② 话：四库总·子部·小说家类二作"谈"。本书卷一引据经史百家书目作"话"。
③ 东走：大观、政和本草卷二十二蜈蚣条作"赤足"。

药，白芷次之。又圣济总录云：岭南朴蛇瘴，一名锁喉瘴，项大肿痛连喉。用赤足蜈蚣一二节研细，水下即愈。据此，则蜈蚣之治蛇蛊、蛇毒、蛇瘕、蛇伤诸病，皆此意也。然蜈蚣又治痔漏、便毒、丹毒等病，并陆羽茶经载枕中方冶瘰疬一法，则蜈蚣自能除风攻毒，不独治蛇毒而已也。

马陆（本经下品）

【释名】**百足**本经、**百节**衍义、**千足**炮炙论、**马蚿**（音弦）、**马蠸**（音拳）、**马蠲**郭璞、**马轴**别录、**马蚿**尔雅、**飞蚿虫**李当之、**刀环虫**苏恭、蛩〔弘景曰〕此虫①甚多，寸寸断之，亦便寸行。故鲁连子云"百足之虫，死而不僵"，庄子"蚿怜蛇"是矣。

【集解】〔别录曰〕马陆生玄菟川谷。〔弘景曰〕李当之云：此虫长五六寸，状如大蛩，夏月登树鸣，冬则入蛰，今人呼为飞蚿虫。今有一种细黄虫，状如蜈蚣而甚长，俗名土虫。鸡食之，醉闷至死。方家既不复用，市人亦无取者，未详何者的是？〔恭曰〕此虫大如细笔管，长三四寸，斑色，亦如蚰蜒。襄阳人名为马蚿，亦呼马轴，又名刀环虫，以其死侧卧，状如刀环也。有人自毒，服一枚便死也。〔敩曰〕千足虫头上有白肉，面而嘴尖。把着，腥臭气入人顶，能致死也。〔宗奭曰〕百节，身如槎，节节有细蹙文起，紫黑色，光润，百足，死则侧卧如环，长二三寸，大者如小指。古墙壁中甚多，入药至鲜。〔时珍曰〕马蚿处处有之。形大如蚯蚓，紫黑色，其足比比至百，而皮极硬，节节有横文如金线，首尾一般大。触之即侧卧局缩如环，不必死也。能毒鸡犬。陶氏所谓土虫，乃蚰蜒也，死亦侧蜷如环，鸡喜食之。当以李当之之说为准。

【正误】〔藏器曰〕按土虫无足，如一条衣带，长四五寸，身扁似韭叶，背上有黄黑裥，头如铲于，行处有白涎，生湿地，鸡吃即死。陶云"土虫似蜈蚣"者，乃蚰蜒，非土虫，亦非马陆也。苏云"马陆如蚰蜒"，亦误矣。按蚰蜒色黄不斑，其足无数。〔时珍曰〕按段成式酉阳杂俎云：度古俗呼土蛊，身形似衣带，色类蚯蚓，长一尺余，首如铲，背上有黄黑裥，稍触即断。常趁蚓掩之，则蚓化为水，有毒，鸡食之辄死。据此，则陈藏器所谓土虫者，盖土蛊也。陶氏误以蚰蜒为马陆，陈氏亦误以土为土虫矣。

【修治】〔雷曰〕凡收得马陆，以糠头炒，至糠焦黑，取出去糠，竹刀刮去头、足，研末用。

【气味】辛，温，有毒。

【主治】**腹中大坚癥，破积聚息肉，恶疮白秃。**本经。**疗寒热痞结，胁下满。**别录。**辟邪疟。**时珍。

【发明】〔时珍曰〕马陆系神农药，雷氏备载炮炙之法，而古方鲜见用者，惟圣惠逐邪丸用之。其方：治久疟发歇无时。用百节虫四十九枚，湿生虫四十九枚，砒霜三钱，粽子角七枚。五月五日日未出时，于东南上寻取两般虫，至午时向南研匀，丸小豆大。每发日早，男左女右，手把一丸，嗅之七遍，立效。修时忌孝子、妇人、师、尼、鸡、犬见之。亦合别录疗寒热之说。大

---

① 虫：《大观本草》、《政和本草》卷二十二马陆条下有"足"字。

抵毒物止可外用，不敢轻入丸散中。

山蛩虫（拾遗）

【集解】〔藏器曰〕生山林间。状如百足而大，乌斑色，长二三寸。更有大如指者，名马陆，能登木群吟，已见本经。〔时珍曰〕按本经，马陆一名百足，状如大蛩，而此云状如百足而大，更大者为马陆，则似又指百足为一物矣。盖此即马陆之在山而大者耳，故曰山蛩。鸡、犬皆不敢食之。

【气味】有大毒。

【主治】**人嗜酒不已，取一节烧灰，水服，便不喜闻酒气。过一节则毒人至死。又烧黑傅恶疮，亦治蚕病白僵，烧灰粉之。**藏器。

【附录】**蚰蜒**拾遗〔藏器曰〕状如蜈蚣而甚，色正黄不斑，大者钗股，其足无数，好脂油香，故人人耳及诸窍中。以驴乳灌之，即化为水。〔时珍曰〕处处有之，墙屋烂草中尤多。状如小蜈蚣，而身圆不扁，尾后秃而无歧，多足，大者长寸余，死亦蜷屈如环，故陶弘景误以为马陆也。其入人耳，用龙脑、地龙、硇砂、单吹之皆效。或以香物引之。淮南子云"菖蒲去蚤虱而来蛉蚿"，即此虫也。扬雄方言云：一名人耳，一名蛈蚘，一名蚰蜋，一名蜻蚳。又一种草鞋虫，形亦相似而身扁，亦能入人耳中。**蠼螋**拾遗音瞿搜。〔藏器曰〕状如小蜈蚣，色青黑，长足。能溺人影，令人发疮，如热痱而大，若绕腰匝不可疗，山中者溺毒更猛。惟扁豆叶傅之即瘥，诸方大有治法。〔时珍曰〕蠼螋喜伏甗甂之下，故得此名。或作球螋，按周礼赤茇氏，凡隙屋，除其狸虫蠼螋之属，乃求而搜之也。其虫隐居墙壁及器物下，长不及寸，状如小蜈蚣，青黑色，二须六足，足在腹前，尾有叉歧，能夹人物，俗名搜夹子。其溺射人影，令人生疮，身作寒热。古方用犀角汁、鸡肠草汁、马鞭草汁、梨叶汁、茶叶末、紫草末、羊髭灰、鹿角末、燕窠土，但得一品涂之皆效。孙真人千金方云：予曾六月中得此疮，经五六日治不愈。有人教画地作蠼螋形、以刀细取腹中土，以唾和涂之，再涂即愈。方知万物相感，莫晓其由。

蚯蚓（本经下品）

【释名】**蝼蟥**（音顷引）、**胊朐**（音蠢闰）、**坚蚕**（音遣忝）、**蜿蟺**（音阮善）、**曲蟺**土蟺纲目、**土龙**别录、**地龙子**药性、**寒獦**、**寒蚓**、**附蚓**吴普、**歌女**〔时珍曰〕蚓之行也，引而后申，其蜷如丘，故名蚯蚓。尔雅谓之蝼蟥，巴人谓之胊朐，皆方音之转也。蜿蟺、曲蟺，象其状也。东方虬赋云：乍逶迤而鳝曲，或宛转而蛇行。任性行止，击物便曲。是矣。术家言蚓可兴云，又知阴晴，故有土龙、龙子之名。其鸣长吟，故曰歌女。〔大明曰〕路上踏杀者，名干人踏，入药更良。

【集解】〔别录曰〕白颈蚯蚓，生平土。三月取，暴干。〔弘景曰〕入药用白颈，是其老者。取得去土盐之，日暴须臾成水，道术多用。其屎呼为蚓蝼〔亦曰六一泥〕，以其食细泥，无沙石，入合丹釜用。〔时珍曰〕今处处平泽膏壤地中有之。孟夏始出，仲冬蛰结。雨则先出，晴则夜鸣。或云结时能化为百合也。与蕌蠹同穴为雌雄。故郭璞赞云：蚯蚓土精，无心之虫。交不以分，睡于蕌蠹。是矣。今小儿阴肿，多以为此物所吹。经验方云：蚯蚓咬人，形如大风，眉须皆落，惟以石灰水浸之良。昔浙江将军张韶病此，每夕蚯蚓鸣于体中。有僧教以盐汤浸之，数遍遂瘥。〔宗奭曰〕此物有毒。崇宁末年，陇州兵士暑月跣足，为蚯蚓所中，遂不救。后数日，又有人被其毒。或教以盐汤浸之，并饮一杯，乃愈也。

蚯 蚓

【修治】〔弘景曰〕若服干蚓，须熬作屑。〔敩曰〕凡收得，用糯米泔浸一夜，漉出，以无灰酒浸一日，焙干切。每一两，以蜀椒、糯米各二钱半同熬，至米熟，拣出用。〔时珍曰〕入药有为末，或化水，或烧灰者，各随方法。

白颈蚯蚓

【气味】咸，寒，无毒。〔权曰〕有小毒。〔之才曰〕畏葱、盐。

【主治】**蛇瘕，去三虫伏尸，鬼疰蛊毒，杀长虫。**本经。**化为水，疗伤寒，伏热狂谬，大腹黄疸。**别录。**温病，大热狂言，饮汁皆瘥。炒作屑，去蛔虫。去泥，盐化为水，主天行诸热，小儿热病癫痫，涂丹毒，傅漆疮。**藏器。**葱化为汁，疗耳聋。**苏恭。**治中风、痫疾、喉痹。**日华。**解射罔毒。**蜀本。**炒为末，主蛇伤毒。**药性。**治脚风。**苏颂。**主伤寒疟疾，大热狂烦，及大人、小儿小便不通，急慢惊风、历节风痛，肾脏风注，头风齿痛，风热赤眼，木舌喉痹，鼻广聤耳，秃疮瘰疬，卵肿脱肛，解蜘蛛毒，疗蚰蜒入耳。**时珍。

【发明】〔弘景曰〕干蚓熬作屑，去蛔虫甚有效。〔宗奭曰〕肾脏风下注病，不可阙也。〔颂曰〕脚风药必须此物为使，然亦有毒。有人因脚病药中用此，果得奇效，病愈服之不辍，至二十余日，觉躁愦，但欲饮水不已，遂致委顿。大抵攻病用毒药，中病即当止也。〔震亨曰〕蚯蚓属土，有水与木，性寒，大解热毒，行湿病。〔时珍曰〕蚓在物应土德，在星禽为轸水。上食槁壤，下饮黄泉，故其性寒而下行。性寒故能解诸热疾，下行故能利小便、治足疾而通经络也。术家云"蚓血能柔弓弩"，恐亦诳言尔。诸家言服之多毒，而郭义恭广志云"闽越山蛮啖蚯蚓为馐"，岂地与人有不同欤？

蚯蚓泥见上部。

蜗牛 (瓜、娲、涡三音　别录中品)

【释名】**蠡牛**蠡（音螺）药性、**蚹蠃**尔雅（音附螺）、**蛞蝓**尔雅（音移俞）、**山蜗**弘景、**蜗螺**山海经作蠡、**蜓蚰蠃**俗名、**土牛儿**。〔弘景曰〕蜗牛，山蜗也。形似瓜字，有角如牛，故名，庄子所谓"战于蜗角"是矣〔时珍曰〕其头偏戾如㖞，其形盘旋如涡，故肩㖞、涡二者，不独如瓜字而已。其行延引，故曰蜓蚰。尔雅谓之蚹蠃。孙炎注云：以其负蠃壳而行，故名蚹蠃。

【集解】〔弘景曰〕蜗牛生山中及人家。头形如蛞蝓，但背负壳耳。〔大明曰〕此即负壳蜓蚰也。〔保升曰〕蜗牛生池泽草树间。形似小螺，白色。头有四黑角，行则头出，惊则首尾俱缩入壳中。〔颂曰〕凡用蜗牛，以形圆而大者为胜。久雨乍晴，竹林池沼间多有之。其城墙阴处，一种扁而小者，无力，不堪用。〔时珍曰〕蜗身有涎，能制蜈、蝎。夏热则自悬叶下，往往升高，涎枯则自死也。

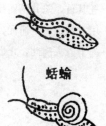

蜗牛蛞蝓

蛞蝓

蜗牛

【气味】咸，寒，有小毒。畏盐。

【主治】贼风㖞僻，踠跌，大肠脱肛，筋急及惊痫。别录。生研汁饮，止消渴。甄权。治小儿脐风撮口，利小便，消喉痹，止鼻衄，通耳聋，治诸肿毒痔漏，制蜈蚣、蝎虿毒，研烂涂之。时珍。

【发明】〔颂曰〕入婴孩药最胜。〔时珍曰〕蜗牛所主诸病，大抵取其解热消毒之功耳。

蜗壳

【主治】一切疳疾。颂。牙䘌，面上赤疮，鼻上酒齇，久利下脱肛。时珍。

蛞蝓（音阔俞 本经中品）

【释名】陵蠡（音螺）本经、附蜗别录、土蜗同、托胎虫俗、鼻涕虫俗、蜒蚰螺详下文。

【集解】〔别录曰〕蛞蝓生太山池泽及阴地沙石垣下。八月取之。〔弘景曰〕蛞蝓无壳，不应有蜗名。附蜗，即蜗牛也。岂以其头形似蜗牛，故亦名蜗欤？〔保升曰〕蛞蝓即蜗牛也，而别录复有蜗牛一条。虽数字不同，而主疗无别，是后人误出。正如草部有鸡肠，而复出繁缕也。按尔雅云：蚹蠃，螔蝓。郭注云：蜗牛也。玉篇亦云：螔蝓，蜗牛也。此则一物明矣。形似小螺，白色，生池泽草树间。头有四角，行则角出，惊之则缩，首尾俱能藏入壳中。苏恭以蛞蝓为无壳蜗牛，非矣，今本经一名陵蠡，别录又有土蜗之名。蜗蠡皆螺壳之属，不应无壳也。今下湿处有一种虫，大于蜗牛，无壳而有角者，云是蜗牛之老者也。〔宗奭曰〕蛞蝓、蜗牛，二物也。蛞蝓二角，身肉止一段。蜗牛四角，背上别有肉，以负壳行。若为一物，经中焉得分为二条？蜀本又谓蛞蝓为蜗牛之老者，甚无谓也。〔时珍曰〕按尔雅无蛞蝓，止云：蚹蠃，螔蝓。郭注云：蜗牛也。别录无螔蝓，止云：蛞蝓，一名附蜗。据此，则螔蝓是，蛞蝓是附蜗。盖一类二种，如蛤蟆与蛙。故其主治功用相似，而皆制蜈、蝎；名谓称呼相通，而俱曰蜗与蜒蚰螺也。或以为一物，或以为二物者，皆失深考。惟许慎说文云：蚹蠃背负壳者曰蜗牛，无壳者曰蛞蝓。一言决矣。

【正误】〔弘景曰〕蛞蝓人三十六禽限，又是四种角虫之类，营室星之精。方家无复用者。〔恭曰〕陶说误矣。三十六禽亥上有壁水貐，乃豪猪，毛如猬簪。山海经云：貐，彘身人面，音如婴儿。尔雅云：猰貐类貙，迅走食人。三者并非蛞蝓。蛞蝓乃无壳蜗蠡也。

【气味】咸，寒，无毒。

【主治】贼风㖞僻，轶筋及脱肛，惊痫挛缩。本经。㖞，苦乖切，口戾也。轶音跌，车转也。蜈蚣、蝎毒。衍义。肿毒焮热，热疮肿痛。时珍。

【发明】〔宗奭曰〕蜈蚣畏蛞蝓，不①过所行之路，触其身即死，故人取以治蜈蚣毒。〔时珍曰〕按蔡绦铁围丛话云：峤南地多蜈蚣，大者二三尺，螫人觅死，惟见托胎虫则局促不行。虫乃登其首，陷其脑而死。故人以此虫生捣涂蜈蚣伤，立时疼痛止也。又大全良方云：痔热肿痛者，用大蛞蝓一个研泥，入龙脑一字，燕脂坯子半钱，同傅之。先以石薜煮水熏洗尤妙。五羊大帅赵尚书夫人病此，止以蛞蝓京墨研涂亦妙。大抵与蜗牛同功。

缘桑螺 （类证）

【释名】桑牛、天螺纲目。

【集解】〔慎微曰〕此螺全似蜗牛，黄色而小，雨后好缘桑叶。〔时珍曰〕此螺诸木上皆有，独取桑上者，正如桑螵蛸之意。

【气味】缺。

【主治】大肠脱肛，烧研和猪脂涂之，立缩。慎微出范汪方。治小儿惊风，用七枚焙研，米饮服。时珍。出宫气方。

【发明】〔震亨曰〕小儿惊风，以蜜丸通圣散服之，间以桑树上牛儿阴于，焙研为末服之，以平其风。〔时珍曰〕桑牛、蜗牛、蛞蝓三物，皆一类而形略殊，故其性味功用皆相仿佛。而桑牛治惊，又与僵蚕、螵蛸同功。皆食桑者，其气能入肝平风也。

溪鬼虫 （拾遗）

【释名】射工拾遗、射影诗疏、水弩同、抱枪杂俎、含沙诗注、短狐广雅、水狐玄记、蜮音或〔时珍曰〕此虫足角如弩，以气为矢，因水势含沙以射人影成病，故有射弩诸名。酉阳杂俎谓之抱枪。云：大如蛣蜣，腹下足刺似枪，螫人有毒也。玄中记云：视其形，虫也；见其气，鬼也；其头、喙如狐也。五行传云：南方淫惑之气所生，故谓之蜮。诗云：如鬼如蜮，则不可得。即此物也。

【集解】〔藏器曰〕射工出南方有溪毒处山林间。大如鸡子，形似蛣蜣，头有一角长寸余，角上有四歧，黑甲下有翅能飞。六七月取之。沙气多，短狐则生，鹦、鸪、鸂、鹜之属治之。〔慎微曰〕玄中记云：水狐虫长三四寸，其色黑，广寸许，背上有甲，厚三分。其口有角，向前如弩，以气射人，去二三步即中人，十死六七也。博物志云：射工，江南山溪水中甲虫也。长一二寸，口有弩形，以气射人影，令人发疮，不治杀人。周礼：壶涿氏掌除水虫，以抱②土之鼓驱之，以禁③石投之。即此物也。〔时珍

射 工

溪毒

---

① 不：《本草衍义》下七及《政和本草》二十二蜈蚣条此后有"敢"字。
② 抱：《周礼·秋官·壶涿氏》及《政和本草》卷二十二溪鬼条均作"炮"。
③ 禁：《周礼·秋官·壹涿氏》作"焚"。

曰〕射工长二三寸，广寸许，形扁，前阔后狭，颇似蝉状，故抱朴子言其状如鸣蜩也。腹软背硬，如鳖负甲，黑色，故陆玑言其形如鳖也。六七月甲下有翅能飞，作铋铋声、阔头尖喙，有二骨眼。其头目丑黑如狐如鬼，喙头有尖角如爪，长一二分。有六足如蟹足：二足在喙下，大而一爪；四足在腹下，小而歧爪。或时双屈前足，抱拱其喙，正如横弩上矢之状。冬则蛰于谷间，所居之处，大雪不积，气起如蒸。掘下一尺可得，阴干留用。蟾蜍、鸳鸯能食之，鹅、鸭能辟之。故禽经云：鹅飞则蜮沉。又有水虎，亦水狐之类；有鬼弹，乃溪毒之类。葛洪所谓"溪毒似射工而无物"者，皆此属也。并附之。

【附录】**水虎**〔时珍曰〕襄沔记云：中庐县有涑水，注沔。中有物，如三四岁小儿，甲如鲮鲤，射不能入。秋曝沙上，膝头似虎，掌爪常没水，出膝示人。小儿弄之，便咬人。人生得者，摘其鼻，可小小使之。名曰水虎。**鬼弹**又按南中志云：永昌郡有禁水，惟十一二月可渡，余月则杀人。其气有恶物作声，不见其形，中人则青烂，名曰鬼弹。

角

【主治】**带之辟溪毒。**藏器。**阴干为末佩之，亦辟射工毒。**时珍。出抱朴子。

【发明】〔时珍曰〕按葛洪肘后方云：溪毒中人，一名中水，一名中溪，一名水病，似射工而无物，春月多病之，头痛恶寒，状如伤寒。二三日则腹中生虫，食人下部，渐蚀五脏，注下不禁，虽良医不能疗也。初得则下部若有疮，正赤如截肉，为阳毒，最急；若疮如虫啮，为阴毒，小缓。皆杀人，不过二十日。方家用药，与伤寒、温病相似，或以小蒜煮汤浴之，及诸药方。又云：江南射工毒虫，在山间水中。人行或浴，则此虫含沙射人形影则病。有四种（初得皆如伤寒，或似中恶）：一种遍身有黑黡子，四边悉赤，犯之如刺；一种作疮，久即穿陷；一种突起如石；一种如火灼燷疮也。疗之并有方法。王充论衡云：短狐含太阳毒气而生，故有弓矢射人，中人如火的也。

沙虱（纲目）

【释名】**蜦蟓**（音梗旋）广雅、**蓬活**万毕术、**地牌**①。

【集解】〔时珍曰〕按郭义恭广志云：沙虱在水中，色赤，大不过虮，入人皮中杀人。葛洪抱朴子云：虱，水陆皆有之。雨后人晨暮践沙，必着人，如毛发刺人，便入皮里。可以针挑取之，正赤如丹。不挑，入肉能杀人。凡遇有此虫处，行还，以火炙身，则虫随火去也。又肘后方云：山水间多沙虱，甚细，略不可见。人入水中，及阴行草中，此虫多着人，钻入皮里，令人皮上如芒针刺，赤如黍豆。刺三日之后，寒热发疮。虫渐入骨，则杀人。岭南人初有此，以茅叶或竹叶挑刮去之，仍涂苦苣汁；已深者，针挑取虫子，正如疥虫也。愚按溪毒、射工毒、沙虱毒，三者相近，俱似伤寒，故有挑沙、刮沙之法。今俗病风寒者，皆以麻及桃柳枝刮其遍身，亦曰刮沙，盖始于刮沙病也。沙病亦曰水沙、水伤寒，初起如伤寒，头痛、壮热、呕恶，手足指末微厥。或腹痛闷乱，须臾杀人者，谓之搅肠沙也。

---

① 牌：《太平御览》卷九五。沙虱条引《淮南万毕术》作"牌"。

【附录】**沙虫**〔时珍曰〕按录异记云：潭、袁、处、吉等州有沙虫，即毒蛇鳞甲中虫。蛇被苦，每入急水中碾出。人中其毒，三日即死。此亦沙虱之类也。

水黾（拾遗）

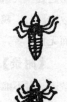

【释名】水马拾遗。

【集解】〔藏器曰〕水黾群游水上，水涸即飞。长寸许，四脚。非海马[1]之水马也。〔时珍曰〕水虫甚多，此类亦有数种。今有一种水爬虫。扁[2]身大腹而背硬者，即此也。水爬，水马之讹耳。一种水蛆，长身如蝎，能变蜻蜓。

【气味】有毒。

【主治】令人不渴，杀鸡犬。藏器。

鼓虫（拾遗）

【释名】鼓母虫。

【集解】〔时珍曰〕陈藏器拾遗有鼓虫，而不言出处形状。按葛洪肘后方云：江南有射工虫，在溪涧中射人影成病，或如伤寒，或似中恶，或口不能语，或恶寒热，四肢拘急，身体有疮。取水上浮走鼓母虫一枚，口中含之便瘥，已死亦活。此虫正黑，如大豆，浮游水上也。今有水虫，大如豆而光黑，即此矣。名鼓母者，亦象豆形也。

【气味】有毒。

【主治】杀禽兽，蚀蛔肉，傅恶疮。藏器。白梅裹含之，除射工毒。时珍。

砂挼子（拾遗）

【释名】倒行狗子拾遗、睡虫同上。

【集解】〔藏器曰〕是处有之。生砂石中，作旋孔。大如大豆，背有刺，能倒行。性好睡，亦呼为睡虫。

【气味】有毒。

【主治】生取置枕中，令夫妇相好。合射罔用，能杀飞禽走兽。藏器。

---

① 非少马：《政和本草》卷二十二水黾条作"亦名水马，非海中主难产"。

② 扁：原作"遍"，据张本改。

蛔虫 (拾遗)

【释名】蛕音回。俗作蛔。并与蚘同。**人龙**纲目。

【集解】〔时珍曰〕蛔,人腹中长虫也。按巢元方病源云:人腹有九虫:伏虫长四分,群虫之主也;蛔虫长五六寸至一尺,发则心腹作痛上下,口喜吐涎及清水,贯伤心则死;白虫长一寸,色白头小,生育转多,令人精气损弱,腰脚疼,长一尺,亦能杀人;肉虫状如烂杏,令人烦闷。肺虫状如蚕,令人咳嗽,成劳杀人;胃虫状如蛤蟆,令人呕逆喜哕;弱虫又名膈虫,状如瓜瓣,令人多唾;赤虫状如生肉,动作腹鸣;蛲虫至微,形如菜虫,居胴肠中,令人生痈疽、疥癣、痝疠、痔瘘、疳䘌、齲齿诸病。诸虫皆依肠胃之间,若人脏腑气实,则不为害;虚则侵蚀,变生诸疾也。又有尸虫,与人俱生,为人大害。其状如犬、马尾、或如薄筋,依脾而居,三寸许,有头尾。凡服补药,必须先去此虫,否则不得药力。凡一切癥瘕,久皆成虫。紫庭真人云:九虫之中,六虫传变为劳瘵,而胃、蛔、寸白三虫不传。其虫传变,或如婴儿,如鬼形,如蛤蟆,如守宫,如蜈蚣,如蝼蚁,如蛇如鳖,如猬如鼠,如蝠如虾,如猪肝,如血汁,如乱发、乱丝等状。凡虫在腹,上旬头向上,中旬向中,下旬向下。服药须于月初四五日五更时,则易效也。张子和云:巢氏之衍九虫详矣。然虫之变不可胜穷,要之皆以湿热为主。虫得木气乃生,得雨气乃化,岂非风木主热,雨泽主湿耶? 故五行之中皆有虫。诸木有蠹,诸果有蛀,诸菽有蚄,五谷有螟螣、螽、蟊。麦朽蛾飞,栗破虫出,草腐萤化,皆木之虫也。烈火有鼠,烂灰生蝇;皆火之虫也。穴蚁、墙蝎,田蝼、石蜴,皆土之虫也。蝌斗、马蛭、鱼、鳖、蚊、龙,皆水之虫也。昔有冶工破一釜,见其断处白中,有一虫如米虫,色正赤,此则金中亦有虫也。

【气味】大寒。

【主治】目中肤赤热痛,取大者洗净断之,令汁滴目中,三十年肤赤亦瘥。藏器。治一切眼疾,及生肤翳赤白膜,小儿胎赤、风赤眼,烧末傅之。或以小儿吐出者阴干为末,入汞粉少许,唾津调涂之。又治一切冷瘘。时珍。

风驴肚内虫 (纲目)

【集解】〔时珍曰〕凡人、畜有风病、疮病,肠肚内必有虫也。圣惠方治目翳用此物,云以乌驴者为良也。

【主治】目中肤翳。取三七枚曝干,入石胆半钱同研,瓷盒收,勿令见风。每日点三五次,其翳自消。圣惠。

蛊虫 (拾遗)

【释名】〔时珍曰〕造蛊者,以百虫置皿中,俾相啖食,取其存者为蛊。故字从虫,从皿。

皿，器也。

【集解】〔藏器曰〕古人愚质，造蛊图富，皆取百虫入瓮中，经年开之，必有一虫尽食诸虫，即此名为蛊，能隐形似鬼神，与人作祸，然终是虫鬼。咬人至死者，或从人诸窍中出，信候取之，曝干。有患蛊人，烧灰服之，亦是其类自相伏耳。又云：凡蛊虫疗蛊，是知蛊名即可治之。如蛇蛊用蜈蚣蛊虫，蜈蚣蛊用蛤蟆蛊虫，蛤蟆蛊用蛇蛊虫之类，是相伏者，乃可治之。〔时珍曰〕按蛊毒不一，皆是变乱元气，多因饮食行之。与人为患，则蛊主吉利，所以小人因而造之。南方又有蜥蜴蛊、蜣螂蛊马蝗蛊、金蚕蛊、草蛊、挑生蛊等毒，诸方大有主治之法，不能悉纪。

【主治】蛊毒，烧灰服少许，立愈。藏器。

金蚕（纲目）

【释名】食锦虫。

【集解】〔时珍曰〕按陈藏器云：故锦灰疗食锦虫蛊毒。注云：虫屈如指环，食故绯帛锦，如蚕之食叶也。今考之，此虫即金蚕也。蔡绦丛话云：金蚕始于蜀中，近及湖、广、闽、粤浸多。状如蚕，金色，日食蜀锦四寸。南人畜之，取其粪置饮食中以毒人，人即死也。蚕得所欲，日置他财，使人暴富。然遣之极难，水火兵刃所不能害。必倍其所致金银锦物，置蚕于中，投之路傍。人偶收之，蚕随以往，谓之嫁金蚕。不然能入人腹，残啮肠胃，完然而出，如尸虫也。有人守福清，民讼金蚕毒，治求不得。或令取两刺猬，入其家捕之必获，猬果于榻下墙隙擒出。夫金蚕甚毒，若有鬼神，而猬能制之何耶？又幕府燕闲录云：池州进士邹阆家贫，一日启户，获一小笼，内有银器，持归。觉股上有物，蠕蠕如蚕，金色烂然，遂拔去之，仍复在旧处。践之研之，投之水火，皆即如故。阆以问友人。友人曰：此金蚕也。备告其故。阆归告妻云：吾事之不可，送之家贫，何以生为？遂吞之。家人谓其必死。寂无所苦，竟以寿终。岂至诚之盛，妖不胜正耶？时珍窃谓金蚕之蛊，为害甚大。故备书二事，一见此蛊畏猬，一见至诚胜邪也。夷坚志言：中此蛊者，吮白矾味甘，嚼黑豆不腥，以石榴根皮煎汁吐之。医学正传用樟木屑煎汁吐之，亦一法也。愚意不若以猬皮治之，为胜其天。

附录诸虫

（纲目一种，拾遗一种，别录五种）

哎腊虫〔时珍曰〕按裴渊广州记云：林任县有甲虫，嗜臭肉。人死，食之都尽，纷纷满屋，不可驱。张华博物志云：广州西南数郡，人将死，便有飞虫，状如麦，集入舍中，人死便食，不可断遣，惟残骨在乃去。惟以锌板作器，则不来。林邑国记云：广西南界有哎腊虫，食死人。惟豹皮覆尸，则不来。此三说皆一物也。其虫虽不入药，而为人害，不可不知。

灰药拾遗〔藏器云〕出岭南陶家。状如青灰，以竹筒盛之，云是蛔所作。凡以拭物，令人喜好相爱。置家中，损小儿、鸡、犬也。

黄虫〔别录有名未用曰〕味苦。主寒热。生地上。赤头长足有角，群居。七月七日采之。

地防〔又曰〕令人不饥不渴。生黄陵。状如蠕，居土中。

梗鸡〔又曰〕味甘，无毒。主治痹。

益符〔又曰〕主闭。一名无舌。

蜚厉〔又曰〕主妇人寒热。

第四十三卷鳞部一、二目录

李时珍曰：鳞虫有水、陆二类，类虽不同，同为鳞也。是故龙蛇灵物，鱼乃水畜，种喉虽别，变化相通，是盖质异而感同也。鳞属皆卵生。而蝮蛇胎产；水族皆不瞑，而河豚目眨。音訇。蓝蛇之尾，解其头毒；沙鱼之皮，还消鲙积。苟非知者，孰能察之？唐宋本草，虫鱼不分。今析为鳞部，凡九十四种，分为四类：曰龙，曰蛇，曰鱼，曰无鳞鱼。旧凡五十八种。

陈承《别说》

金·张元素《珍珠囊》

元·李杲《法象》

王好古《汤液》

吴瑞《日用》

元·朱震亨《补遗》

明·汪颖《食物》

汪机《会编》

明·陈嘉谟《蒙筌》

鳞之一 （龙类九种）

龙本经

吊拾遗（即紫梢花）

蛟龙纲目　蜃附

鼍龙本经

鲮鲤别录（即穿山甲）

石龙子本经（即蜥蜴）

守宫纲目十二时虫附

蛤蚧开宝

盐龙纲目

上附方旧十九，新四十五。

鳞之二 （蛇类九种）

蛇蜕本经

蚺蛇别录

鳞蛇纲目

白花蛇开宝

乌蛇开宝

金蛇开宝银蛇附

水蛇纲目

蛇婆拾遗

黄颔蛇纲目　赤楝蛇附

上附方旧十六，新六十。

第四十三卷鳞部一、二

鳞之一 （龙类九种）

龙（本经上品）

【释名】〔时珍曰〕按许慎说文，龙字篆文象形。生肖论云：龙耳亏聪，故谓之龙。梵书名那伽。

【集解】〔时珍曰〕按罗愿尔雅翼云：龙者鳞虫之长。王符言其形有九似：头似驼，角似鹿，眼似兔，耳似牛，项似蛇，腹似蜃，鳞似鲤，爪似鹰，掌似虎，是也。其背有八十一鳞，具九九阳数。其声如戛铜盘。口旁有须髯，颌下有明珠，喉下有逆鳞。头上有博山，又名尺木，龙无尺木不能升天。呵气成云，既能变水，又能变火。陆佃埤雅云：龙火得湿则焰，得水则燔，以人火逐之即息。故人之相火似之。龙，卵生思抱，雄鸣上风，雌鸣下风，因风而化。释典云：龙交则变为二小蛇。又小说载龙性粗猛，而爱美玉、空青，喜嗜燕肉，畏铁及菵草、蜈蚣、楝叶、五色丝。故食燕者忌渡水，祈雨者用燕，镇水患者用铁，激龙者用菵草，祭屈原者用楝叶、色丝裹粽投江。医家用龙骨者，亦当知其性之爱恶如此。

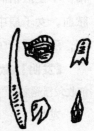

龙骨

龙骨〔别录曰〕生晋地川谷，及太山岩水岸土穴中死龙处。采无时。〔弘景曰〕今多出梁、益、巴中。骨欲得脊脑，作白地锦文，舐之着舌者良。齿小强，犹有齿形。角强而实。皆是龙蜕，非实死也。〔敩曰〕剡州、沧州、太原为上。其骨细文广者是雌，骨粗文狭者是雄。五色具者上，白色、黄色者中，黑色者下。凡经落不净，及妇人采者，不用。〔普曰〕色青白者良。〔恭曰〕今并出晋地。生硬者不好，五色具者良。其青、黄、赤、白、黑，亦应随色与脏腑相合，如五芝、五石英、五石脂，而本经不论及。〔颂曰〕今河东州郡多有之。李肇国史补云：春水时至，鱼登龙门，蜕骨甚多。人采为药，有五色者。龙门是晋地，与本经合，岂龙骨即此鱼之骨乎？又孙光宪北梦琐言云：五代时镇州斗杀一龙，乡豪曹宽取其双角。角前一物如蓝色，文如乱锦，人莫之识。则龙亦有死者矣。〔宗奭曰〕诸说不一，终是臆度。曾有崖中崩出一副，支体头角皆备，不知蜕耶毙耶？谓之蜕毙，则有形之物，不得生见，死方可见；谓之化，则其形独不可化欤？〔机曰〕经文言死龙之骨，若以为蜕，终是臆说。〔时珍曰〕龙骨，本经以为死龙，陶氏以为蜕骨，苏、寇诸说皆两疑之。窃谓龙，神物也，似无自死之理。然观苏氏所引斗死之龙，及左传云，豢龙氏醢龙以食；述异记云，汉和帝时大雨，龙堕宫中，帝命作羹赐群臣；博物志云，张华得龙肉酢，言得醋则生五色等说，是龙固有自死者矣，当以本经为正。

【修治】〔斅曰〕凡用龙骨，先煎香草汤浴两度，捣粉，绢袋盛之。用燕子一只，去肠肚，安袋于内，悬井面上，一宿取出，研粉。入补肾药中，其效如神。〔时珍曰〕近世方法，但煅赤为粉。亦有生用者。事林广记云：用酒浸一宿，焙干研粉，水飞三度用。如急用，以酒煮焙干。或云：凡入药，须水飞过晒干。每斤用黑豆一斗，蒸一伏时，晒干用。否则着人肠胃，晚年作热也。

龙

【气味】甘，平，无毒。〔别录曰〕微寒。〔权曰〕有小毒。忌鱼及铁器。〔之才曰〕得人参、牛黄良，畏石膏。〔时珍曰〕许洪云：牛黄恶龙骨，而龙骨得牛黄更良，有以制伏也。其气收阳中之阴，入手、足少阴、厥阴经。

【主治】心腹鬼疰，精物老魅，咳逆，泄痢脓血，女子漏下，癥瘕坚结，小儿热气惊痫。本经。心腹烦满，恚怒气伏在心下，不得喘息，肠痈内疽阴蚀，四肢痿枯，夜卧自惊，汗出止汗，缩小便溺血，养精神，定魂魄，安五脏。白龙骨：主多寐泄精，小便泄精。别录。逐邪气，安心神，止夜梦鬼交，虚而多梦纷纭，止冷痢，下脓血，女子崩中带下。甄权。怀孕漏胎，止肠风下血，鼻洪吐血，止泻痢渴疾，健脾，涩肠胃。日华。益肾镇惊，止阴疟，收湿气脱肛，生肌敛疮。时珍。

【发明】〔斅曰〕气入丈夫肾脏中，故益肾药宜用之。〔时珍曰〕涩可去脱。故成氏云：龙骨能收敛浮越之正气，固大肠而镇惊。又主带脉为病。

龙齿

【修治】同龙骨。或云以酥炙。

【气味】涩，凉，无毒。〔当之曰〕大寒。〔之才曰〕平。得人参、牛黄良。畏石膏、铁器。

【主治】杀精物。大人惊痫诸痉，癫疾狂走，心下结气，不能喘息。小儿五惊、十二痫。本经。小儿身热不可近，大人骨间寒热，杀蛊毒。别录。镇心，安魂魄。甄权。治烦闷、热狂、鬼魅。日华。

【发明】〔时珍曰〕龙者东方之神，故其骨与角、齿皆主肝病。许叔微云：肝藏魂，能变化，故魂游不定者，治之以龙齿。即此义也。

龙角

【修治】同骨。

【气味】甘，平，无毒。〔之才曰〕畏干漆、蜀椒、理石。

【主治】惊痫瘈疭，身热如火，腹中坚及热泄。久服轻身，通神明，延年。别录。**小儿大热。**甄权。**心热风痫，以烂角磨浓汁二合，食上服，日二次。**苏颂。出韦丹方。

【发明】〔颂曰〕骨、齿医家常用，角则稀使，惟深师五邪丸用之，云无角用齿，而千金治心病有角、齿同用者。

龙脑

【主治】其形肥软，能断痢。陶弘景。

龙胎

【主治】产后余疾，女人经闭。〔弘景曰〕比来巴中数得龙胞，形体具存。云治产后余疾，正当末服。〔颂曰〕许孝宗箧中方言：龙胎出蜀中山涧，大类干鱼鳞，煎时甚腥臊。治女经积年不通。同瓦松、景天各少许，以水两盏，煎一盏，去滓，分二服。少顷，腹中转动便下。按此物方家罕知，而昔人曾用，世当有识者。〔时珍曰〕胞胎俱出巴蜀，皆主血疾，盖一物也。

龙涎〔机曰〕龙吐涎沫，可制香。〔时珍曰〕龙涎，方药鲜用，惟入诸香，云能收脑、麝数十年不散。又言焚之则翠烟浮空。出西南海洋中。云是春间群龙所吐涎沫浮出。番人采得货之，每两千钱。亦有大鱼腹中剖得者。其状初若脂胶，黄白色；干则成块，黄黑色，如百药煎而腻理；久则紫黑，如五灵脂而光泽。其体轻飘，似浮石而腥臊。

吊 (拾遗)

【释名】吉吊〔时珍曰〕吊，旧无正条。惟苏颂图经载吉吊脂，云龙所生也。陈藏器拾遗有予脂一条，引广州记云：予，蛇头鳖身，膏主蛭刺云云。今考广州记及太平御览止云：吊，蛇头鼍身，膏至轻利等语。并无所谓蛇头鳖身、予膏主蛭刺之说。盖吊字似予，鼍字似鳖，至轻利三字似主蛭刺，传写讹误，陈氏遂承其误耳。吊既龙种，岂有鳖身？病中亦无蛭刺之证，其误可知，今改正之。**精名紫梢花。**

【集解】〔藏器曰〕裴渊广州记云：吊生岭南，蛇头鼍身，水宿，亦木栖。其膏至轻利，以铜及瓦器盛之浸出，惟鸡卵壳盛之不漏，其透物甚于醍醐。摩理毒肿大验。〔颂曰〕姚和众延龄至宝方云：吉吊脂出福、建州，甚难得。须以琉璃瓶盛之，更以樟木盒重贮之，不尔则透气失去也。孙光宪北梦琐言云：海上人言：龙每生二卵，一为吉吊。多与鹿游，或于水边遗沥，值流槎则粘着木枝，如蒲槌状。其色微青黄，复似灰色，号紫梢花，坐汤多用之。〔时珍曰〕按裴、姚二说相同，则吊脂即吉吊脂无疑矣。又陈自明妇人良方云：紫梢花生湖泽中，乃鱼虾遗卵于竹木之上，状如糖糙，去木用之。此说与孙说不同。近时房中诸术，多用紫梢花，皆得于湖泽，其色灰白而轻松，恐非真者。当以孙说为正。或云紫梢花与龙涎相类，未知是否？

吊脂一名吊膏。

【气味】有毒。

【主治】风肿痈毒，瘾疹赤瘯，痰疥痔瘘，皮肤顽痹，跒跌折伤。内损瘀血。以脂涂上，炙手热摩之，即透。藏器。治聋耳，不问年月。每日点入半杏仁许，便差。
苏颂。出延龄方。

紫梢花

【气味】甘，温，无毒。

【主治】益阳秘精，疗真元虚惫，阴痿遗精，余沥白浊如脂，小便不禁，囊下湿痒，女人阴寒冷带，入丸散及坐汤用。时珍。又和剂玉霜丸注云：如无紫梢花，以木贼代之。

蛟龙 （纲目）

【释名】〔时珍曰〕按任昉述异记云：蛟乃龙属，其眉交生，故谓之蛟。有鳞曰蛟龙，有翼曰应龙，有角曰虬龙，无角曰螭龙也。梵书名宫毗罗。

【集解】〔时珍曰〕按裴渊广州记云：蛟长丈余，似蛇而四足，形广如楯。小头细颈，颈有白婴。胸前赭色，背上青斑，胁边若锦，尾有肉环。大者数围，其卵亦大。能率鱼飞，得鳖可免。王子年拾遗录云：汉昭帝钓于渭水，得白蛟若蛇，无鳞甲，头有软角，牙出唇外。命大官作鲊食甚美，骨青而肉紫。据此，则蛟亦可食也。

【附录】蜃之刃切。〔时珍曰〕蛟之属有蜃，其状亦似蛇而大，有角如龙状，红鬣，腰以下鳞尽逆。食燕子。能吁气成楼台城郭之状，将雨即见，名蜃楼，亦曰海市。其脂和蜡作烛，香闻百步，烟中亦有楼阁之形。月令云：雉入大水为蜃。陆佃云：蛇交龟则生龟，交雉则生蜃，物异而感同也。类书云：蛇与雉交而生子曰蟂，似蛇四足，能害人。陆禋云：蟂，音枭，即蛟也，或曰蜃也。又鲁至刚云：正月蛇与雉交生卵，遇雷即入土数丈为蛇形，经二三百年，乃能升腾。卵不入土，但为雉尔。观此数说，则蛟、蜃皆是一类，有生有化也。一种海蛤与此同名，罗愿以为雉化之蜃，未知然否？详介部车螯下。

精

【气味】有毒。〔时珍曰〕按张仲景金匮要略云：春夏二时，蛟龙带精入芹菜中，人食之，则病蛟龙症，痛不可忍。治以硬糖，日服二三升，当吐出如蜥蜴状也。唐医周顾治此，用雄黄、朴硝煮服下之。

髓

【主治】傅面，令人好颜色。又主易产。时珍。出东方朔别传。

鼍龙 （本经中品）

【释名】鮀鱼本经、土龙〔藏器曰〕本经鮀鱼，合改作鼍。鼍形如龙，声甚可畏。长一丈者，能吐气成云致雨。既是龙类，宜去其鱼。〔时珍曰〕鼍字象其头、腹、足、尾之形，故名。博物志谓之土龙。鮀乃鱼名，非此物也。今依陈氏改正之。

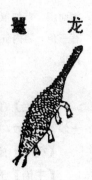

龙

【集解】〔别录曰〕鲵鱼甲生南海池泽，取无时。〔弘景曰〕即鼍甲也，皮可冒鼓。性至难死，沸汤沃口，入腹良久乃剥之。〔藏器曰〕鼍性嗜睡，恒闭目。力至猛，能攻江岸。人于穴中掘之，百人掘，须百人牵之；一人掘，亦一人牵之。不然，终不可出。〔颂曰〕今江湖极多。形似守宫、鲮鲤辈，而长一二丈，背尾俱有鳞甲。夜则鸣吼，舟人畏之。〔时珍曰〕鼍穴极深，渔人以篾缆系饵探之，候其吞钩，徐徐引出。性能横飞，不能上腾。其声如鼓，夜鸣应更，谓之鼍鼓，亦曰鼍更，俚人听之以占雨。其枕莹净，胜于鱼枕。生卵甚多至百，亦自食之。南人珍其肉，以为嫁娶之敬。陆佃云：鼍身具十二生肖肉，惟蛇肉在尾最毒也。

鼍甲

【修治】酥炙，或酒炙用。

【气味】酸，微温，有毒。〔权曰〕甘，平，有小毒。〔日华曰〕无毒。蜀漆为之使。畏芫花、甘遂、狗胆。

【主治】心腹癥瘕，伏坚积聚，寒热，女子小腹阴中相引痛，崩中下血五色，及疮疥死肌。本经。五邪涕泣时惊，腰中重痛，小儿气癃眦溃。别录。小腹气疼及惊恐。孟诜。除血积，妇人带下，百邪魍魉。甄权。疗牙齿疳蟹宣露。日华。杀虫，治瘰疬瘘疮，风顽瘙疥恶疮。炙烧，酒浸服之，功同鳖甲。藏器。治阴疝。时珍。

【发明】〔时珍曰〕鼍甲所主诸证，多属厥阴，其功只在平肝木，治血杀虫也。千金方治风癫，有鼍甲汤。今药肆多悬之。云能辟蠹，亦杀虫之意。

肉

【气味】甘，有小毒。〔颂曰〕肉色似鸡，而发冷气痼疾。〔藏器曰〕梁·周兴嗣嗜此肉，后为鼍所喷，便生恶疮。此物有灵，不食更佳。其涎最毒。〔陶曰〕肉至补益，亦不必食。

【主治】少气吸吸，足不立地。别录。湿气邪气，诸虫腹内癥瘕，恶疮。藏器。

脂

【主治】摩风及恶疮。张鼎。

肝

【主治】五尸病。用一具炙，熟，同蒜葅食。肘后。

鲮鲤（别录下品）

【释名】龙鲤郭璞。穿山甲图经。石鲮鱼〔时珍曰〕其形肖鲤，穴陵而居，故曰鲮鲤，而俗称为穿山甲，郭璞赋谓之龙鲤。临海记云：尾刺如三角菱。故谓石鲮。

【集解】〔颂曰〕鲮鲤即今穿山甲也。生湖广、岭南，及金、商、均、房诸州，深山大谷中皆有之。〔弘景曰〕形似鼍而短小，又似鲤而有四足，黑色，能陆能水。日中出岸。张开鳞甲如死状，诱蚁入甲，即闭而入水，开甲蚁皆浮出，因接而食之。〔时珍曰〕鲮鲤状如鼍而小，背如鲤而阔，首如鼠而无牙，腹无鳞而有毛，长舌尖喙，尾与身等。尾鳞尖厚，有三角，腹内脏腑俱全，而胃独大，常吐舌诱蚁食之。曾剖其胃，约蚁升许也。

鲮鲤
穿山甲

甲

【修治】〔时珍曰〕方用或炮、或烧，或酥炙、醋炙、童便炙，或油煎、土炒、蛤粉炒，当各随本方，未有生用者。仍以尾甲乃力胜。

【气味】咸，微寒，有毒。

【主治】五邪，惊啼悲伤。烧灰，酒服方寸匕。别录。小儿惊邪，妇人鬼魅悲泣，及疥癣痔漏。大明。疗蚁瘘、疮癞，及诸痿疾。弘景。烧灰傅恶疮。又治山岚瘴疟。甄权。除痰疟寒热，风痹强直疼痛，通经脉，下乳汁，消痈肿，排脓血，通窍杀虫。时珍。

【发明】〔弘景曰〕此物食蚁，故治蚁瘘。〔时珍曰〕穿山甲入厥阴、阳明经。古方鲜用，近世风疟、疮科、通经、下乳，用为要药。盖此物穴山而居，寓水而食，出阴入阳，能窜经络，达于病所故也。按刘伯温多能鄙事云：凡油笼渗漏，剥穿山甲里面肉靥投入，自至漏处补住。又永州记云：此物不可于隄岸上杀之，恐血入土，则隄岸渗漏。观此二说，是山可使穿，隄可使漏，而又能至渗处，其性之走窜可知矣。谚曰：穿山甲，王不留，妇人食了乳长流。亦言其迅速也。李仲南言其性专行散，中病即止，不可过服。又按德生堂经验方云：凡风湿冷痹之证，因水湿所致，浑身上下，强直不能屈申，痛不可忍者，于五积散加穿山甲七片，看病在左右手足，或臂胁疼痛处，即于鲮鲤身上取甲炮熟，同全蝎（炒）十一个，葱、姜同水煎，入无灰酒一匙，热服，取汗、避风，甚良。

肉

【气味】甘，涩，温，有毒。〔时珍曰〕按张杲医说云：鲮鲤肉最动风。风疾人才食数脔，其疾一发，四肢顿废。时珍窃谓此物性窜而行血，风人多血虚故也。然其气味俱恶，亦不中用。

石龙子（本经中品）

【释名】山龙子别录、泉龙繁露注、石蜴音易、蜥蜴别录、猪婆蛇纲目、守宫〔时珍曰〕此物生山石间，能吐雹，可祈雨，故得龙子之名。蜥蜴本作析易。许慎云：易字篆文象形。陆佃云：蜴善变易吐雹，有阴阳析易之义。周易之名，盖取乎此。今俗呼为猪婆蛇是矣。〔弘景曰〕守宫蝘蜓也。而此亦名守宫，殊难分别。详见守宫条。

【集解】〔别录曰〕石龙子生平阳川谷，及荆州山石间。五月取，着石上令干。〔保升曰〕山南襄、申处处有之。三、四、八、九月采，去腹中物，熏干。〔弘景曰〕其类有四种：形大纯黄者为蛇医母，亦名蛇舅，不入药用；似蛇医而形小尾长，见人不动者，为龙子；形小而五色，尾青碧可爱者，为蜥蜴，并不螫人；一种缘篱壁，形小色黑者，为蝘蜓，言螫人必死，亦未闻中之

本草纲目

一二二四

者。〔恭曰〕龙子即蜥蜴，形细而长，尾与身类，似蛇有四足，去足便是蛇形。以五色者为雄，入药良；色不备者，力劣也。蛇师生山谷，头大尾小而短，色青黄或白斑也。蝘蜓生人家屋壁间，似蛇师，即守宫也，一名蝾螈。尔雅互言之，并非真说。〔颂曰〕尔雅以蝾螈、蜥蜴、蝘蜓、守宫为一物。方言以在草为蜥蜴、蛇医，在壁为守宫、蝘蜓。字林以蝾螈为蛇医。据诸说，当以在草泽者为蝾螈、蜥蜴，在屋壁者为蝘蜓、守宫也。入药以草泽者为良。〔时珍曰〕诸说不定。大抵是水、旱二种，有山石、草泽、屋壁三者之异。本经惟用石龙，后人但称蜥蜴，实一物也。且生山石间，正与石龙、山龙之名相合，自与草泽之蛇师、屋壁之蝘蜓不同。苏恭言蛇师生山谷，以守宫为蝾螈，苏颂以草泽者入药，皆与本经相戾。术家祈雨以守宫为蜥蜴，谬误尤甚。今将三者考正于左，其义自明矣。生山石间者曰石龙，即蜥蜴，俗呼猪婆蛇；似蛇有四足，头扁尾长，形细，长七八寸，大者一二尺，有细鳞金碧色；其五色全者为雄，入药尤胜。生草泽间者曰蛇医，又名蛇师、蛇舅母、水蜥蜴、蝾螈，俗亦呼猪婆蛇；蛇有伤，则衔草以敷之，又能入水与鱼合，故得诸名；状同石龙而头大尾短，形粗，其色青黄，亦有白斑者，不入药甩。生屋壁间者曰蝘蜓，即守宫也；似蛇医而短小，灰褐色，并不螫人，详本条。又按夷坚志云：刘居中见山中大蜥蜴百枚，长三四尺，光腻如脂，吐雹如弹丸，俄顷风雷作而雨雹也。〔宗奭曰〕有人见蜥蜴从石罅中出，饮水数十次，石下有冰雹一二升。行未数里，雨雹大作。今人用之祈雨，盖取此义。

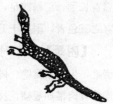

石龙子

蜥蜴

【修治】〔时珍曰〕古方用酥炙或酒炙。惟治传尸劳瘵天灵盖丸，以石蜥蜴连肠肚，以醋炙四十九遍用之，亦一异也。

【气味】咸，寒，有小毒。〔之才曰〕恶硫黄、芫荑、斑蝥。

【主治】**五癃邪结气，利小便水道，破石淋下血。**别录。**消水饮阴㿉，滑窍破血。妊妇忌用。**时珍。

【发明】〔宗奭曰〕蜥蜴能吐雹祈雨，故能治癃淋，利水道。〔时珍曰〕其功长于利水，故千金治瘕结水肿，尸疰留饮，有蜥蜴丸。外台治阴㿉用之，皆取其利水也。刘涓子用同斑蝥、地胆治瘘疾，取其利小便，解二物之毒也。

肝

【主治】

守宫 （纲目）

【释名】**壁宫**苏恭。**壁虎**时珍。**蝎虎**苏恭。**蝘蜓**音偃殄。〔弘景曰〕蝘蜓喜缘篱壁间，以朱饲之，满三斤杀，干末以涂女人身，有交接事便脱，不尔如赤志，故名守宫。而蜥蜴亦名守宫，殊难分别。按东方朔云"若非守宫则蜥蜴"是矣。〔恭曰〕蝘蜓又名蝎虎，以其常在屋壁，故名守宫，亦名壁宫。饲朱点妇人，谬说也。〔时珍曰〕守宫善捕蝎、蝇，故得虎名。春秋考异邮云：守宫食蛊，土胜水也。点臂之说，淮南万毕术、张华博物志、彭乘墨客挥犀，皆有其法，

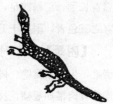

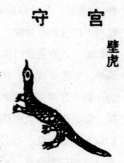

守宫

壁虎

大抵不真。恐别有术，今不传矣。扬雄方言云：秦、晋、西夏谓之守宫，亦曰蜥蜴，南阳人呼为蝘蜓，在泽中者谓之蜥蜴，楚人谓之蝾螈。

【集解】〔时珍曰〕守宫，处处人家墙壁有之。状如蛇医，而灰黑色，扁首长颈，细鳞四足，长者六七寸，亦不闻噬人。南人有十二时虫，即守宫之五色者，附见于下。

【附录】十二时虫〔时珍曰〕十二时虫，一名避役，出容州、交州诸处，生人家篱壁、树木间，守宫之类也。大小如指，状同守宫，而脑上连背有肉鬣如冠帻，长颈长足，身青色，大者长尺许，尾与身等，啮人不可疗。岭南异物志言：其首随十二时变色，见者主有喜庆。博物志言：在阴多缃绿，日中变易，或青或绿，或丹或红。北户录言不能变十二色，但黄、褐、青、赤四色而已。窃按陶弘景言：石龙五色者为蜥蜴。陆佃言：蜥蜴能十二时变易，故得易名。若然，则此虫亦蜥蜴矣，而生篱壁间，盖五色守宫尔。陶氏所谓守宫螫人必死，及点臂成志者，恐是此物。若寻常守宫，既不堪点臂，亦未有螫人至死者也。

【气味】咸，寒，有小毒。

【主治】中风瘫痪，手足不举，或历节风痛，及风痉惊痫，小儿疳痢，血积成痞，病风瘰疬，疗蝎螫。时珍。

【发明】〔时珍曰〕守宫旧附见于石龙下，云不入药用。近时方术多用之。杨仁斋言惊痫皆心血不足，其血与心血相类，故治惊痫，取其血以补心。其说近似，而实不然。盖守宫食蝎虿，蝎虿乃治风要药。故守宫所治风痉惊痫诸病，亦犹蜈、蝎之性能透经络也。且入血分，故又治血病疮疡。守宫祛风，石龙利水，功用自别，不可不知。

粪

【主治】烂赤眼。时珍。

蛤蚧 （宋开宝）

【释名】蛤蟹日华。仙蟾 （志曰）一雌一雄，常自呼其名。〔时珍曰〕蛤蚧因声而名，仙蟾因形而名。岭南人呼蛙为蛤，又因其首如蛙、蟾也。雷敩以雄为蛤，以雌为蚧，亦通。

【集解】〔志曰〕蛤蚧生岭南山谷，及城墙或大树间。形如大守宫，身长四五寸，尾与身等。最惜其尾，见人取之，多自啮断其尾而去。药力在尾，尾不全者不效。扬雄方言云：桂林之中，守宫能鸣者，俗谓之蛤蚧。盖相似也。〔禹锡曰〕按岭表录异云：蛤蚧首如蛤蟆，背有细鳞，如蚕子，土黄色，身短尾长。多巢于榕木及城楼间，雌雄相随，日暮则鸣。或云鸣一声是一年者。俚人采鬻，云治肺疾。〔珣曰〕生广南水中，夜即居于榕树上。雌雄相随，投一获二。近日西路亦有之，其状虽小，滋力一般。俚人采之割腹，以竹张开，曝干鬻之。〔颂曰〕人欲得首尾全者，以两股长柄铁

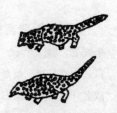

蛤蚧

叉，如粘黐竿状，伺于榕木间，以叉刺之，一股中脑，一股着尾，故不能啮也。入药须雌雄两用。或云阳人用雄，阴人用雌。〔敩曰〕雄为蛤，皮粗口大，身小尾粗；雌为蚧，皮细口尖，身大尾小。〔时珍曰〕按段公路北户录云：其首如蟾蜍，背绿色，上有黄斑点，如古锦纹，长尺许，尾短，其声最大，多居木窍间，亦守宫、蜥蜴之类也。又顾玠海槎录云：广西横州甚多蛤蚧，牝牡上下相呼，累日，情洽乃交，两相抱负，自堕于地。人往捕之，亦不知觉，以手分劈，虽死不开。乃用熟稿草细缠，蒸过曝干售之，炼为房中之药甚效。寻常捕者，不论牝牡，但可为杂药及兽医方中之用耳。

【修治】〔敩曰〕其毒在眼。须去眼及甲上、尾上、腹上肉毛，以酒浸透，隔两重纸缓焙令干，以磁器盛，悬屋东角上一夜用之，力可十倍，勿伤尾也。〔日华曰〕凡用去头、足，洗去鳞鬣内不净，以酥炙用（或用蜜炙）。〔李珣曰〕凡用须炙令黄色，熟捣。口含少许，奔走不喘息者，为真也。宜丸散中用。

【气味】咸，平，有小毒。〔日华曰〕无毒。

【主治】久咳嗽，肺劳传尸，杀鬼物邪气，下淋沥，通水道。开宝。下石淋，通月经，治肺气，疗咳血。日华。肺痿咯血，咳嗽上气，治折伤。海药。补肺气，益精血，定喘止嗽，疗肺痈消渴，助阳道。时珍。

【发明】〔宗奭曰〕补肺虚劳嗽有功。〔时珍曰〕昔人言补可去弱，人参羊肉之属。蛤蚧补肺气，定喘止渴，功同人参；益阴血，助精扶羸，功同羊肉。近世治劳损痿弱，许叔微治消渴，皆用之，俱取其滋补也。刘纯云：气液衰。阴血竭者，宜用之。何大英云：定喘止嗽，莫佳于此。

盐龙 （纲目）

【集解】〔时珍曰〕按何荛春渚纪闻云：宋徽宗时，将军萧注破南蛮，得其所养盐龙，长尺余，藉以银盘，中置玉盂，以玉筋撴海盐饲之。每鳞中出盐则收取，云能兴阳事，每以温酒服一钱匕。后龙为徽京所得，及死，以盐封，数日取用亦有力。愚按此物生于殊方，古所不载，而有此功，亦希物也。因附于此以俟。

鳞之二 （蛇类九种）

蛇蜕 （本经下品）

【释名】蛇皮甄权、蛇壳俗名、龙退纲目、龙子衣本经、龙子皮别录、弓皮本经、蛇符别录、蛇筋吴普。〔时珍曰〕蛇字，古文象其宛转有盘曲之形。蜕音脱，又音退，退脱之义也。龙、弓、符、筋，并后世瘦隐之名耳。

【集解】〔别录曰〕生荆州川谷及田野。五月五日、十五日取之，良。〔弘景曰〕草中少见虺蝮蜕，惟有长者，多是赤蜻、黄颔辈，其皮不可辨，但取石上完全者为佳。〔颂曰〕南中木石上，及人家墙屋间多有之。蛇蜕无时，但着不净即脱。或大饱亦脱。〔敩曰〕凡使，勿用青、黄、苍色者，只用白色如银者。先于地下掘坑，深一尺二寸，安蜕于中，一宿取出，醋浸炙干用。〔时珍曰〕今人用蛇蜕，先以皂荚水洗净缠竹上，或酒、或醋、或蜜浸，炙黄用。或烧存性，或盐泥固煅，各随方法。

【气味】咸、甘，平，无毒。火熬之良。〔权曰〕有毒。畏磁石及酒。孕妇忌用。

【主治】小儿百二十种惊痫蛇痫，癫疾瘛疭，弄舌摇头，寒热肠痔，蛊毒。本经。大人五邪，言语僻越，止呕逆，明目。烧之疗诸恶疮。别录。喉痹，百鬼魅。甄权。炙用辟恶，止小儿惊悸客忤。煎汁傅疬疡，白癜风。催生。日华。安胎。孟诜。止疟。〔藏器曰〕正发日取塞两耳，又以手持少许，并服盐醋汁令吐。辟恶去风杀虫。烧末服，治妇人吹奶，大人喉风，退目翳，消木舌。傅小儿重舌重腭，唇紧解颅，面疮月蚀，天泡疮，大人丁肿，漏疮肿毒。煮汤，洗诸恶虫伤。时珍。

【发明】〔宗奭曰〕蛇蜕，从口退出，眼睛亦退。今眼药及去翳膜用之，取此义也。〔时珍曰〕入药有四义：一能辟恶，取其变化性灵也，故治邪僻、鬼魅、蛊疟诸疾；二能去风，取其属巽性窜也，故治惊痫、癜驳、喉舌诸疾；三能杀虫，故治恶疮、痔漏、疥癣诸疾，用其毒也；四有蜕义，故治翳膜、胎产、皮肤诸疾，会意从类也。

蚺蛇 （蚺，音髯　别录下品）

【释名】南蛇纲目。埋头蛇〔时珍曰〕蛇属纤行，此蛇身大而行更纤徐，冉冉然也，故名蚺蛇。或云鳞中有毛如髯也。产于岭南，以不举首者为真，故世称为南蛇、埋头蛇。

【集解】〔颂曰〕蚺蛇，陶弘景言出晋安，苏恭言出桂、广以南高、贺等州，今岭南诸郡皆有之。〔弘景曰〕大者二三围。在地行不举头者是真，举头者非真。其膏、胆能相乱。〔韩保升曰〕大者径尺，长丈许，若蛇而粗短。〔恭曰〕其形似鳢，头似鼍，尾圆无鳞，性难死。土人截其肉作脍，谓为珍味。〔藏器曰〕其脍着醋，能卷人箸，终不可脱，惟以芒草作箸乃可。段成式西阳杂俎云：蚺蛇长十丈。尝吞鹿，鹿消尽，乃绕树，则腹中之骨穿鳞而出，养疮时肪脞甚美。或以妇人衣投之，则蟠而不起。〔时珍曰〕按刘恂录异记云：蚺蛇，大者五六丈，围四五尺；小者不下三四丈。身有斑纹，如故锦缬。春夏于山林中伺鹿吞之，蛇遂羸瘦，待鹿消乃肥壮也。或言一年食一鹿也。又顾玠海槎录云：蚺蛇吞鹿及山马，从后脚入，毒气呵及，角自解脱。其胆以小者为佳。王济手记云：横州山中多蚺蛇，大者十余丈，食麋鹿，骨角随腐。土人采

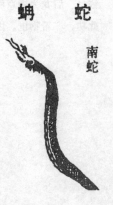

蚺蛇

南蛇

葛藤塞入穴中，蛇嗅之即靡，乃发穴取之，肉极腴美，皮可冒鼓，及饰刀剑乐器。范成大虞衡志云：寨兵捕蚺蛇，满头插花，蛇即注视不动，乃逼而断其首，待其腾掷力竭乃毙，异归食之。又按山海经云：巴蛇食象，三年而出其骨。君子服之，无心腹之疾。郭璞注云：今蚺蛇即其类也。南裔志·蚺蛇赞曰：蚺惟大蛇，既洪且长。采色驳映，其文锦章。食灰吞鹿，腴成养疮。宾飨嘉食，是豆是觞。

胆〔段成式曰〕其胆上旬近头，中旬近心，下旬近尾。〔颂曰〕岭表录异云：雷州有养蛇户，每岁五月五日即异蛇入官，取胆暴干，以充土贡。每蛇以软草借于篮中，盘屈之。将取，则出于地上，用杖拐十数，翻转蛇腹，按定，约分寸，于腹间剖出肝胆。胆状若鸭子大，取讫，内肝于腹，以线缝合，异归放之。或言蛇被取胆者，他日捕之，则远远露腹疮，以明无胆。又言取后能活三年，未知的否？〔时珍曰〕南人嗜蛇，至于发穴搜取，能容蚺之再活露腹乎？〔弘景曰〕真胆狭长通黑，皮膜极薄，舐之甜苦，摩以注水，即沉而不散。〔恭曰〕试法：剔取粟许着净水中，浮游水上回旋行走者为真；其径沉者，诸胆血也。勿多着，亦沉散也。陶未得法耳。〔诜曰〕人多以猪胆、虎胆伪之，虽水中走，但迟耳。

【气味】甘、苦，寒，有小毒。

【主治】目肿痛，心腹蛊痛，下部蛊疮。别录。小儿八痫。甄权。杀五疳。水化灌鼻中，除小儿脑热，疳疮蛊漏。灌下部，治小儿疳痢。同麝香，傅齿疳宣露。孟诜。破血，止血痢，虫蛊下血。藏器。明目，去翳膜，疗大风。时珍。

【发明】〔时珍曰〕蚺禀己土之气，其胆受甲乙风木，故其味苦中有甘，所主皆厥阴、太阴之病，能明目凉血，除疳杀虫。〔慎微曰〕顾含养嫂失明，须用蚺蛇胆，含求不得。有一童子以一合授含。含视之，蚺蛇胆也。童子化为青鸟而去。含用之，嫂目遂明。

肉

【气味】甘，温，有小毒。四月勿食。

【主治】飞尸游蛊，喉中有物，吞吐不出。藏器。除疳疮，辟瘟疫瘴气。孟诜。除手足风痛，杀三虫，去死肌，皮肤风毒病风，疥癣恶疮。时珍。

【发明】〔权曰〕度岭南，食蚺蛇，瘴毒不侵。〔时珍曰〕按柳子厚捕蛇说云：永州之野产异蛇，黑质白章，触草木尽死，元御之者。然得而腊之，以为饵，可已大风挛踠瘘疠，去死肌，杀三虫。又张骛朝野佥载云：泉州卢元钦患疠风，惟鼻未倒。五月五日，取蚺蛇进贡，或言肉可治风，遂取食之。三五日顿可，百日平复。

膏〔弘景曰〕真膏累累如梨豆子相着，他蛇膏皆大如梅、李子也。

【气味】甘，平，有小毒。

【主治】皮肤风毒，妇人产后腹痛余疾。别录。多入药用，亦疗伯牛疾。弘景。癞也。绵裹塞耳聋。时珍。出外台。

牙长六七尺。

【主治】佩之，辟不祥，利远行。时珍。异物志。

鳞蛇 （纲目）

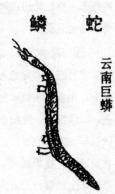

鳞蛇
云南巨蟒

【集解】〔时珍曰〕按方舆胜览云：鳞蛇出安南、云南·镇康州、临安、沅江、孟养诸处，巨蟒也。长丈余，有四足，有黄鳞、黑鳞二色，能食麋鹿。春冬居山，夏秋居水，能伤人。土人杀而食之，取胆治疾，以黄鳞为上，甚贵重之。珍按：此亦蚺蛇之类，但多足耳。陶氏注蚺蛇分真假，其亦此类欤？

胆

【气味】苦，寒，有小毒。

【主治】解药毒，治恶疮及牙疼。时珍。出胜览及一统志。

白花蛇 （宋开宝）

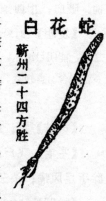

白花蛇
蕲州二十四方胜

【释名】蕲蛇纲目。褰鼻蛇。〔宗奭曰〕诸蛇鼻向下，独此鼻向上，背有方胜花文，以此得名。

【集解】〔志曰〕白花蛇生南地，及蜀郡诸山中。九月、十月采捕，火干。白花者良。〔颂曰〕今黔中及蕲州、邓州皆有之。其文作方胜白花，喜螫人足。黔人有被螫者，立断之，续以木脚。此蛇入人室屋中作烂瓜气者，不可向之，须速辟除之。〔时珍曰〕花蛇，湖、蜀皆有，今惟以蕲蛇擅名。然蕲地亦不多得，市肆所货、官司所取者，皆自江南兴国州诸山中来。其蛇龙头虎口，黑质白花，胁有二十四个方胜文，腹有念珠斑，口有四长牙，尾上有一佛指甲，长一二分，肠形如连珠。多在石南藤上食其花叶，人以此寻获。先撒沙土一把，则蟠而不动。以叉取之，用绳悬起，剚刀破腹去肠物，则反尾洗涤其腹，盖护创尔。乃以竹支定，屈曲盘起，扎缚炕干。出蕲地者，虽干枯而眼光不陷，他处者则否矣。故罗愿尔雅翼云：蛇死目皆闭，惟蕲州花蛇目开。如生舒、蕲两界者，则一开一闭。故人以此验之。又按元稹长庆集云：巴蛇凡百类，惟褰鼻白花蛇，人常不见。毒人则毛发竖立，饮于溪涧则泥沙尽沸。鹳鸟能食其小者。巴人亦用禁术制之，熏以雄黄烟则脑裂也。此说与苏颂所说黔蛇相合。然今蕲蛇亦不甚毒，则黔、蜀之蛇虽同有白花，而类性不同，故入药独取蕲产者也。

【修治】〔颂曰〕头尾各一尺，有大毒，不可用。只用中段干者，以酒浸，去皮、骨，炙过收之则不蛀。其骨刺须远弃之，伤人，毒与生者同也。〔宗奭曰〕凡用去头尾，换酒浸三日，火炙，去尽皮、骨。此物甚毒，不可不防。〔时珍曰〕黔蛇长大，故头尾可去一尺。蕲蛇止可头尾各去三寸。亦有单用头尾者。大蛇一条，只得净肉四两而已。久留易蛀，惟取肉密封藏之，十年亦不坏也。按圣济总录云：凡用花蛇，春秋酒浸三宿，夏一宿，冬五宿，取出炭火焙干，如此三次。以砂瓶盛，埋地中一宿，出火气。去皮、骨，取肉用。

肉

【气味】甘，咸，温，有毒。〔时珍曰〕得酒良。

【主治】中风湿痹不仁，筋脉拘急，口面㖞斜，半身不遂、骨节疼痛，脚弱不能久立，暴风瘙痒，大风疥癞。开宝。〔颂曰〕花蛇治风，速于诸蛇。黔人治疗癞遍体，诸药不效者。生取此蛇剂断，以砖烧红，沃醋令气蒸，置蛇于上，以盆覆一夜。如此三次，去骨取肉，笔以五味令烂。顿食之。瞑睡一昼夜乃醒，疮；庀随皮便退，其疾便愈。**治肺风鼻塞，浮风瘾疹，身上白癜风，疬疡斑点**。甄权。**通治诸风，破伤风，小儿风热，急慢惊风搐搦，瘰疬漏疾，杨梅疮，痘疮倒陷**。时珍。

【发明】〔敩曰〕蛇性窜，能引药至于有风疾处，故能治风。〔时珍曰〕风善行数变，蛇亦善行数蜕，而花蛇又食石南，所以能透骨搜风，截惊定搐，为风痹惊搐、癜癣恶疮要药。取其内走脏腑，外彻皮肤，无处不到也。凡服蛇酒、药，切忌见风。

头

【气味】有毒。

【主治】癜风毒癞。时珍。

目睛

【主治】小儿夜啼。以一只为末，竹沥调少许灌之。普济。

乌蛇 （宋开宝附）

【释名】乌梢蛇纲目。黑花蛇纲目。

【集解】〔志曰〕乌蛇生商洛山。背有三棱，色黑如漆。性善，不噬物。江东有黑梢蛇，能缠物至死，亦此类也。〔颂曰〕蕲州、黄州山中有之，乾宁记云：此蛇不食生命，亦不害人，多在芦丛中吸南风及其花气。最难采捕，多于芦枝上得之。其身乌而光，头圆尾尖，眼有赤光。至枯死眼不陷如活者，称之重七钱至一两者为上，十两至一镒为中，粗大者力弥减也。作伪者用他蛇熏黑，亦能乱真，但眼不光耳。〔宗奭曰〕乌蛇脊高，世称剑脊乌梢。尾细长，能穿小铜钱一百文者佳。有身长丈余者。其性畏鼠狼。蛇类中惟此入药最多。〔敩曰〕凡一切蛇，须辨雌雄、州土。蕲州乌蛇，头上有逆毛二寸一路，可长半分已来，头尾相对，使之入药如神，只重一两以下，彼处得此多留进供。蛇腹下有白带子一条，长一寸才者，雄也，宜入药用。采得，去头及皮鳞、带子，锉断，苦酒浸一宿，漉出，柳木炭火炙干，再以酥炙。于屋下巳地上掘坑，埋一夜，再炙干用。或以酒煮干用亦可。〔时珍曰〕乌蛇有二种。一种剑脊细尾者为上；一种长大元剑脊而尾梢粗者，名风梢蛇，亦可治风，而力不及。

乌　蛇

肉

【气味】甘，平，无毒。〔论曰〕有小毒。

【主治】诸风顽痹，皮肤不仁，风瘙瘾疹，疥癣。开宝。热毒风，皮肌生癞，眉髭脱落，病疥等疮。甄权。功与白花蛇同，而性善无毒。时珍。

膏

【主治】耳聋。绵裹豆许塞之，神效。时珍。出圣惠。

胆

【主治】大风疠疾，木舌胀塞。时珍。

皮

【主治】风毒气，眼生翳，唇紧唇疮。时珍。

卵

【主治】大风癞疾〔时珍曰〕圣济总录治癞风，用乌蛇卵和诸药为丸服，云与蛇肉同功。

金蛇 （宋开宝附） 附银蛇

【释名】金星地鳝图经。银蛇亦名锡蛇〔时珍曰〕金、银、锡，以色与功命名也。金星地鳝，以形命名也。

【集解】〔颂曰〕金蛇生宾州、澄州。大如中指，长尺许，常登木饮露，体作金色，照日有光。白者名银蛇。近皆少捕。信州上饶县灵山乡，出一种金星地鳝，酷似此蛇。冬月收捕，亦能解毒。〔时珍曰〕按刘恂岭表录异云：金蛇一名地鳝，自者名锡蛇，出黔州。出桂州者次之。大如拇指，长尺许，鳞甲上分金银，解毒之功，不下吉利也。据此，则地鳝即金蛇，非二种矣。

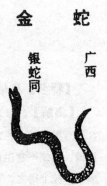

金　　蛇

广西

银蛇同

肉

【气味】咸，平，无毒。

【主治】解中金药毒，令人肉作鸡脚裂，夜含银，至晓变为金色者，是也。取蛇四寸炙黄，煮汁频饮，以差为度，银蛇解银药毒。开宝。解众毒，止泄泻，除邪热。苏颂。疗久痢。时珍。

【发明】〔藏器曰〕岭南多毒，足解毒之药口金蛇、白药是矣。〔时珍曰〕圣济总录治久痢不止，有金星地鳝散：用金星地鳝（醋炙）、铅丹、白矾（烧）各五钱，为末。每服二钱，米饮下，日二。

水蛇 （纲目）

【释名】公蛎蛇。

【集解】〔时珍曰〕水蛇所在有之，生水中。大如鳝，黄黑色，有缬纹，啮人不甚毒。陶弘景言公蛎蛇能化鳢者，即此也。水中又有一种泥蛇，黑色，穴居成群，啮人有毒，与水蛇不同。张文仲备急方，言山中一种蛇，与公蛎相似，亦不啮人也。

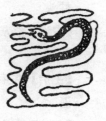

水 蛇

肉

【气味】甘、咸，寒，无毒。

【主治】消渴烦热，毒痢。时珍。

皮

【主治】烧灰油调，傅小狂骨疽脓血不止。又治手指天蛇毒疮。时珍。

蛇婆（拾遗）

【集解】〔藏器曰〕蛇婆生东海水中。一如蛇，常自浮游。采取无时。〔时珍曰〕按此所言形状功用，似是水蛇；然无考证，姑各列条。

【气味】咸，平，无毒。

【主治】赤白毒痢，蛊毒下血，五野鸡病，恶疮。炙食，或烧末，米饮服二钱。藏器。

黄颔蛇（纲目）附赤楝蛇

【释名】黄喉蛇俗名。赤楝蛇一名桑根蛇。〔时珍曰〕颔，喉下也。以色名赤楝，桑根象形，陶氏作赤蟙。

【集解】〔时珍曰〕按肘后、千金、外台诸方，多用自死蛇，及蛇吞蛙、鼠，并不云是某蛇。惟本草有蝮蛇腹中鼠。陶氏注云：术家所用赤蟙、黄颔，多在人家屋间，吞鼠子、雀雏。见腹中大者，破取干之。又蛇蜕注云：草间不甚见虺、蝮蜕，多是赤蟙、黄颔辈。据此，则古方所用自死蛇，及蛇吞蛙、鼠，当是二蛇，虽蛇蜕亦多用之。赤楝红黑，节节相间，俨如赤楝、桑根之状。黄颔黄黑相间，喉下色黄，大者近丈。皆不甚毒，丐儿多养为戏弄，死即食之。又有竹根蛇，肘后谓之青蜂蛇，不入药用，最毒。喜缘竹木，与竹同色。大者长四五尺，其尾三四寸有异点者，名熇尾蛇，毒尤猛烈。中之者，急灸三五壮，毒即不行，仍以药傅之。又有菜花蛇，亦长大，黄绿色，方家亦有用之者。

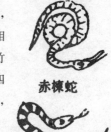

黄 颔 蛇

赤楝蛇

肉

【气味】甘，温，有小毒。

【主治】酿酒，或入丸散，主风癞顽癣恶疮。自死蛇渍汁，涂大疥。煮汁，浸臂腕作痛。烧灰，同猪脂，涂风癣漏疮，妇人妒乳，猘犬咬伤。时珍。出肘后、梅师、千金诸方。

蛇头

【主治】烧灰，主久疟及小肠痈，入丸散用。时珍。

骨

【主治】久疟劳疟，炙，入丸散用。时珍。

涎

【气味】有大毒。〔思邈曰〕江南山间人一种蛊毒，以蛇涎合药着饮食中，使人病瘕，积年乃死。但以雄黄、蜈蚣之药治之乃佳。

蛇吞鼠

【主治】鼠瘘、蚁瘘有细孔如针者。以腊月猪脂煎焦，去滓涂之。时珍。出千金。

蛇吞蛙

【主治】噎膈，劳嗽，蛇瘘。时珍。